GUTKiND

GUTKiND
www.gutkind-verlag.de

ISBN 978-3-98941-030-5

2. Auflage, 2025

Illustrationen: Josephine Pauluth
Umschlag: FAVORITBUERO, München
Autorinnenfotos: © Debora Mittelstaedt
Layout und Satz: Red Cape Production, Berlin
Druck und Bindung: CPI books GmbH, Leck
Bei Fragen und Anmerkungen zum Produkt wenden Sie sich bitte an: info@gutkind-verlag.de
Gutkind Verlag GmbH · Friedrichstr. 126 · 10117 Berlin

FSC www.fsc.org
MIX
Papier | Fördert gute Waldnutzung
FSC® C083411

PRODUZIERT MIT VERANTWORTUNG

PROF. DR. MED. NATALIE GARCIA BARTELS

Alles, was Sie schon immer wissen wollten über

HAUPT *und* HAAR

aber sich nie zu fragen trauten

MIT ILLUSTRATIONEN VON
JOSEPHINE PAULUTH

GUTKiND

Inhalt

TEIL 1
Haare gehen unter die Haut

TEIL 2

Haare sind außen hart und innen sensibel

TEIL 3

Haarausfall: Ein Symptom mit vielen Ursachen

Vorwort

WARUM MICH HAARE NICHT MEHR LOSLASSEN

Alles begann in einem kleinen Labor am damaligen Universitätsklinikum Benjamin Franklin in Berlin in meiner Zeit als Assistenzärztin. Meine Oberärztin hatte dort das Haar-Labor gegründet und ermunterte mich zur Forschung an Haarzellen. Gleichzeitig teilte sie mich ein für die Haarsprechstunde, in der ich mitbekam, wie sehr die Patientinnen und Patienten unter ihren Haarproblemen litten. Vor 27 Jahren steckte nicht nur die Therapie, sondern auch die Forschung zu Haargesundheit in den Kinderschuhen. Das spornte mich an. Vielleicht würden wir in unserem Haarforschungsteam etwas herausfinden, was uns in der Therapie von Haarerkrankungen einen großen Schritt weiterbringt. Dass meine Oberärztin auch meine langjährige Mentorin werden würde, ahnte ich damals noch nicht. Sie nahm mich nach ein paar Monaten zur Präsentation unserer ersten Forschungsergebnisse mit auf einen Weltkongress in die USA. Dort angekommen und noch müde vom Flug gab es keine Zeit zu verlieren, sie stellte mich umgehend den weltweit renommiertesten Expertinnen und Experten auf diesem Gebiet vor. So tauchte ich bereits Ende der 1990er-Jahre in die Welt internationaler Forscherteams ein und spürte den Pioniergeist auf dem Gebiet der Haarforschung. Das faszinierte und motivierte mich gleichermaßen. Im Jahr 2005 organisierten wir dann unter ihrer Schirmherrschaft den Weltkongress für Haarforschung in Berlin. Es hatte sich bis dahin viel auf diesem Gebiet getan, und neue Therapien fanden Einzug in die Praxis.

Meine anschließende Zeit an der Charité war geprägt von einer guten Mischung aus Klinik, Forschung und Lehre. Einerseits führte ich als stellvertretende Leiterin des Forschungszentrums für Haut und Haare (Clinical Research Center for Hair an Skin Science) viele Studien durch, andererseits gewann ich als Oberärztin in der Haarsprechstunde einen wertvollen Eindruck über die Vielfalt von häufigen und seltenen Haarerkrankungen an der Charité. Diesen Schatz an Erfahrung und Wissen teile und erweitere ich seit jeher sehr gerne mit unseren Medizinstudentinnen und -studenten, von denen ich ein paar als Doktormutter zum Titel verhelfen durfte. Denn eine kritische Bewertung und ein profundes Verständnis von wissenschaftlichen Studien ist die wichtigste Basis für eine bestmögliche evidenzbasierte Therapie, von der unsere Patientinnen und Patienten profitieren können. Eine gesunde Skepsis gegenüber veröffentlichten Daten sowie ein strukturiertes, praktisches Arbeiten hatte ich schon zu Beginn meiner Karriere als Privatassistentin von meinem früheren Chefarzt am Klinikum Benjamin Franklin gelernt. Nach Erhalt meiner Professur und fast 20 Jahren an der Uniklinik wollte ich mich neben der Lehre wieder intensiver meinen Patientinnen und Patienten zuwenden und entschloss mich, eine Schwerpunktsprechstunde zu Haarerkrankungen anzubieten. Denn Haargesundheit ist meine Leidenschaft.

Kaum ein Bereich in der Dermatologie betrifft so viele Menschen und wird dennoch gerne nachlässig behandelt, obwohl eine sichtbare Haarlosigkeit oder unerwünschter Haarwuchs ebenso stigmatisierend und psychisch belastend sein können wie andere Hauterkrankungen. Bis dato haben Haarerkrankungen keine Lobby und werden meist als kosmetisches Problem abgetan, bei dem man nichts machen könne. Viele Patientinnen und Patienten geben in ihrer Not viel Geld für obskure

Haaranalysen oder teure Mittel aus, ohne die gewünschten Ergebnisse zu erzielen. Es ist wichtig, zu verstehen, dass jeder Mensch anders ist und eine individuelle Herangehensweise an sein Anliegen braucht. Viele Faktoren spielen eine Rolle, und es gibt keine allgemeingültige Therapie gegen Haarausfall. So ist es für mich jedes Mal aufs Neue eine Herausforderung, die Ursache für das Symptom Haarausfall zu finden, das ein breites Spektrum an Auslösern kennt. Haarerkrankungen sind ernst zu nehmen, weil beispielsweise Haarausfall das erste Indiz für eine Erkrankung oder eine Nebenwirkung von Medikamenten sein kann. Letztlich kann es jeden unerwartet treffen.

Aus diesen Gründen sind es meist sehr beunruhigte Patientinnen und Patienten, die neben der Abklärung von Haarausfall, Kopfhautproblemen oder kahlen Stellen vor allem von mir wissen möchten, ob die Haare wieder nachwachsen, was man tun kann und welche Produkte helfen. Die Fälle, über die ich Ihnen in diesem Buch berichte, sind von mir so verändert und verfremdet worden, dass eine Wiedererkennung realer Patientinnen und Patienten anhand von Alter, Geschlecht, Erkrankung, Verlauf oder Ausprägungsart nicht möglich ist. In den verschiedenen Haargeschichten spiegelt sich die große Bandbreite an Haarproblemen, Haarausfall und Haarlosigkeit wider, die fast immer behandelbar sind. Ein besseres Verständnis für die Vorgänge im und um das Haar trägt am Ende zum Erhalt unserer Haargesundheit bei, kann Ängste sowie Tabus abbauen und mit Mythen aufräumen.

TEIL 1

Haare gehen unter die Haut

Kapitel 1

HAARE SIND WICHTIG, UND DAS IST GUT SO

Vor 27 Jahren, bei meinem Vorstellungsgespräch in der Berliner Uniklinik, wollte ich unbedingt die Assistenzarztstelle in der Dermatologie bekommen. Schon damals war mir klar, dass zum Eindruck, den ich erwecken wollte, die entsprechende Frisur zählte. Ich entschied mich beim Vorstellungsgespräch also, einen glatten, tief sitzenden Dutt mit linksseitigem Seitenscheitel zu tragen und hatte alle widerspenstigen Haarsträhnen mit Haarspray sicher fixiert. So wollte ich fokussiert, ordentlich, strukturiert und vertrauenswürdig wirken. Selbstverständlich hat jeder Mensch seine eigene Vorstellung davon, wie er seiner Umgebung die gewünschten Charaktermerkmale über seine Haare vermittelt. Das ändert sich mit der Zeit, je nach Trends und Mode, aber diese Frisur entsprach damals meiner Vorstellung von einem seriösen Aussehen.

Neben der kosmetischen Dimension sind Haare ein wichtiger Teil unserer Identität. Über unsere Haare signalisieren wir unserer Umgebung einen Großteil unserer Persönlichkeit, sie sind ein wesentliches Werkzeug unserer nonverbalen Kommunikation, wie ein österreichischer Psychologe in seiner Abhandlung zusammenfasst. Davon war ich damals schon überzeugt. Was ich aber nicht wusste: Ein linksseitiger Scheitel soll angeblich – so beschreiben es US-amerikanische Psychologen 1999 in ihrer Scheitel-Theorie – die persönlichen Kompetenzen auf den Gebieten Sprache oder strukturiert-logischem Denken unterstreichen, unabhängig davon, ob der Seitenscheitel bei offenen

Haaren oder einer anderen Frisur getragen wurde. Vielleicht hatte ich unbewusst die linke Seite gewählt, um professioneller zu wirken? Ein rechtsseitiger Scheitel soll laut derselben Studie hingegen musikalische oder kreative Fähigkeiten betonen. Kein Scheitel soll für Ausgeglichenheit stehen. Allerdings wurden diese Beobachtungen an US-amerikanischen Frauen und Männern gemacht, die im Staatsdienst als Präsidenten, Gouverneure, Senatoren und Kongressabgeordnete tätig waren. Inwieweit diese Assoziationen vom Scheitel zur Persönlichkeit tatsächlich verallgemeinerbar sind, das könnten nur größere Studien belegen.

Nichtsdestoweniger: Wie unser Gegenüber seine Kopfhaare oder den Bart trägt, wie die Wimpern und Augenbrauen geformt sind, wie stark die Körperbehaarung sichtbar ist – das alles beeinflusst unseren ersten Eindruck sehr. Je nachdem wie gepflegt eine Frisur auf das Umfeld wirkt, soll sie mit mehr Kultiviertheit und Erfolg korrelieren, fanden tiefenpsychologische Untersuchungen heraus. Blitzschnell bewerten wir andere anhand von Fülle, Länge, Farbe, Struktur der Kopf- und Körperbehaarung. Das ist tief in uns verwurzelt, denn schon bei unseren Vorfahren spielte die Behaarung eine wesentliche Rolle zur Erkennung des Gegenübers. So soll laut dem britischen Evolutionsforscher Charles Darwin, der im 19. Jahrhundert dazu forschte, der Bart dazu gedient haben, das weibliche und männliche Geschlecht zu unterscheiden. Interessanterweise sollen Bärte bei Männern dazu beitragen, dass wir wütende Gefühle in ihrem Gesicht schneller erkennen und stärker wahrnehmen als ihre Traurigkeit. Ein Bartträger wirkte in einer Studie von neuseeländisch-kanadischen Forschern auf Frauen wie Männer älter, und ihm wurde ein höherer sozialer Status zugeschrieben. Außerdem sollen Augenbrauen für die Gesichtserkennung mindestens genauso wichtig sein wie die

Augen. Insbesondere das Fehlen von Augenbrauen soll bei bekannten Gesichtern die Wiedererkennung erschweren. Auf die Unterscheidung zwischen Mann und Frau hätten sie zudem einen erheblichen Einfluss.

Unsere Behaarung gehört daher zu den wesentlichen Schlüsselreizen, die den ersten Eindruck vermitteln und sind entscheidender Teil unserer Außendarstellung. Wir kommunizieren über unsere Haare mit unserer Umgebung. Sie sind uns wichtig, weil wir über unsere Haare etwas von uns preisgeben können. Ein morgendlicher Blick in den Spiegel kann unser Selbstbild und unsere gefühlte Tagesform entscheidend beeinflussen, je nachdem wie wir unsere Haare in diesem Moment wahrnehmen.

HAARE AN HIRN: DIE HAARWAHRNEHMUNG

Standen Sie auch schon mal morgens vor dem Spiegel, und Ihre Haare hingen lustlos, müde herab, und irgendwie fühlten Sie sich nicht so gut wie sonst?

Das hängt mit Ihrer Haarwahrnehmung zusammen. Ihre Haare können Ihre Gefühle, Ihre Eigenwahrnehmung und Ihr Wohlbefinden beeinflussen. Genauso können sie unsere Stimmung oder Gefühle widerspiegeln. Neulich erzählte mir ein elegant gekleideter Partygast, die kurzen Haare ordentlich glatt nach hinten frisiert, wie er müde und fertig nach einer anstrengenden Reise im Hotel eintraf. Obwohl er mit völlig zerzausten Haaren dastand, wurde er weder nach seiner anstrengenden Anreise gefragt noch nach seinem Befinden. Das hätte der Mitarbeiter an der Rezeption doch an seinen Haaren sehen können. Ich überlegte, woran der Rezeptionist das sonst noch hätte erkennen können. Nach einer stressigen Zugfahrt hat man keine Schweißperlen auf der Stirn oder ist außer Atem.

Bleiben also die Haare als Ausdruck von Stress und Erschöpfung. Vielleicht sahen seine Haare doch nicht so ungekämmt aus, wie er meinte. Unsere persönliche Haarwahrnehmung kann ganz anders sein, als unser Umfeld unsere Haare interpretiert. In seinem Fall funktionierte die Erkennung seines Gemütszustands über die Haare an der Rezeption nicht.

Ob unser Umfeld unsere Haare genauso wahrnimmt wie wir und die gleichen Rückschlüsse auf unsere seelische oder gar körperliche Verfassung zieht, können wir über unsere Haare zwar zu beeinflussen versuchen, es gelingt uns aber nicht immer. Wer insgesamt mehr Zeit in die Haarpflege investiert, der soll sich eher als ordentlich, strukturiert oder organisiert empfinden, sagen Gefühlsforscher. Das liegt vielleicht daran, dass wir unsere Haare auf diese Weise kontrollieren wollen. Unsere Haarwahrnehmung steht oft in Verbindung mit Kontrolle oder Kontrollverlust.

Im Fernsehen sah ich vor Kurzem eine Szene, in der sich ein junges Männermodel dagegen sträubte, sich seine Haare abschneiden zu lassen. Er hatte nach hinten geföhnte, blonde, etwas längere Haare und erinnerte an Brad Pitt in den 90ern. Er trage immer schon diese Frisur, er verwende täglich 15 Minuten auf die Haare und fünf Minuten auf den Rest. Seine Haare jetzt ganz kurz schneiden zu lassen, das bedeute Kontrollverlust für ihn und stresse ihn. Hier zeigt es sich also wieder: Über das tägliche Ritual der Haarpflege und den Anblick seiner ordentlichen Frisur bekam der junge Mann sein Gefühl von persönlicher Organisiertheit, was ihn zufriedener und entspannter machte. Für manche Menschen ist eine sichtbare Ordnung eine Art innere Beruhigung. Das kann – wie in diesem Fall – der Anblick der eigenen, gepflegten Haare sein.

Und auch dieses Phänomen kommt Ihnen vielleicht bekannt vor: Nachdem sich meine geknickt und traurig-müde

Freundin endlich von ihrem untreuen Mann getrennt hatte, nahm ich sie erst mal zu meinem Friseur mit. Der verwandelte sie mit ein paar Kniffen in eine strahlende Frau. Sie sah sich im Spiegel, und nach einer langen Zeit lächelte sie zum ersten Mal wieder. Diese äußere Verwandlung wirkte sich positiv auf ihren Selbstwert und ihre Stimmung aus, es ging ihr danach schon – unterstützt durch ihre schönere Haarwahrnehmung – etwas besser. Wer beim Blick in den Spiegel »haarzufrieden« ist, empfindet sich selbst als attraktiv und leistungsfähig und ist so viel kontaktfreudiger, besagt eine Studie an 600 Frauen und Männern.

KÖNNEN HAARE ÜBER NACHT KRANK WERDEN?

Psychologen und Psychologinnen konnten in Studien zeigen, dass für Männer und Frauen nicht nur das Haarvolumen, sondern auch die Haarqualität den eigenen Gesundheitszustand widerspiegelt. Eine meiner Patientinnen ist Friseurmeisterin. Aus Interesse fragte ich sie neulich nebenbei, ob sie diese Beziehung zwischen Haargesundheit und innerer Gesundheit aus ihrem Arbeitsalltag kenne. In der Tat erlebe sie das bei vielen Kundinnen und Kunden, sie würden ihre gesundheitlichen Probleme regelrecht an ihren Haaren abarbeiten. Da wäre ihrerseits viel Feingefühl gefragt. Manchmal reiche es vor allem zuzuhören. Die eigene Haarwahrnehmung kann beunruhigend sein und auf Dauer zu einer psychischen Belastung führen. Nehmen Menschen ihre Haare als glanzlos, strohig oder fusselig wahr, wird beispielsweise eine Krankheit dahinter vermutet.

Über einen längeren Zeitraum festgestellt, kann tatsächlich etwas Pathologisches dahinterstecken. Ein länger bestehender Nährstoffmangel, Krankheiten oder Medikamente können die

Haarstruktur langsam, über Wochen bis Monate, verändern – aber nicht über Nacht oder in einer Woche. Saßen die Haare gestern noch gut und sind am nächsten Tag kraftlos, dann liegt das nicht an einer Erkrankung. Denn die Kopfhaare wachsen ca. einen Zentimeter pro Monat aus der Tiefe der Haut heraus. Deswegen kann sich eine innere Ursache nicht so schnell auf das vor Monaten rausgewachsene, äußere Haar sichtbar niederschlagen. Aber Wetterwechsel, Veränderungen der Luftfeuchtigkeit, falsche Haarpflege oder schnell fettendes Haar kann die äußere Haarstruktur durchaus rasch verändern. Dann ist das Spiegelerlebnis am nächsten Morgen nicht so wie gewünscht, die Haare sind vielleicht strähnig, gekräuselt, widerspenstiger oder wirken ungepflegt. Eine negative Haarwahrnehmung kann dazu führen, dass Sie sich selbst nicht leiden können oder sich als unsicher, unattraktiv, etwas krank oder unwohl fühlen, ergab eine Untersuchung zur Selbstwahrnehmung der Haare.

HAARE UND PSYCHE: HAARVERÄNDERUNGEN

Ist aber nicht bloß die Haarstruktur betroffen, sondern kommt es zum Haarverlust, kann das je nach Ausmaß zu einer massiven psychischen Belastung mit einer Abwärtsspirale bis hin zu Depressionen führen. Je mehr Haare sichtbar ausfallen, je sichtbarer die Kopfhaut wird oder kahle Stellen entstehen, desto größer wird die psychische Belastung und damit das Risiko für seelisch-körperliche Erkrankungen. Oft bringen mir die Betroffenen mehrere Büschel ihrer gesammelten Haare in Plastiktüten mit. Allein der Anblick dieser Mengen bringt manche zum Weinen und zeigt, wie belastend diese Situation für sie ist. Denn die Betroffenen sehen darin nicht nur einen Kontrollverlust, sondern verbinden mit dem Verlust der Haare außerdem den Verlust verschiedenster Attribute. Studien zufolge verbinden Frauen mit ihren Haaren vor allem Individualität, gefolgt von Sympathie, Weiblichkeit oder Natürlichkeit. Männer möchten darüber überwiegend Selbstbewusstsein vermitteln sowie anziehend und sympathisch wirken. Oft erfahre ich in meiner Sprechstunde, dass besonders Menschen mit vollen Haaren darin ein für sie charakteristisches Merkmal sehen: Sie würden darum beneidet und empfänden sich als attraktiv. Gerade diese Menschen zeigen sich besonders beunruhigt, wenn sie eine Veränderung ihrer Haare bemerken, etwa Volumenabnahme oder Haarausfall.

Nimmt das Haarvolumen ab, kann das beide Geschlechter belasten. Befragte haben in psychologischen Studien angegeben, dass sie Haarverlust mit dem Verlust von Attraktivität und Jugendlichkeit, mit zunehmender sozialer Ablehnung oder vorzeitiger Alterung verbinden. Männer gaben an, dass sie deswegen nicht bemitleidet werden möchten. Für Frauen stehe der Verlust der Haare vor allem in engem Zusammenhang mit dem Verlust ihrer Attraktivität. Gerade bei Frauen kann eine verstärkte Gesichts- und Körperbehaarung als starke Belastung empfunden werden. Meist entfernen Frauen ihren Damenbart, weil sie ihre weibliche Wahrnehmung dadurch gestört sehen und nicht als männlicher Typ eingeordnet werden wollen. Diese Assoziation ist durch soziale Konditionierung tief in uns verwurzelt, denn Bartwuchs steht für männliche Züge ebenso wie verstärkte Körperbehaarung in bestimmten Körperregionen, etwa um die Brust herum, auf den Oberschenkeln oder am unteren Rücken. Auch eine allgemein verstärkte Körperbehaarung, vor allem dunklere Haare auf heller Haut, kann für Frauen als sehr belastend wahrgenommen werden. Sie fühlen sich in ihrer weiblichen Identität sichtbar eingeschränkt, was in Depressionen münden kann.

Der Stellenwert unserer Haare hat eine lange Geschichte. Schon seit Jahrtausenden möchten Menschen ihre Kopfhaare als Symbol für innere Gesundheit und Vitalität erhalten. So fanden Wissenschaftlerinnen und Wissenschaftler durch Entschlüsselungen auf altägyptischen Papyrus beispielsweise Rezepturen, die gegen Haarausfall helfen sollten. Hippokrates (460–377 v. Chr.), der selbst von zunehmender Glatzenbildung betroffen war, sammelte einige Zubereitungsanweisungen gegen Haarlosigkeit.

Bereits Aristoteles (384–322 v. Chr.) fiel auf, dass die heute noch häufigste Form und Ursache für eine erblich bedingte Glatzenbildung (sogenannte androgenetische Alopezie) vor allem Männer betrifft. Trotzdem werden Haarprobleme heutzutage meist als rein kosmetisches Problem und Eitelkeit abgetan. Ich halte das weder für zeitgemäß noch für gesund. Auffälligkeiten an den Haaren können Anzeichen für innere oder erbliche Erkrankungen sein, wobei eine frühe Diagnose entscheidend ist für den Erhalt der Haare.

Wir können unsere Haare gewissermaßen als einen Seismografen unseres Inneren verstehen, und Haargesundheit trägt zum psychischen Wohlbefinden bei. Die Weltgesundheitsorganisation (WHO) bezeichnet Gesundheit als einen Zustand des vollständigen körperlichen, geistigen und sozialen Wohlergehens und nicht nur als das Fehlen von Krankheit oder Gebrechen. Haarprobleme, die als stigmatisierend empfunden werden und psychische Leiden verursachen, gehören ebenso behandelt wie Akne oder Vitiligo (Weißfleckenkrankheit).

Daher ist es weder merkwürdig noch übertrieben, wenn Sie mit einem Haarproblem zum Arzt oder zu Ihrer Ärztin gehen. Das kann eine unerklärte, übermäßige Behaarung sein oder ein auffälliger Haarausfall. Selbst wenn Sie noch keine sichtbaren, kahlen Stellen haben, sollten Sie starke Veränderungen trotzdem abklären lassen. Die meisten meiner Patientinnen und Patienten entschuldigen sich, wenn sie noch keine kahlen

Stellen haben. Sie antworten auf meine Startfrage: »Was führt Sie denn zu mir?« – »Sie denken jetzt: Was wollen Sie denn hier, Sie haben ja noch genug Haare.«

Warum sollte man erst mit Glatze ernst genommen werden? Die Betroffenen suchen meinen Rat, weil sie wissen wollen, warum sie jeden Tag Unmengen an Haaren im Kamm finden oder das Volumen merklich abgenommen hat und die Kopfhaut durchschimmert. Jede Art von Haarverlust, sei es schleichend oder akut, sollte abgeklärt werden, bevor es zu spät ist. Denn je früher die Ursache gefunden wird, desto eher kann mit der Therapie begonnen werden, die zum Ziel hat, eine Glatzenbildung zu verhindern.

Aber fangen wir bei den Grundlagen an: Wozu haben wir eigentlich Haare?

DAS HAARKLEID: DAMALS UND HEUTE

Unsere Haare haben heute nur noch wenig Bedeutung für unser Überleben, sie scheinen nahezu nutzlos zu sein. Rein praktisch betrachtet, mag das stimmen. Allerdings besaßen unsere Vorfahren eine viel stärker ausgeprägte Körperbehaarung, gewissermaßen ein Fell. Einige Primatenforscher und -forscherinnen nehmen an, dass es über die Jahrtausende für unser Überleben zum Vorteil wurde, weniger Körperbehaarung zu besitzen. Genetische Untersuchungen an Kleiderläusen lassen vermuten, dass Menschen möglicherweise vor ca. 170.000 Jahren anfingen, sich zu bekleiden. So benötigten sie weniger Wärmeschutz durch die Haare. Beim Jagen in heißen Gebieten entwickelte sich ein Hitzestau darunter, und womöglich ließ sich auch schlechter zwischen den männlichen und weiblichen Behaarungstypen unterscheiden. Feinere Körperhaare waren eher von Vorteil, weil sich so vermutlich weniger Parasiten, wie zum Beispiel Läuse, im dichten Körperhaar einnisten konnten. Deswegen bildete sich unsere kräftige Körperbehaarung über Generationen immer weiter zurück.

Doch ganz ohne Nutzen sind unsere Haare heutzutage nicht. Sie schützen uns immer noch. Im Mutterleib tragen wir beispielsweise ein dichtes Fell aus feinen Haaren am ganzen Körper, das noch vor der Geburt ausfällt. Vermutlich schirmt es die Haut zusammen mit der Käseschmiere vor dem Fruchtwasser ab. Im Säuglingsalter haben wir zunächst eine feine Flaumbehaarung am Kopf. Doch die kleinen Härchen schützen weder ausreichend vor Kälte noch vor Hitze. Daher ziehen wir einem Baby ersatzweise eine wärmende Mütze oder einen Sonnenhut an.

Nach der Säuglingszeit wandeln sich die Flaumhaare in längere Kopfhaare um. Eine dichte Kopfhaarbehaarung schützt vor Wärmeverlust über den Kopf und vor Sonneneinstrahlung. Auch die Augenbrauen und Wimpern bieten heute noch Schutz, sie verhindern, dass herabrinnender Schweiß oder umherfliegende Schmutzpartikel ins Auge gelangen, was besonders Patientinnen und Patienten zu spüren bekommen, denen die Haare dort fehlen.

Forscherinnen und Forscher sehen die langen Kopfhaare bei Urzeitmenschen sogar als einen wichtigen Grund für das Knüpfen von sozialen Kontakten, weil sie sich gegenseitig bei der Haarpflege unterstützten. Bis heute spielen unsere Haare in unserem Sozialleben und unserer Kommunikation miteinander eine wesentliche Rolle.

WELCHE HAARSPRACHE SPRECHEN SIE?

Als ich bei einem Treffen mit Freundinnen erklärte, dass wir unserem Umfeld mittels unserer Haare vieles über uns verraten können, fassten sich einige wie ertappt an die Frisur. Ich fühlte mich in diesem Moment wie mein Kollege, von Beruf Psychiater, der mir mal erzählte: Er verrate ungern seinen Beruf bei ersten privaten Begegnungen. Die meisten würden zunächst denken, er habe eine Art Röntgenblick auf ihre Seele. So hatten meine Freundinnen das Gefühl, ich würde an ihrer Frisur etwas ablesen können, was sie vielleicht gar nicht nach außen tragen wollten. Bis dahin waren sie sich wohl nicht ihrer eigenen, selbst bestimmbaren Haarsprache bewusst. Eine Kölner Psychologin und ihr Bonner Kollege fanden in ihrer Studie an 300 Frauen und 300 Männern heraus, dass persönliche Stärken wie Intelligenz, Dynamik, Motivation, Jugendlichkeit und Lebenseinstellung dem sozialen Umfeld über unsere Haare mitgeteilt werden können. Diese Haarsprache ist individuell und wird im Laufe des Lebens immer wieder angepasst. So konnte ich meine Freundinnen beruhigen, denn ihre Frisur erzählt in der Regel das, was sie von sich preisgeben möchten.

Obwohl unser Haarkleid im Laufe der Evolution abgenommen hat, bekam vor allen die Kopfbehaarung eine wichtige soziale Rolle und wurde zu einer Art Kommunikationsorgan. Die meisten Menschen verbinden gepflegte Haare mit körperlichem und seelischem Wohlbefinden. Ungepflegte Haare wirken auf viele Personen eher abstoßend und können eine regelrechte Kontaktbarriere darstellen. Über unser Haarkleid können wir unter anderem unsere Fähigkeiten oder Kompetenzen vermitteln. Beispielsweise symbolisieren ordentliche, gepflegte Haare dem Umfeld Strukturiertheit und Klarheit.

Solange die Haare gesund sind, können wir sie super gestylt, natürlich, ungekämmt, konservativ oder modern tragen. Ob rebellisch oder angepasst, wir senden Haarsignale an unser Umfeld. Neben einem individuellen Style kann über die Frisur eine Gruppenzugehörigkeit ausgedrückt werden. Je nach Frisur ordnen wir uns selbst – und ebenso unsere Mitmenschen – in bestimmte Gruppen ein. Das können gesellschaftliche, politische, kulturelle, modische oder berufliche Gruppen sein. Neulich schrieb ein Gerichtsreporter über einen Angeklagten vor Gericht in der Zeitung: »Von Beruf Maler, doch er sah eher aus wie ein Buchhalter, Haare und Bart getrimmt – dazu eine Brille.« Mir scheint es etwas klischeehaft, aber vermutlich wollte der Autor damit sagen, dass der Angeklagte über seine Frisur so seriös wirken wollte wie ein Buchhalter.

Darüber hinaus verraten wir unserer Umgebung etwas über unsere ethnische Identität. Denken Sie an einen nordischen oder keltischen Typ, dann haben Sie jemanden mit hellblonden oder roten Haaren vor Augen. Wenn Menschen ihre ethnische Zugehörigkeit einer anderen ethnischen Gruppe anpassen wollen, dann ist das über eine Veränderung ihrer Haarfarbe oder Haarstruktur bis zu einem gewissen Grad möglich. Mit Afrohaaren verbinden wir schwarzes, krauses, dicht gelocktes Haar. Mit der gesellschaftlichen Bedeutung von Afrohaaren beschäftigt sich unter anderem eine kanadische Professorin. Sie weist in ihren Büchern und Vorträgen auf den riesigen Markt hin, den es speziell für diesen Haartyp gibt. Ausgehend aus den USA und Kanada gebe es eine große Black-Hair-Industrie, die eine Vielzahl von Produkten anbiete, um Afrohaare zu glätten, zu färben oder darüber Langhaar-Perücken zu tragen. All dies ziele darauf ab, die ethnische Abstammung zu verdecken, so die Wissenschaftlerin. Gerade Afrohaare haben einen großen Stellenwert für die Gruppenzugehörigkeit und Identität einer Person. Eine junge Frau, deren Vater afrikanischer und Mutter europäischer Herkunft war, erzählte mir einmal, dass sie sich mit ihren Afrohaaren nicht so richtig als Deutsche gefühlt habe. Sie sei in Bayern geboren und aufgewachsen, sie habe einen hellen Hautton, aber sie habe lange damit gehadert, ihre Afrohaare natürlich wachsen zu lassen. Sie habe sich wegen der Haare als ausländisch aussehend empfunden und sie jahrelang geglättet, um sich gesellschaftlich integrierter zu fühlen.

Im Gegensatz zum Glätten und Färben sieht die kanadische Autorin das Flechten von Zöpfen – sogenannte Braids – bei Afrohaaren eher als praktische Lösung an. Denn das Pflegen von lockigen Haaren sei zudem eine Herausforderung. Ständiges Kämmen und Entwirren schädige es und führe zu Haarbruch. Beispielsweise sei ein Schwimmbadbesuch mit Braids, die an der Luft wieder trockneten, wesentlich unkomplizierter. Sie seien so leichter zu pflegen. Doch ändert sich gerade etwas in der Wahrnehmung von Menschen mit Afrohaaren? Mehr und mehr erscheinen auf Covern von Modezeitschriften Models mit natürlichen Afrohaaren. Die junge Frau aus meiner Praxis hat sich vor einiger Zeit dazu entschieden, ihre Haare natürlich zu tragen. Sie stehe jetzt zu ihren Afrohaaren, und das sei eine Befreiung. Von dem Wunsch, lange, glatte Haare zu tragen, habe sie sich verabschiedet. Sie fühle und zeige sich mit ihren Haaren weiblich und natürlich. Sie bekäme Komplimente, dass ihr das gut stehe.

Heutzutage fließen stereotype Geschlechterrollen äußerlich ineinander, und Haare sind kein Alleinstellungsmerkmal für unsere geschlechtliche Identität. Aber sie können ein Teil davon sein. Wie sehr sie zu unserer geschlechtlichen Haarsprache beitragen, das können wir zu bestimmen versuchen. Neulich hörte ich in einer Fernsehsendung vor dem gefürchteten Haar-Umstyling eine Kandidatin sagen: »Meine langen Haare waren seit der Kindheit ein Merkmal für meine Identität. Als Transfrau sind mir lange Haare wichtig, um meine Weiblichkeit zu zeigen. Ich habe Angst, dass mir jetzt für das Umstyling die Haare kurz geschnitten werden.« Doch für die Kandidatin wendete sich alles zum Guten, und ihre Haare wurden lediglich mit Extensions verlängert. In diesem Fall werden die langen Haare bewusst und gezielt haarsprachlich eingesetzt, um als Frau von den Mitmenschen wahrgenommen zu werden. Die meisten Menschen denken auch heutzutage beim Anblick langer Haare eher an eine Frau als an einen Mann. Vor allem wenn uns weder die Körperstatur, die Kleidung noch ein als männlich codierter Haarwuchs wie ein Bart bei der Einordnung weiterhelfen. Dann können lange Kopfhaare die Zuordnung zum männlichen Geschlecht erschweren und umgekehrt. Diese Irritation kann bei Menschen, die sich keiner geschlechtlichen Identität zugehörig fühlen, genauso gewollt sein.

Auch unser gefühltes Alter oder sogar welche sexuellen Reize wir aussenden möchten, bestimmen wir über unser Haar. Wir färben uns selbst die Haare oder lassen Friseurinnen und Friseure ran, um uns besser in unserer Haut und unseren Haaren zu fühlen. Die ersten grauen Haare werden häufig überfärbt, wenn wir uns noch viel zu jung für graue Haare fühlen. Allerdings tragen seit einiger Zeit mehr Frauen ihre Haare bewusst grau und verzichten aufs Färben. Ähnlich zum Trend des gesunden Alterns befürworten sie die natürliche Haaralterung und kommunizieren es sichtbar. Unter Stichworten (Hashtags) wie »grombre« (zusammengesetztes Wort aus grey = grau, ombré = Schatten), »Silversisters« oder »Silberhaare« finden sich zahlreiche Tipps für die Übergangszeit von gefärbten zurück zu natürlichen Haaren.

Das identitätsstiftende und gleichzeitig kommunikative Potenzial von Haaren zeigt sich ebenso in Momenten des Umbruchs. Persönliche Veränderungen lassen sich mit den Haaren ausdrücken. Neue Lebensphasen werden immer wieder mit neuen Frisuren eingeläutet. Eine junge Frau erzählte mir neulich ihre Haargeschichte: Als Kind sei sie immer perfekt und ordentlich frisiert gewesen. Ihre dicken, langen, blonden Haare wurden über viele Jahre liebevoll von der Mutter gepflegt. Dann entdeckte sie ihre Liebe zu Frauen, zog von zu Hause aus und rasierte ihre Haare kurz. Anders als manch andere, die beim Anblick der abgeschnittenen Haare Tränen vergießen, kam das für sie einem Befreiungsschlag gleich. Neben der eindeutigen Abgrenzung vom behüteten Elternhaus über ihre Haarsprache nahm sie sich beim Anblick im Spiegel als eigenständiger und selbstbewusster wahr. Und das kommunizierte sie ebenso ihrer Umgebung.

HEILIGE HAARE: VON ERINNERUNG BIS GRABBEIGABE

Selbst abgeschnittene Haare haben für Menschen seit Jahrtausenden einen großen Stellenwert. Beim ersten Friseurbesuch erhalten Kinder oft eine Urkunde mit eingeklebter Locke als Erinnerung. Bei einem religiösen Ritus in Tempeln lassen sich indische Frauen ihre langen Haare abschneiden, die später zur Herstellung von Echthaarperücken weiterverwendet werden. Die Haare von Papst Johannes Paul II. kann man, geschützt hinter Panzerglas, als Reliquie bei Laatzen nahe Hannover verehren. Als die zahlreichen Besucher Ludwig van Beethoven die letzte Ehre am Totenbett erwiesen, schnitten sie ihm nach und nach alle Haare als Andenken ab. Im Buddhismus rasieren sich Nonnen und Mönche die Kopfhaare. Diese Rasur dient einerseits als Mitteilung an sie selbst, also zu ihrer eigenen Wahrnehmung, und andererseits ist es eine Nachricht an ihre Umgebung. Sie wollen damit bekräftigen, dass sie sich von Schönheit oder Eitelkeit nicht mehr ablenken lassen und sich nur noch ihrem Glauben widmen.

Im alten Ägypten war die Haarpflege ein wichtiger Bestandteil der sozialen Abgrenzung, die Oberschicht trug Perücken, die arbeitenden Bevölkerungsschichten trugen ihr natürliches Haar. Besonders elitäre Männer hatten Perücken, die bis zur Schulter reichten, mit speziellen Strähnen-, Locken- oder Flechtfrisuren oder Bartperücken. Selbst in ägyptischen Gräbern wurden Extensions und Perücken als Beigaben gefunden. Anders als in zahlreichen Filmen gezeigt, vermuten Wissenschaftler, dass Kleopatra eine Glatze unter ihrem Kopfschmuck hatte. Wahrscheinlich rasierte sie ihre Haare entweder aufgrund eines modischen Trends oder (auch) zum Schutz vor Lausbefall. So wie sie bedeckten die damaligen Ägypterinnen das Haupt mit gefalteten Stoffen, aufwendigen Perücken oder wie Kleopatra mit einer Art Krone. Die letzte altägyptische Königin benutzte ihre Frisuren zudem als politisches Signal. Je nach Anlass soll sie mindestens drei unterschiedliche Perücken verwendet haben. Sie trug in Ägypten meist eine traditionelle Perücke, auf der eine Kobra aus Edelmetall ruhte. Solche Perücken waren damals den ägyptischen Herrschern vorbehalten. Kleopatra war eigentlich griechischer Abstammung und wollte auf diese Weise konservativ und der ägyptischen Herrscherelite zugehörig wirken.

Allerdings behielt sich die Mittelschicht eine Perücke nur für besondere Anlässe vor. Untersuchungen von altägyptischem Papyrus weisen darauf hin, dass Haare im alten Ägypten bereits zu einem wichtigen Statussymbol geworden waren. Ebenso legen dies die entschlüsselten altägyptischen Rezepturen nahe, die gegen Haarausfall helfen sollen. Doch um besser zu verstehen, wie wir unsere Haargesundheit wirklich beeinflussen können, sollten wir uns zunächst die biologischen Abläufe genauer anschauen.

Kapitel 2

DAS AUSSERGEWÖHNLICHE LEBEN DER HAARE

Haben Sie schon mal vitalisierende Haarpflege-Produkte ausprobiert, um Ihre Haare zu verwöhnen? Klingt erst mal gut, und Ihre Haare können sich danach besser anfühlen. Nur leben die für uns sichtbaren Haare tatsächlich nicht mehr, wenn sie an der Hautoberfläche erscheinen. Denn sie bestehen aus totem Hornmaterial. So ganz haut das also nicht hin mit der versprochenen Vitalisierung. Die Produkte lagern sich lediglich ans äußere, tote Haar an oder dringen beim porösen, geschädigten Haar in Lücken ein und füllen sie aus. Lebendig werden unsere Haare so nicht.

Doch Haare wachsen, und zwar auf bewundernswerte Weise, wo also ist der lebendige Anteil? Und warum ziept es, wenn wir unsere verknoteten Kopfhaare durchkämmen, und warum spüren wir es, wenn uns jemand an diesen toten Haaren zieht?

Das liegt daran, dass unsere Haare einen toten und einen lebendigen Anteil haben. Über der Haut besteht ein Haar aus totem Hornmaterial, unter der Haut lebt es. Das Haarwachstum findet in unserer Haut statt. Unter der Hautoberfläche sitzen sehr lebendige, faszinierende Haarfollikel, die diese toten Hornfäden produzieren. Während sie ein Haar produzieren, sind sie allerdings ziemlich empfindlich. Auf Störfaktoren reagieren sie gegebenenfalls mit einem vorzeitigen Produktionsstopp. Sobald sie sich dafür entscheiden, dass ein Haar ausfällt, begeben sie sich in einen Ruhemodus und fahren ihre

Aktivität runter. Dieser Ruhezustand gleicht einem Winterschlaf, in dem die Haarfollikel unempfindlicher gegenüber verschiedenen Einflüssen sind. Bevor ein ausgefallenes Haar wieder durch ein nachwachsendes Haar ersetzt wird, muss ein Teil des Haarfollikels sogar aus der Tiefe heraus neu aufgebaut werden. Dieser Wiederaufbau ist ein großer Kraftakt für so ein kleines Miniorgan. Warum erkläre ich Ihnen das eigentlich? Sobald Sie den Lebensweg der Haare und ihren sich wiederholenden Zyklus aus Wachsen, Ruhen und wieder Wachsen verstehen, können Sie viel besser selbst einschätzen, was Ihre Haare und Haarstruktur gesund erhält und was ihr möglicherweise schadet.

WACHSENDE HAARE SIND EMPFINDLICH

Ganz unbeobachtet und tief in der Haut sind viele, sehr vitale Haarzellen daran beteiligt, einen biegsamen, widerstandsfähigen Hornfaden zu bilden, der am Ende aus abgestorbenen Zellen besteht: das Haar. Denn unter der Haut sitzt der Anteil eines Haars, der lebt und arbeitet: der Haarfollikel inklusive seiner Haarwurzel. Ein Haarfollikel ist eine Art Miniorgan, das 20 verschiedene Zellarten enthält, die wie auf einer hochmodernen Baustelle ein Haar zusammenbauen. Wie ein Haar gebaut wird, ist ein komplexer Vorgang, in dem alle beteiligten Zellen wie ein perfektes Team zusammenarbeiten, sich untereinander verständigen. Das muss gut koordiniert sein, sollte ohne Störungen geschehen und braucht ausreichend Nährstoffe.

Tag und Nacht wird auf Hochtouren gearbeitet, um diesen toten Hornfaden – das Haar – durch eine Hautpore nach draußen zu schieben.

Unsere Kopfhaare werden von durchschnittlich 100.000 Haarfollikeln gebildet, die in der Kopfhaut sitzen. Sie bestehen

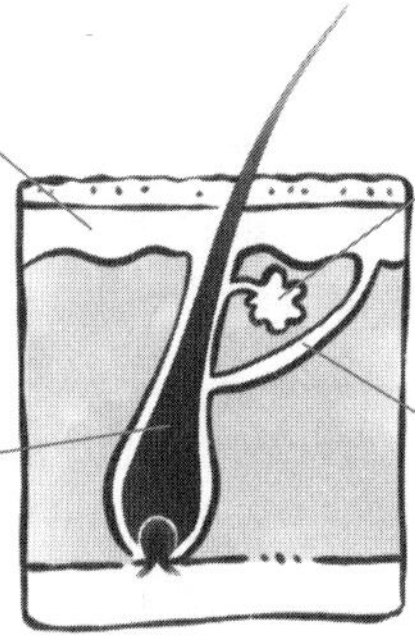

Ein Haar wächst aus einem Haarfollikel

aus vitalen, sich teilenden Haarzellen, die diese dünnen Hornfäden bilden. Während sie das Haar bauen, sind die Haarzellen fest mit dem toten Hornfaden verbunden, solange die Produktionsphase dauert. Die Haarzellen im Haarfollikel halten das von ihnen produzierte Haar, den Hornfaden, fest verankert in ihrer Mitte, während sie es langsam nach oben schieben. Kopfhaare wachsen im Schnitt mit einem Tempo von ca. 0,35 mm pro Tag nach oben zur Kopfoberfläche raus.

Im Vergleich zu unseren Kopfhaaren lassen sich die feinen Flaumhaare im Gesicht mehr Zeit, sie wachsen mit einer Geschwindigkeit von ca. 0,03 mm pro Tag.

In dieser sogenannten Wachstumsphase ist der tote Hornfaden so fest mit den lebenden Haarzellen im Haarfollikel verbunden, dass wir schon sehr stark daran reißen müssen, um diese Verbindung zu lösen. Wenn wir an wachsenden Haaren ziehen, dann schmerzt uns das. Schaffen wir es, ein wachsendes Haar herauszurupfen, dann kleben meist noch ein paar der Haarzellen daran, die es im Haarfollikel gebildet und festgehalten haben. Nicht nur die Kopfhaare sind empfindlich in ihrer Wachstumsphase, auch Augenbrauen-Zupfen kann durchaus schmerzhaft sein. Denn wachsende Haarfollikel, die den Hornfaden in ihrer Mitte festhalten, sind von einem dichten Nervengeflecht umrankt, das Berührungen ans Gehirn weiterleitet. Deswegen tut Haareschneiden nicht weh, an den Haaren ziehen aber schon.

Nicht nur auf mechanische Reize reagiert ein wachsendes Haar empfindlich. Auf Störungen oder Mangel an Nährstoffen reagieren die Haarzellen je nach Dauer und Ausmaß sensibel bis beleidigt, sie lassen sich schnell aus dem Konzept bringen und fahren ihre Aktivität runter. Ein vitaler Haarfollikel braucht eine gute Durchblutung, um die aktiven Haarzellen ausreichend mit Energie und Nährstoffen zu versorgen. Die Haarwurzel, der unterste Teil des Haarfollikels, liegt dicht über einem kleinen Blutgefäß. Darüber gelangen neben stimulierenden Nährstoffen auch Medikamente zur Haarwurzel. Stimmt etwas mit der Versorgung nicht, oder gelangt ein Wachstumshemmer über die Blutbahn zum Haarfollikel, kommt ein wachsender Haarfollikel aus dem Rhythmus. Abgesehen von Störenfrieden und Wachstumshemmern beenden täglich einige Haarfollikel auf natürliche Weise ihre Wachstumsphase, sie gehen dann in die Ruhephase und folgen ihrem vorbestimmten Rhythmus.

WARUM NICHT ALLE KÖRPERHAARE GLEICH LANG SIND

Jedes Haar unseres Körpers hat seinen eignen inneren Rhythmus, es lebt seinen eigenen Haarzyklus, den Zyklus einer wiederkehrenden Erneuerung. Es lebt und wächst für eine festgelegte Zeit, fällt aus, und ein neues Haar wächst nach. Dieser Haarzyklus eines jeden Haares besteht aus Wachsen, Ruhen, Ausfallen und Nachwachsen und ist bei jedem Menschen individuell genetisch festgelegt. Jeder Haarfollikel weiß von Geburt an, wie lang er an der jeweiligen Körperstelle ein Haar wachsen lassen soll und zu welchem Zeitpunkt in unserem Leben er das macht. Wir haben zwar fast überall Haare, sie werden nur nicht überall gleich lang.

Die Länge eines Haares hängt von der Zeit ab, in der ein Haarfollikel das Haar produziert. Nach seiner vorprogrammierten Zeit endet diese Wachstumsphase: die sogenannte Anagenphase. Je länger diese Phase dauert, desto länger kann das Haar werden. Kopfhaare können beispielsweise je nach erblicher Veranlagung zwischen zwei bis acht Jahren ununterbrochen wachsen, um circa einen Zentimeter pro Monat, also etwa zwölf Zentimeter pro Jahr. Bei lockigen Haaren sollten Sie zum Messen die Haare lang ziehen. Bei schulterlangen, glatten Haare entspricht eine Wachstumsphase von zwei Jahren 24 Zentimeter Haarlänge. Daher brauchen Sie nach einer Episode mit Haarausfall viel Geduld, bis die ursprüngliche Haarlänge wieder erreicht ist.

Die maximal mögliche Länge dieser Wachstumszeit ist in unseren Erbanlagen gespeichert. Da jeder Mensch andere Gene hat, können manche Menschen Kopfhaare fast bis zum Boden und andere nur schulterlanges Haar bekommen, obwohl sie es wachsen lassen.

Zwischen 80 und 90 % der Kopfhaare befinden sich normalerweise in der Wachstumsphase. Je nach Körperregion haben Haare unterschiedlich lange Wachstumsphasen, sie variieren zwischen Wochen und Jahren. Augenbrauen wachsen beispielsweise ca. acht bis neun Wochen lang und Wimpern drei bis vier Monate, bevor sie ausfallen und sich erneuern. Ihre Wachstumszeit ist wesentlich kürzer als die der Kopfhaare. Deshalb sind Wimpern und Augenbrauen kürzer als Kopfhaare, und wir haben nicht am ganzen Körper gleich lange

Haare. Wenn nichts dazwischenkommt, dann wachsen unsere Haare weiter und werden länger, bis ihre individuell programmierte Wachstumszeit abläuft.

AM ENDE STIRBT EIN TEIL DES HAARFOLLIKELS

Das Haarwachstum geht nicht unendlich weiter, irgendwann ist ein Haarfollikel mit der Arbeit fertig und braucht eine Pause. Am Ende seiner individuellen Wachstumszeit (Anagenphase) angekommen, wird diese Pause mit einer kurzen Übergangsphase eingeläutet, der sogenannten Katagenphase. Bei Kopfhaaren dauert sie beispielweise nur zwei bis drei Wochen an. Auf unserer gesamten Kopfhaut befinden sich gerade mal ca. 2 % unserer Kopf-Haarfollikel in der Katagenphase. In dieser Phase beginnt sich der Stoffwechsel im Haarfollikel zu verlangsamen. Denn nach dieser Übergangsphase beginnt seine Endzeit, bevor das Haar letztlich ausfällt. Eine dreimonatige Ruhephase beginnt, die sogenannte Telogenphase. Bei haargesunden Personen ruhen sich um die 15 % der Kopfhaare in einer solchen Telogenphase aus. Die zuvor kräftig arbeitenden Haarzellen sind dann deutlich weniger aktiv. Sie bauen langsamer am Haar und teilen sich kaum noch. Diese Drosselung der Zellaktivität führt dazu, dass der untere Teil des Haarfollikels langsam schrumpft. Der Haarfollikel vollführt eine regelrechte Metamorphose, denn ein Teil von ihm stirbt ab. Es ist, als wäre der Pausenschalter gedrückt worden. In dieser Ruhephase kann das Haar nicht weiter produziert werden. Denn die Haarzellen stellen ihre Arbeit ein. Sie bekommen weniger Nährstoffe, weil die Haarwurzel die Nährstoffversorgung der darüber liegenden Haarzellen behindert. Sie reagieren sehr empfindlich auf die Unterversorgung. Ein einfaches Mittel, mit dem ein Haarfollikel auf natürliche Weise sein eigenes Wachstum beendet. Ist dieser Prozess in Richtung Ruhephase erst einmal in Gang gesetzt, ist er nicht mehr umkehrbar.

Die vormals aktiven Zellen im unteren Teil des Haarfollikels sterben langsam ab und lösen sich auf. Nur ein paar ziehen sich in die tief liegende Haarwurzel zurück und beginnen eine Art Winterschlaf. Diese übrig gebliebenen Zellen leben zwar noch, weisen jedoch eine geringe Stoffwechselaktivität auf.

Sie können sich das Ganze wie eine Blumenzwiebel vorstellen, die unter der Erde überwintert. Der Haarfollikel bereitet alles vor, damit sich das Haar durch diese Pause vom Haarfollikel lösen kann und letztendlich ausfällt. Anders als das große Sterben und Auflösen im unteren Teil bleibt die Lage im oberen Haarfollikel relativ stabil. Mit etwas Abstand liegt etwas weiter oben der übrig gebliebene Haarkanal mit seinem Ausgang zur Hautoberfläche. Hier sitzt das für uns sichtbare Haar im Haarkanal. Dieser Haarkanal sieht fast so aus wie eine Blumenvase, die jemand in die Erde gesteckt hat. Im oberen Haarkanal steckt das abgekapselte Haar wie eine trockene Blume in einer Blumenvase. Es bleibt, obwohl es nicht mehr wächst, vorerst im Haarkanal stecken. Während der dreimonatigen Ruhephase lockert sich das bisher fest verankerte Haar nach und nach. Denn die Haarzellen, die es im Haarkanal festhielten, lockern ihre Verbindung zum Hornfaden. So verliert das Haar, das noch im oberen Haarkanal steckt, nicht nur den Anschluss zum unteren Haarfollikel, sondern auch zu den restlichen Haarzellen, die es zuvor im oberen Haarkanal festhielten.

An den für uns sichtbaren Haaren, die als tote Hornfäden aus der Kopfhaut ragen, können Sie diese Phasen nicht erkennen. Aber ein lockeres Haar, das in der Ruhephase ist und

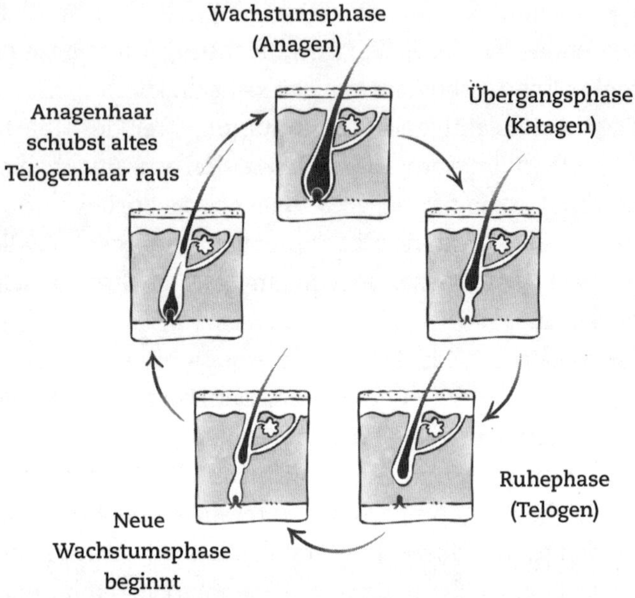

Haarzyklus: Wachsen – Ruhen – Nachwachsen – Rausschubsen

im oberen Haarkanal steckt, können Sie viel leichter rausziehen als ein fest verankertes, wachsendes Haar. Das komplexe Nervengeflecht, das den wachsenden Haarfollikel umrankt, verkleinert sich in der Ruhephase ebenfalls. Ruhende Haare sind schmerzlos ausziehbar.

Meist werden diese Ruhephasenhaare, die sogenannten Telogenhaare, nach und nach durch Kämmen oder Waschen herausgezogen. Oder sie werden, wenn eine neue Wachstumsphase begonnen hat, von nachwachsenden Haaren rausgeschubst. Denn der Haarfollikel ist ein regelrechtes Regenerationswunder. Zuvor noch zur Hälfte abgestorben, findet er zu seiner ursprünglichen Form zurück. Nach drei Monaten untätiger Ruhephase startet ein Kopf-Haarfollikel aus der Tiefe wieder mit der Produktion eines neuen Haares und baut seine dafür nötige Struktur mitsamt den Haarzellen wieder von Neuem auf. Weil sich diese Phasen aus Wachsen, Übergang, Ruhen, Ausfallen und Nachwachsen immer wiederholen, werden sie als Haarzyklus bezeichnet.

Mein Fazit: Wenn ein Haar ausgefallen ist, lebt trotzdem noch ein Teil des Haarfollikels weiter. Seine Zellen befinden sich in einer Art Winterschlaf. Nach einer gewissen Zeit ist er in der Lage, sich aus den verbliebenen Haarzellen von selbst komplett wieder aufzubauen und ein neues Haar zu produzieren. So wie eine winterfeste Blumenzwiebel in der Erde überwintert und wieder auskeimt.

FAST UNBEMERKT BEENDEN EINIGE HAARE TÄGLICH IHR WACHSTUM

Unsere Haare wachsen so lange, bis ihre individuell programmierte Wachstumszeit abläuft. Aber warum fallen unsere Kopfhaare am Ende ihrer Wachstumszeit nicht alle auf einmal aus?

Zu unserem Vorteil befinden sich nicht alle Haare gleichzeitig in einer dieser Phasen, sondern sie wachsen und ruhen asynchron. Das heißt, während das eine Haar noch wächst, fällt das Nachbarhaar möglicherweise gerade aus. Unsere Haare befinden sich weder gleichzeitig in einer Wachstumsphase noch in einer Ruhephase, deshalb fallen uns auch nicht zu einem bestimmten Zeitpunkt alle Haare aus wie bei einem Fellwechsel.

Die meisten Kopfhaare befinden sich bei uns in der Wachstumsphase. Diese wachsenden Haare sind über den gesamten Kopf wie zufällig verteilt, so als würden Sie mit einem Farbpinsel auf ein Blatt Papier etwas Farbe spritzen. Ebenso verteilt befinden sich bei haargesunden Personen nur maximal 15 % der Haare in einer Ruhephase. Würden sich 100 % der Kopfhaare – also alle gleichzeitig – in der Wachstumsphase befinden, dann würden diese Haare nach zwei bis acht Jahren Lebenszeit alle gleichzeitig ihr Wachstum beenden und in eine dreimonatige Ruhephase starten. Dann hätten wir zu diesem bestimmten Zeitpunkt starken Haarausfall und wären haarlos. Die Haardichte und Länge bleiben aber aufgrund unseres individuellen und asynchronen Haarwachstums trotz täglich ausfallender Haare bei haargesunden Personen über lange Zeit stabil. Im Normalfall verliert der Mensch auf diese Weise täglich ungefähr bis zu 100 Kopfhaare. Allerdings hängt diese natürliche Menge von der Haardichte insgesamt ab. In der internationalen Literatur variieren die Angaben zwischen 35 bis zu 180 Haaren pro Tag. Daher ist es eher schwierig, auf diese Weise einen krankhaften von einem natürlichen Haarausfall zu unterscheiden. Liegt die gezählte Haarmenge jedoch weit über 180 Haaren täglich, verhilft diese Haarzählmethode den Betroffenen zu einer ersten Einschätzung.

Genauso fallen Wimpern, Augenbrauen und Körperhaare regelmäßig und asynchron aus. Aber keine Sorge, ein Kopfhaar oder eine ausgefallene Wimper werden wieder durch nachwachsende Haare ersetzt, nachdem die Ruhephase beendet ist und die nächste Wachstumsphase beginnt. Das nachwachsende Haar schubst das alte, abgestorbene Haar aus dem Haarkanal heraus, wenn es nicht zuvor schon herausgekämmt oder rausgewaschen wurde.

WAS DER FURCHTERREGENDE WEISSE KNUBBEL AM HAAR BEDEUTET

Viele meiner Patienten und Patientinnen sind meist sehr besorgt, wenn sie an ihren ausgefallenen Haaren einen weißen Knubbel schimmern sehen. Denn sie nehmen an, dass dieser weiße Knubbel die Haarwurzel ist. Wenn die Haare mit ihrer Wurzel ausfallen würden, dann wäre das wie eine Einbahnstraße, dann wächst nichts mehr nach. Kommt es wirklich dazu? Die Erleichterung ist oft groß, wenn ich mit diesem Mythos aufräume.

Am unteren Ende eines ausgefallenen Haares können Sie bei genauem Hinsehen noch Zellreste entdecken, die schimmern wie ein weißlicher Knubbel. Diese weißlich schimmernden Zellreste, die am Haar hängen, waren zuvor daran beteiligt, ein wachsendes Haar zusammenzubauen und festzuhalten, damit es sich nicht lockert und zu früh ausfällt. Bevor ein Haar ausfällt, geht ein Haarfollikel von der Wachstumsphase nach und nach in die Ruhephase über. Dabei stirbt der untere Teil des Haarfollikels, wie wir inzwischen wissen, bis auf die tief liegende Haarwurzel ab. Der Hornfaden verliert seine Verbindung zum unteren Haarfollikel und verbleibt im oberen Haarkanal, ohne weiterzuwachsen. Die umgebenden Haarzellen lösen sich vom Hornfaden, und er sitzt nun locker im Haarkanal. Dabei bleiben noch ein paar Haarzellen am unteren Ende des Hornfadens, dem Haar, kleben. Das erinnert an das etwas dickere Ende eines Ohrenstäbchens oder an einen Kolben. Daher wird das Telogenhaar auch Kolbenhaar genannt.

Bei den weißlich schimmernden Restzellen, die den weißen Knubbel bilden, handelt es sich darum um keine Wurzelzellen. Denn die Haarwurzel bleibt immer tief in der Haut sitzen. Es ist nahezu unmöglich, Kopfhaare inklusive der tief in der Haut sitzenden Wurzel bei sich selbst auszureißen. Haare, die in der Ruhephase sind und nicht weiterwachsen wollen, erkennt man gut an dieser speziellen Kolbenform mit dem abgerundeten, etwas weißlich schimmernden Ende.

Anders als die empfindlichen, wachsenden Haarfollikel reagieren Ruhephasenhaare unempfindlich auf Reize, sie springen weder auf Störfaktoren noch auf wachstumsstimulierende Stoffe an. Sobald ein Haar in dieser Ruhephase ist, können stimulierende Moleküle seine Entscheidung nicht mehr umkehren. Doch wachstumshemmende Medikamente haben genauso wenig einen Effekt, das Haar hat schließlich schon aufgehört zu wachsen. Es befindet sich im Out-of-order-Stadium und sitzt abgestorben im Haarkanal. Im Gegensatz dazu sind wachsende Haare empfindlich gegenüber Störfaktoren, aber auch empfänglich für Stimulanzien.

Mein Fazit: Es gibt eine gute und eine schlechte Nachricht. Fangen wir mit der schlechten an: Fallen Ihnen vermehrt Haare mit einem weißen Knubbel auf, dann ist das in der Regel ein Anzeichen für Haarausfall. Zum Glück ist an diesem Mythos, das sei die Haarwurzel, nichts dran. Demnach ist die gute Nachricht, dass Ihre Haare nicht mit der Wurzel ausfallen. Denn ein kleiner Rest vom Haarfollikel verbleibt während der Ruhephase tief unten in der Haut und kann – sobald die Ursache fürs Ausfallen behoben ist – sich wieder zu einem richtigen Haarfollikel aufbauen und ein neues Haar bilden. Es kann allerdings bis zu drei Monaten dauern, bis eine solche Ruhephase aufhört und der Haarzyklus weitergeht.

WAS IST UNTER DEN HAUTPOREN LOS?

Vielleicht haben Sie auch schon irgendwo gelesen, wir könnten durch unsere Poren atmen. Wirkliches Atmen oder eine Art Sauerstoff-Austausch, das gelingt uns über die Poren allerdings nicht. Es gibt keine direkte Pipeline von der Pore zur Lunge oder zum Blut. Aber was sind Hautporen eigentlich? Die Medizin unterscheidet zwei verschiedene Arten. Fangen wir mit den Poren an, die wir mit bloßem Auge nicht sehen können. Es handelt sich bei Ihnen um Miniöffnungen, durch die kleine Schweißdrüsen (ekkrine Schweißdrüsen) ihr Sekret an die Hautoberfläche absondern, wenn uns zu warm ist oder wir uns anstrengen.

Dann gibt es noch die Art von Poren, um die sich meist alles dreht, wenn wir von Hautporen sprechen. Für diese Poren spielen die 5 Millionen Haare, die sich in unserer gesamten Haut befinden, eine entscheidende Rolle. Denn die Haare treten durch diese Öffnung an die Hautoberfläche. Eine Hautpore ist gewissermaßen ihr Tor zur Außenwelt, durch das sie vom darunter liegenden Haarfollikel nach draußen geschoben werden. Hätten wir keine Haare, dann gäbe es so gut wie keine dieser Hautporen oder umgekehrt.

Unsere Haut ist nahezu überall von 5 Millionen Haaröffnungen, den Hautporen, durchlöchert. Schauen Sie mal genau hin. Aus vielen Ihrer Hautporen ragt ein Haar. Wächst aus einer Pore kein Haar, dann schläft der Haarfollikel darunter gerade und ist in seiner Ruhephase. Wie aus einem offenen Trichter ragt das Haar sonst durch die Pore heraus. Diese trichterartige Öffnung unserer Haut ist der obere Teil des Haarfollikels, der bis tief in die Haut reicht. Ohne diese Öffnung zur Hautoberfläche würden unsere Haare ständig einwachsen.

Die Haarfollikel, die unter einer Hautpore sitzen, sind wie eine natürliche Barriere unter den Hautporen. Der Haarfollikel unter einer Hautpore schützt uns davor, dass etwas Unerwünschtes über diese Öffnung eindringt. Doch einige Substanzen können es trotzdem schaffen, durch diese Poren zu gelangen. Hautcremes ziehen beispielsweise nicht nur direkt in die Haut ein, sie gelangen zu Teilen ebenfalls in die Haaröffnungen hinein.

Darüber hinaus haben es Substanzen schwer, sich am Haar durch die Pore vorbeizuquetschen und in die Tiefe der Haut zu den lebenden Haarzellen zu gelangen. Doch durch diese Pore gelangt noch etwas anderes aus der Tiefe der Haut an die Oberfläche. Nicht nur ein Haar wächst hier durch, sondern auch Drüsensekret fließt neben dem Haar entlang an die Hautoberfläche.

WARUM UNSERE HAARE FETTEN: DA HÄNGT MEHR DRAN ALS ERWARTET

Das Fett auf unserer Kopfhaut ist ein Drüsensekret und der beste Schutz gegen Haarbruch, es wirkt wie eine Art biologischer Conditioner. Nur empfinden es die meisten aus kosmetischer und geruchstechnischer Sicht als unangenehm, fettige Haare zu haben. Die Produktionsstätte der natürlichen Haarpflege hängt an jedem Haarfollikel praktischerweise gleich mit dran: die Talgdrüse. An jedem Haar in unserer Haut, ist es auch noch so klein, sitzt diese Talgdrüse. Bereits im Mutterleib bildet sich am Haarfollikel eine eigene Talgdrüse. Diese Talgdrüse nutzt den gleichen Ausgang wie das Haar und liegt relativ dicht unter der Hautoberfläche. Das von ihr produzierte Fett fließt im Haarkanal durch dessen Öffnung, die Hautpore, am Haar entlang und an die Hautoberfläche.

Es ist schwer, die Fettproduktion der eigensinnigen Talgdrüse, die gut geschützt unter der Haut liegt, zu beeinflussen. Doch vor allem gelingt es von innen über die Blutbahn. Hormone oder Botenstoffe können die Talgdrüse stimulieren. Das männliche Hormon Testosteron, was unter anderem in der Pubertät ausgeschüttet wird, regt sie zur Fettproduktion an. Ebenso das Stresshormon Cortisol, das zuckerregulierende Hormon Insulin oder erhöhte Schilddrüsenhormone regen die Drüse zu mehr Talgbildung an. Dauerstress, eine Überfunktion der Schilddrüse oder ein hoher Zuckerkonsum mit gesteigerter Insulin-Ausschüttung können so zu einer fettigeren Haut führen.

Die Talgdrüse kann aber genauso von innen her gehemmt werden. Beispielsweise können antiandrogene Hormone (gegen männliches Hormon-wirkend) in Verhütungspillen (für Frauen) oder Vitamin-A-Säure-ähnliche Medikamente wie Isotretinoin als Tabletten eingenommen die Talgproduktion bremsen. Diese werden bei schwerer Akne eingesetzt. Eine Unterfunktion der Schilddrüse kann ebenso wie die Abnahme des Hormonspiegels in der Menopause zu weniger aktiven Talgdrüsen und damit zu trockener Haut am Kopf und Körper führen.

Von außen lässt sich die Talgdrüse in ihrem Tatendrang zum Beispiel durch Shampoos oder Ausfetten gar nicht beirren. Haarewaschen, ob selten oder oft, kann ihre Produktionsleistung nicht steuern. Auch fettige Haare nach dem Sport sind eher durch eine stärkere Schweißbildung am Kopf bedingt, weil sich der Schweiß mit dem Talg vermischt und dann leichter an den Haaren entlangfließt. Deswegen können die Haare nach dem Sport fettiger wirken.

Ohne ihr Haar wäre eine Talgdrüse aufgeschmissen, sie hätte keinen Ausgang, so wie ein Haus ohne Tür. Dabei schlägt sie zwei Fliegen mit einer Klappe. Die Haare bekommen, genauso wie die Haut, ihr Fett weg. In vielen Kulturen sollen Haare allerdings nicht fettig aussehen. Obwohl die Haare das Talgdrüsen-Fett gut zum Schutz nutzen könnten, wird es als ungepflegt wahrgenommen. Da man es lieber abwäscht, fehlt den Haaren dieser schützende Fettfilm. Das macht sich besonders bei langen Haaren bemerkbar, weil sie über Monate bis Jahre äußeren Einflüssen ausgesetzt sind und den Fettfilm gut als Verteidigung brauchen könnten. Die 100 Bürstenstriche, von denen früher berichtet wurde, sollten vor allem das Talgdrüsenfett über die Haare verteilen und sie glänzend und geschmeidig machen. Heute waschen wir das Fett lieber mit einem Shampoo raus. Daher brauchen wir Ersatz für unseren natürlichen Schutzfilm. Diese Lücke füllen die pflegenden Haarkosmetika, etwa Haaröle, Conditioner oder Kuren, die die Haarstruktur schützen und ummanteln sollen.

Neben dem Haarschutz ist unsere Talgdrüse ebenfalls ein wichtiger Garant für die Verteidigung unseres Hautschutzes. Unser Hautfett hat nämlich zahlreiche gute Eigenschaften. Es wirkt antibakteriell gegen krank machende Keime und hält eine schützende Hand über unsere guten Hautkeime. Wir sind nicht steril und haben auf unserer Hautoberfläche eine Hautflora. Sie setzt sich aus guten Keimen zusammen, die durch das Hautfett in gesunder Balance zueinander gehalten werden, wie ein japanisch-deutsches Forscherteam zeigen konnte. Gibt es kein Haar vor Ort, dann fehlen meist die Talgdrüsen und das von ihnen produzierte Talgdrüsen-Fett. Tiefe Verletzungen der Haut können Narben hinterlassen, an denen neben den Haaren somit auch die Talgdrüsen fehlen. So fehlt der narbigen Haut das Hautfett, sie ist leichter gereizt, trocken und kann jucken.

An den Haaren macht sich das Hautfett genauso als Schutzfilm bemerkbar. Es kann das äußere Haar ummanteln und vor Verlust von innerer Feuchtigkeit und gegen äußere Strapazen schützen. Schließlich kann sich das äußere Haar, das aus totem Hornmaterial besteht, nicht aktiv wehren gegen schädigende äußere Einflüsse wie zum Beispiel Hitze.

WOZU EMOTIONEN UNSERE HAARE BRAUCHEN

Haarfollikel haben nicht nur eine Talgdrüse im Schlepptau, die über den Haarkanal ihr Fett zur Hautoberfläche fließen lässt. An manchen Haarfollikeln hat noch eine zweite Drüse eine Pipeline »gebohrt«, um den Haarkanal als Ausgang zur Hautoberfläche zu nutzen. An bestimmten Körperstellen sitzt eine spezielle Schweißdrüse am Haarfollikel dran, die ihr Sekret in den Haarkanal leitet, damit es an die Hautoberfläche abfließt. So ähnlich wie der Abwasserschlauch einer Waschmaschine, der unter der Spüle am Abflussrohr hängt. Nur ist das kein Abwasser, was die Spezial-Schweißdrüsen (sogenannte apokrine Schweißdrüsen) über den Haarkanal ableiten. Sie tragen mit ihrem Schweißsekret zu unserem individuellen Duft bei, den wir vor allem bei Erregung bilden. Allerdings werden diese apokrinen Schweißdrüsen erst in der Pubertät durch Hormone angeschaltet. Daher brauchen Kinder bis zur Pubertät kein Deo. Denn der Anstrengungsschweiß, den wir am ganzen Körper bilden, wenn wir sehr aktiv sind oder wenn es heiß ist, der wird von anderen Schweißdrüsen, den sogenannten ekkrinen Schweißdrüsen, gebildet. Diese benötigen keine Haare, um den Schweiß auf die Haut zur Kühlung abzugeben. Der ekkrine Schweiß ist geruchlos und wird über winzige Kanäle direkt an die Hautoberfläche geleitet.

Der Schweiß der apokrinen, haaraffinen Spezial-Schweißdrüsen trägt hingegen zu einem deutlichen Schweißgeruch bei. Dieser emotionsgesteuerte Haarschweiß läuft über die Haare ab und riecht anders als Hautschweiß, der durch Sport oder Hitze entsteht. Haarschweiß wird bei starken Gefühlen wie Angst, Aufregung oder Stress produziert. Wir nennen es daher emotionales Schwitzen, für das die apokrinen Haarschweißdrüsen ab der Pubertät zuständig sind.

Doch warum riecht es dann nach dem Sport streng unter der Achsel? In der Achsel befinden sich neben den ekkrinen die apokrinen Schweißdrüsen. Der geruchlose Anstrengungs-Hautschweiß mischt sich mit dem Erregungs-Haarschweiß, und es entsteht mitunter ein strenger Geruch. Dieser Geruch entfaltet sich, sobald sich der apokrine Haarschweiß mit Hautbakterien vermischt. Dabei entstehen neben geruchsintensiven Verbindungen auch duftende Lockstoffe (pheromonartige Moleküle).

Die apokrinen, gefühlsgesteuerten Schweißdrüsen sitzen vor allem an den Achsel- und Schamhaaren oder um die Brustwarzen herum. Ohne Haare wären unsere Gefühle geruchlos.

Und noch etwas können Haare: sich aufstellen. Haare sind ein wichtiger Bestandteil unserer emotionalen Körpersprache. Schließlich sitzt unterhalb der Talgdrüse noch der Gänsehautmuskel. Der zieht den Haarfollikel hoch, wenn er entsprechende Informationen wie Kälte oder starke Gefühle vom Gehirn bekommt. Sei es, dass wir uns gruseln oder etwas sehr Schönes passiert ist, ohne Haare gäbe es keine Gänsehautmomente.

ALLES ECHTE HAARE – OB GROSS ODER KLEIN

Haare gehen unter die Haut, nicht nur emotional, sondern auch anatomisch gesehen. Was oben als Haar aus der Hautpore rauskommt, ist, wie Sie nun wissen, abgestorbenes Material, aber stark wie Draht. Das für uns sichtbare Haar ist ein feiner, aus der Haut wachsender Hornfaden, der mit dem lebenden Haaranteil unter der Haut ganz fest verbunden ist. Während man sich beim Frisieren oder Rasieren mit dem Endprodukt beschäftigt, liegt die Bildungsstätte der Haare tief unter der Haut. Das Haarwachstum findet in den Haarfollikeln statt, die wie eine Art Tunnel aussehen, der unter der Hautpore beginnt. Unsere Haut ist wie durchlöchert von Millionen an Hautporen, unter denen ein Haarfollikel sitzt.

Ein wachsender Haarfollikel geht in der Kopfhaut bis zu vier Millimeter tief unter die Haut. Sein unterster Anteil mitsamt der Haarwurzel reicht bis zur Fettgewebsschicht. Je länger das Haar über der Haut ist, das ein Haarfollikel produziert, desto größer und länger ist der Haarfollikel unter der Haut. Die kurzen Flaumhärchen der Gesichtshaut werden von entsprechend kleineren und kürzeren Haarfollikeln gebildet.

Deswegen ist es für Substanzen, die von außen aufgetragen werden, auf der Kopfhaut ein weiterer Weg bis zur Haarwurzel als auf der Gesichtshaut. Flaumhaarfollikel sind wie eine kleine Babyversion von den großen, erwachsenen Haarfollikeln, die die kräftigen, sogenannten Terminalhaare der Kopfhaut herstellen. Solche Terminalhaare haben wir noch an anderen Stellen, nur wachsen sie dort etwas kürzer als am Kopf. Zu den Terminalhaaren gehören außerdem die Augenbrauen, Wimpern und die sich in der Pubertät entwickelnden Bart-, Brust-, Achsel- sowie Schamhaare. Allerdings sind das keine neuen Haare, die in diesen Körperregionen in der Pubertät entstehen. Die Haarfollikel an diesen Stellen haben zuvor nur andere Haare produziert. Sie waren bis dahin kleine Flaumhaarfollikel, die feine, kurze, flaumartige Babyhaare zusammengebaut haben. Diese werden Vellushaare genannt. Unter dem Einfluss von Hormonen wachsen die Vellushaarfollikel in der Pubertät an bestimmten Körperstellen zu Terminalhaarfollikeln heran.

Neulich fragte mich eine Patientin, was denn diese Flaumhaare genau seien, sie habe auf einer Social-Media-Plattform gesehen, das seien gar keine echten Haare. Flaumhaare oder Vellushaare werden genauso wie die Kopfhaare von Haarfollikeln gebildet. Flaum-Haarfollikel haben zwar nahezu den gleichen Aufbau wie die Terminalhaarfollikel, doch sind sie viel kleiner und ihr tiefster Punkt mit Haarwurzel liegt gerade mal 0,7 Millimeter unter der Hautoberfläche. Wir nehmen solche Flaumhaare wie im Gesicht optisch meist kaum wahr, dafür müssen wir schon sehr genau hinschauen. Trotzdem handelt es sich bei ihnen um echte Haare.

Weil Kopfhaarfollikel vergleichsweise tief unter die Haut gehen, können Substanzen, die wir auf die Kopfhaut auftragen, theoretisch über deren langen Haarkanal unter die Haut gelangen. Ob Substanzen den Weg bis zur Haarwurzel schaffen, hängt von mehreren Faktoren ab, etwa der Größe der Substanz. Da der Haarkanal zur Tiefe hin schmaler wird, gelangen nur sehr kleine Substanzen hier durch. Der Haarfollikel ist deswegen als Transportweg nicht für alle Substanzen passierbar. Aber versuchen wir einmal gemeinsam durch eine Pore in einen Haarfollikel zu schlüpfen. Gelingt uns der Weg bis zur Wurzel?

KOMMEN SIE MIT, WIR REISEN ZUR WURZEL

Kommen Sie mit mir durch die Hautpore am Haar entlang zum Haarfollikel. Damit die Reise etwas länger dauert als bei den Flaumhaaren, nehmen wir am besten einen großen Kopfhaarfollikel. Da die Kopfhaarfollikel im Verhältnis zu den Flaumhaaren nicht nur länger, sondern auch breiter sind, passen wir hier außerdem besser durch.

Damit wir es bis zur Wurzel schaffen, sollten wir in einen wachsenden Haarfollikel reisen. Auf unserer Reise werden wir irgendwann erkennen, ob wir uns in einem ruhenden Haar befinden oder in einem wachsenden Haar. Entweder ist die Reise lang und geht bis zur Wurzel, dann sind wir in einem wachsenden Haar. Oder sie hört mittendrin auf, dann befinden wir uns in einem ruhenden Haar. Die Wahrscheinlichkeit ist groß, dass es ein Haar in der Wachstumsphase ist, denn darin sind um die 80 % unserer Kopfhaare.

Der erste Teil der Reise im oberen Haarfollikel beginnt

Los geht's. Wir halten uns jetzt an einem Haar fest und rutschen daran durch die Hautpore hindurch hinab in den Haarfollikel. Wir sind jetzt unter der Haut und im oberen Haarkanal gelandet. Dieser ist nach oben zur Hautpore hin etwas breiter und verengt sich, je tiefer wir nach unten in die Haut eindringen. Der oberste Teil des Haarfollikels ist wie ein Trichter geformt und liegt direkt unter der Hautpore. In diesem Trichter stecken meist ein Haar, einige Hautfette, Bakterien, vielleicht noch etwas Schweiß. Denn jeder Haarfollikel hat die bekannte Nachbarin: die Talgdrüse. Folglich wird es erst mal rutschig, denn wir betreten eine fettige Fahrbahn, den inneren Haarkanal, dessen Wände aus Haarzellen bestehen. Die Talgdrüse hat hier oben, direkt am Haarkanal, ihren Abflusskanal angedockt, durch den sie ihr selbst produziertes Hautfett über den Haarkanal zur Haut ableitet. Diese natürlichen Hautfette, Lipide genannt, legen sich wie ein schützender Film um das Haar und auf die Haut. Im oberen Haarkanal, nahe der Hautöffnung, finden sich zudem einige Bakterien. Bei gesunden Menschen sind es vor allem die »guten« Bakterien, die das Hautmikrobiom (Hautflora) bilden. Bis hierhin ist der Haarkanal noch einigermaßen breit: Trotzdem ist es für ungebetene Gäste nicht so einfach, hier reinzukommen, solange in der Pore ein Haar steckt. Ist das Haar gerade ausgefallen und das nachwachsende noch nicht in Sicht, füllt sich der Haarkanal mit dem Fett der Talgdrüse. Solche leeren Haarfollikel sehen von oben aus wie gelbe Punkte, das ist das Fett, das in der Hautpore schimmert. Diese Hautlipide sind wie eine fette Barriere. Sie halten einige Eindringlinge, etwa krank machende Bakterien, davon ab, über unsere Hautporen in den Haarkanal zu gelangen. Außerdem unterstützen sie die guten Bakterien in unserer Hautflora dabei, untereinander in Balance und ausgeglichen zu bleiben.

Je nachdem, in welches Körperhaar wir gerade gereist sind, kann es hier feucht werden. Besonders am Achselhaar oder an den Schamhaaren hat sich eine zweite Drüse an den Haarkanal angedockt: die Duftdrüse oder apokrine Schweißdrüse, die wie die Talgdrüse ihr Sekret über den Haarkanal abgibt. Diese hormonell und emotional gesteuerten Schweißdrüsen sind ab der Pubertät am spezifischen Geruch in den Achseln, der Genitalregion oder um die Brustdrüse herum beteiligt. Der kleine, emotionale Haarmuskel sitzt ebenfalls in der Nähe, er zieht außen am Haarfollikel und stellt das Haar darin auf. Langsam nähern wir uns dem schmaleren Teil des Trichters. Unterhalb der Einmündung der Talgdrüse in den Haarkanal sitzen die eisernen Reserven des Haarfollikels: die Stammzellen. Die Haarstammzellen sind wie eine Reservekammer und liefern den Nachschub für das wachsende Haar. Funktionieren sie nicht mehr, kann kein Haar mehr gebildet werden. Dann stirbt meist der gesamte Haarfollikel ab, wie bei einer Tierart, die vom Aussterben bedroht ist, weil es keine Nachkommen mehr gibt. Diese Stammzellen sind wahre Alleskönner und wichtig für das Haarwachstum. Sie können sich in verschiedenste Haarzellen umwandeln, die für den Wiederaufbau des Haarfollikels nach seiner Ruhephase gebraucht werden.

Sogar in Hautzellen können sie sich verwandeln. Bei der Wundheilung werden sie gewissermaßen ausgeliehen und helfen an der Haut, eine Wunde zu schließen. Dafür sorgt der Körper selbst. Er ruft mit Botenstoffen und Signalen die Haarstammzellen zur Wunde, damit sie sich dort in Hautzellen verwandeln, um sie zu schließen. Da die Haarstammzellen ziemlich nah an der Talgdrüse sitzen, kommt es bei starken

Entzündungen wie bei Akne manchmal dazu, dass sie zugrunde gehen und eine Narbe entsteht. Eine starke Entzündung oder das Ausquetschen eines Pickels kann die Stammzellregion, die direkt unter der Talgdrüse sitzt, derart zerstören, dass dort kein Haar mehr wachsen kann. Auch die Talgdrüse hat Stammzellen, die in der Nähe liegen. Werden beide Regionen entzündet und zerstört, schließt sich die Hautpore, also die Hautöffnung des Haarkanals, mit Narbengewebe. Deshalb sollte man an stark entzündeten Pickeln nicht drücken, um Narben vorzubeugen.

Je tiefer wir nach unten in die Haut gehen, desto enger wird es jetzt im Haarkanal. Nun werden wir herausfinden, ob wir in einem ruhenden Haarfollikel stecken, in dem das Haar bald ausfällt, oder in einem aktiven Haarfollikel, in dem das Haar noch weiterwächst.

Befindet sich neben uns ein lockeres Haar, das sich leicht lösen ließe, dann sind wir in einem ruhenden Haarfollikel gelandet. Dessen Haar fällt bald aus, und die Reise ginge leider nicht mehr weiter. Die Strecke bis zur Haarwurzel wäre gesperrt. Denn ein Haarfollikel in der Ruhephase ist nur ein halber Haarfollikel. Am unteren Ende des Haartrichters macht der Haarfollikel in der Ruhephase alles dicht. Die Haarzellen darunter sind abgestorben, und der Haarkanal gleicht bis hier einer Blumenvase, in der ein totes, abgestorbenes Haar ohne Wasser sitzt.

Die Talgdrüse allerdings tangiert das nicht, sie hängt am oberen Haarkanal dran und hat ihre eigene Versorgung. Dieser obere Anteil, an den die Drüsen andocken, bleibt während des gesamten Haarzyklus erhalten, egal ob ein Haar wächst oder in die Ruhephase übergeht. Dieser obere Anteil des Haarfollikels wird permanenter Anteil genannt. Nur der untere Haarfollikel verändert sich zyklisch und baut sich phasenweise ab und wieder auf.

Der zweite Teil der Reise durch den unteren Haarfollikel

Befinden wir uns aber in einem wachsenden Haar, dann geht ab hier die Reise weiter. Der Haarfollikel erstreckt sich weiter in die Hauttiefe. Doch vorwärts kommen wir nicht mehr so einfach. Denn es wird sehr eng im Haarkanal. Wir machen uns jetzt mal ganz schmal.

Als Nächstes treffen wir auf die Zellschichten, die das Haar von außen umgeben und es fest im Haarkanal verankern. Sie füllen den Haarkanal als Zellschichten nebst in der Mitte steckendem Haar so aus, dass wir so einfach nicht mehr durchkommen. Hier können nur noch sehr kleine Moleküle passieren. Daher gelangen von außen nicht alle Substanzen, die man auf die Kopfhaut aufträgt, bis zur Haarwurzel in die Tiefe. Diese dichten Zellschichten schützen davor, dass große Moleküle über die Hautporen durch den Haarkanal in den Haarfollikel und damit in unseren Körper eindringen. Solange ein Haar wächst, ist es fest mit den Haarzellen verbunden, die es bilden. Trotzdem schaffen es manche Moleküle oder Substanzen hier durchzukommen. Sie können über das Blutgefäßsystem, das den Haarfollikel umgibt, sogar in den Körper gelangen. Dazu zählen besonders kleine Moleküle und solche, die fettliebend sind, damit sie es durch den Talg und den engen Haarkanal schaffen. Das können gute Substanzen sein, die das Haarwachstum fördern, aber auch Bakterien oder Pilze, die dort nicht hingehören und eine Entzündung verursachen.

Wenn wir uns in einem wachsenden Haar nun durch die Zellschichten, die das Haar von außen ummanteln, noch weiter nach unten quetschen, dann treffen wir auf die Haarwurzel mit ihren Matrix- und Pigmentzellen. Matrixzellen sind hoch spezialisierte Haarzellen, die sehr aktiv sind, sich teilen und vermehren. Sie sind wie eine große Gruppe Hochleistungssportler, die viel Energie und Nahrung brauchen. Sie sind besonders empfindlich, wenn ihnen Nährstoffe fehlen, denn sie sind hochaktiv und benötigen viel Energie. Ein Haarfollikel ist darum von Blutgefäßen umgeben, die ihn mit Nahrung versorgen.

Indem sie sich munter teilen und weiterwachsen, vermehren sie sich erst, um alsbald abzusterben. Diese Haarzellen leben, um zu sterben. Ihre toten Überbleibsel verhornen und formen in der Mitte des ganzen Zellhaufens einen Hornfaden, der im Haarkanal von den unten weiterwachsenden Zellen nach oben geschoben wird. Aber was wäre der Hornfaden ohne Farbe? Er wäre weiß. Also heißt es jetzt: Farbe bekennen. Zwischen den Matrixzellen liegen die Pigmentzellen, die sogenannten Haar-Melanozyten, sie schleusen die Haarfarbe über ihre Arme in die Haarzellen ein. Sie liefern nach und nach kleine Farbkügelchen (Melanosome), die ins Haar eingebaut werden. So bekommt ein Haar seine individuelle Farbe. Diese Haarzellen und Melanozyten liegen im Bereich der Haarwurzel.

Klein, aber oho: die Schaltzentrale in der Tiefe

Die Chefin des Haarfollikels ist winzig und liegt nahezu unscheinbar unter der Haarwurzel. Sie besteht aus einem kleinen Zellhaufen mit bindegewebigen Zellen. Ohne diesen Zellhaufen, der aussieht wie eine Minizwiebel, läuft nichts. Dieser unscheinbare Zellhaufen ganz unten am Haarfollikel ist die Haarzwiebel, die sogenannte dermale Papille. Sie ist die zentrale Steuerungszentrale und Leiterin des Haarwachstums. Während der Wachstumsphase brauchen die aktiven Haarzellen klare Informationen, was sie tun sollen. Die Baustellenleiterin, die dermale Papille, kommuniziert mit den Haarzellen über eine Vielzahl von Botenstoffen.

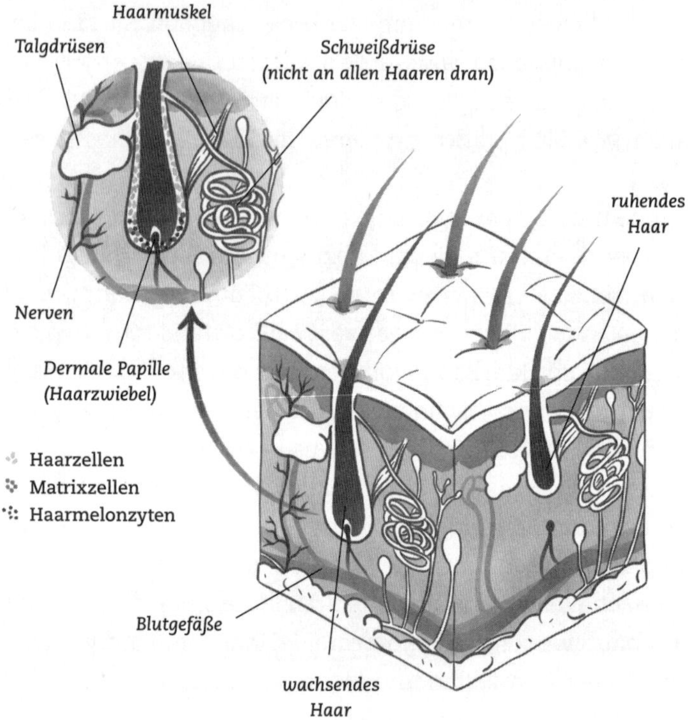

Langer, wachsender Haarfollikel (Anagenphase) und kurzer, ruhender Haarfollikel (Telogenphase)

Botenstoffe sind wie die Wörter unserer Sprache. In richtiger Reihenfolge und Anzahl ergeben sie Sinn. Die Zellen des Haarfollikels sprechen untereinander ihre eigene Sprache. Es scheint allerdings ebenfalls von außen jemand beim Haarwachstum mitzureden. Den wachsenden Haarfollikel umgibt ein komplexes Nervengeflecht. Wissenschaftlerinnen und Wissenschaftler vermuten, dass der Haarfollikel von diesen Nervenzellen über sogenannte Neurotransmitter (Nervensignale) wichtige Informationen empfängt, die sein Wachstum beeinflussen. Während der Ruhephase legt die dermale Papille eine Pause ein, und es ist, als würde sie schlafen. Danach wird sie erneut aktiv und steuert den Wiederaufbau eines Haarfollikels. Schließlich muss der untere Haarfollikel wieder neu aufgebaut werden, wenn ein Haar ausgefallen ist. Denn der ist in der Ruhephase teilweise demontiert worden, und es fehlen wichtige Haarzellen. Dieser Wiederaufbau braucht nicht nur viel Kraft, Energie, Eiweiße und Nährstoffe, sondern ebenso eine gute Steuerung. Dafür lockt die dermale Papille zunächst die Haarstammzellen aus der Reservekammer. Um den Haarfollikel wieder zu rekonstruieren, wandeln sich die Stammzellen durch die Signale der dermalen Papille in die verschiedenen Haarzellen um, die ein wachsender Haarfollikel braucht. So als würde die Baustellenleiterin aus den Auszubildenden jeweils Elektrikerinnen, Maler, Maurer oder Rohrlegerinnen machen. Auf einer solchen Baustelle darf es an Material und Energie nicht fehlen, sonst können die Handwerker nicht arbeiten. Daher ist es in der Phase des Nachwachsens besonders wichtig, dass Sie sich haargerecht ernähren, damit Ihre Haarzellen gut mit Eiweiß und Nährstoffen versorgt sind.

Genauso benötigen die sehr teilungsaktiven Matrixzellen der Haarwurzel ausreichend Energie. Die Matrixzellen, die wie die anderen Haarzellen an der Konstruktion des toten Hornfadens beteiligt sind, sind noch stoffwechselaktiver als die anderen. Die dermale Papille liegt dicht unter ihnen. Zusätzlich zu den umliegenden Blutgefäßen hat sie eine private Blutversorgung, ein Extragefäß, das sich in sie hineinschlängelt. Je besser durchblutet und ernährt die dermale Papille und die Matrixzellen sind, desto besser funktioniert das Haarwachstum. Diese wissenschaftliche Erkenntnis hat unter anderem dazu geführt, durchblutungsfördernde Mittel und Methoden für die Kopfhaut zu entwickeln, um das Haarwachstum zu fördern.

Mein Fazit: Es ist eine lange Reise durch den Haarfollikel, vor allem wenn wir während seiner Wachstumsphase unterwegs sind. Der Weg von oben durch die Hautpore in die Tiefe wird immer schwieriger, weil sich der Haarkanal zunehmend verengt und es nur sehr kleine Substanzen und Moleküle bis zur Haarwurzel schaffen können. Das ist einerseits ein guter Schutz gegen Eindringlinge. Andererseits kann deshalb das Haarwachstum nicht einfach mit Substanzen angeregt werden, die man auf die Kopfhaut aufträgt. Denn der Weg durch den Haarfollikel ist nur für wenige Moleküle passierbar.

HAARFOLLIKEL SIND WIE EINE GROSSE BAUSTELLE

Ein Haarfollikel besteht aus 20 verschiedenen Zellarten, die zusammenarbeiten und miteinander kommunizieren. Wir sehen zwar das Ergebnis, aber von den Anstrengungen der Haarfollikel bekommen wir nichts mit. Wie auf einer Baustelle muss jeder Handgriff sitzen, damit am Ende ein perfektes Bauwerk, unser Haar, herauskommt.

Jeden Tag, jede Minute wachsen Haarzellen heran, um am Ende in den freiwilligen, vorprogrammierten Zelltod zu gehen. Beim Absterben härten sie aus und verhornen zu Keratinfäden. Diese verschiedenen, ineinander verflochtenen Haarkeratine geben dem Haar seine Stabilität. Es handelt sich bei ihnen um hoch spezialisierte Eiweißfäden, die wiederum aus verschiedenen Aminosäuren zusammengesetzt sind. Ähnlich wie bei einem festen Seil, bei dem man Faden um Faden wickelt, bilden diese fadenartigen Keratinelemente nach und nach einen festen Hornfaden, der von unten durch den Haarkanal nach oben geschoben wird.

Inzwischen wurden über 50 Keratinarten entschlüsselt, die im menschlichen Haar vorkommen. Kein Wunder, dass bei einem so komplexen Aufbau ein sehr biegsames, flexibles und widerstandsfähiges Haar entsteht. Die kleinsten Bausteine der Keratine sind die Aminosäuren. Diese kleinen Eiweißmoleküle sind vergleichbar mit den Ziegelsteinen für den Hausbau, die zusammen eine stabile Mauer bilden.

Das für uns sichtbare Haar besteht zu 80 % aus Eiweiß, das somit den Hauptbestandteil des toten Hornfadens bildet. Neben Eiweißen enthält ein gesund aussehendes Haar noch Wasser. Idealerweise hat es einen Feuchtigkeitsgehalt von um die 17 %. Die restlichen 3 % beinhalten noch ein wenig natürliche Fette, Pigmente und Mineralien. Auch Giftstoffe und Schwermetalle können aus der Blutbahn in die Haare gelangen und in sie eingebaut werden. Da Haare zu den langlebigsten Überresten der Menschheit zählen, können Forensiker sie zur Erforschung von Todesursachen noch Jahrzehnte später auf solche Substanzen hin analysieren.

Auf dieser Haar-Baustelle muss immer alles perfekt laufen. Fehlt es an Energie oder Baumaterial, wird das Haarwachstum teilweise oder ganz eingestellt. Wie alle Organe, in denen sich Zellen ständig teilen und wachsen, brauchen die Haarzellen eine gute, konstante Blutversorgung, über die sie ausreichend Energie für ihr Wachstum erhalten. Wenn wir uns die Proteine als Ziegelsteine beim Hausbau vorstellen, dann gewährleistet eine gute Durchblutung die Stromzufuhr auf der Baustelle. Ein Haar wird bei Unterversorgung oder durch andere Stressoren entsprechend schlechter zusammengebaut, das Seil aus Haarkeratin wird porös und brüchig, oder das Haar kann sich ganz aus der Verankerung lockern und frühzeitiger als geplant ausfallen.

Umso wichtiger ist es, bei einseitigen Diäten auf ausreichend und vielfältige Eiweißzufuhr zu achten. Die Haarfollikel freuen sich über eine schöne Auswahl an Eiweißen beziehungsweise Aminosäuren, um sie ins Haar einzubauen.

EINFACH NUR TOTES HORN?

Kopfhaare müssen draußen angekommen ziemlich stark sein. Schließlich bekommen diese Hornfäden im Laufe ihres Lebens, das bei Kopfhaaren im Schnitt zwischen zwei bis acht Jahren dauern kann, so einiges an Haarkosmetik und Umwelteinflüssen ab. Die Dicke und Länge eines gesunden Haares werden überwiegend von der Erbinformation, Durchblutung, Größe der dirigierenden dermalen Papille und Hormonen bestimmt. Eine Überversorgung mit Nährstoffen, die als Nahrungsergänzung eingenommen werden, ist am wenigsten in der Lage, auf die Haarqualität Einfluss zu nehmen. Andersherum kann ein Nährstoffmangel durchaus das Haarwachstum stören.

Haare sind biegsam, dehnbar und halten einiges aus. Sie sind äußeren Einflüssen gegenüber widerstandsfähig. Letztlich sind sie, wie wir mittlerweile wissen, totes Material, ein Hornfaden, den man von außen weder mit Nährstoffen, Vitaminen noch Eiweißen beleben kann. Sogenannte »nährende« oder keratinhaltige Haarpflegemittel lagern ihre Bestandteile bestenfalls am äußeren Haarschaft ab, ummanteln und verdicken diesen bis zur nächsten Wäsche.

Dass diese Hornfäden so biegsam wie stark sind, liegt an seiner intelligenten, schichtweisen Konstruktionsweise. Im Innersten besteht dieser Hornfaden vor allem aus weichen Keratinen, die eine fast schwammartige Struktur haben. Dazwischen finden sich, ebenso wie in den anderen Schichten,

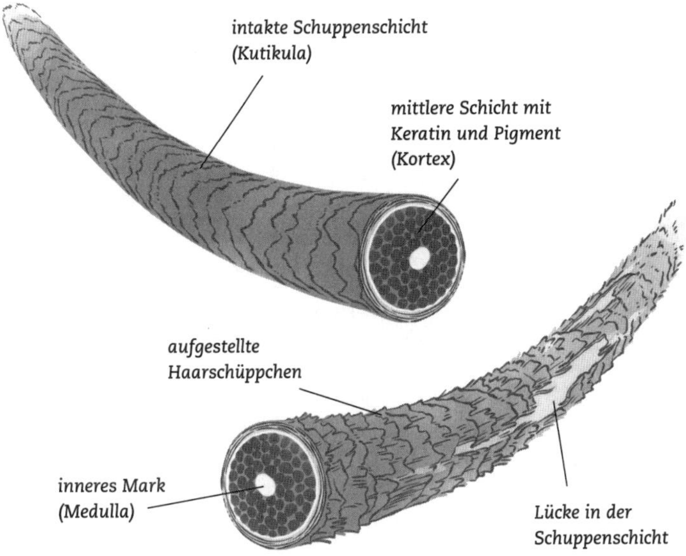

Haare und ihre dreischichtige Struktur – intakte und angegriffene Schuppenschicht

einige eingebaute Lipide (Fette). Dieses innere Mark – so ähnlich wie das Mark in einem Knochen – wird Medulla genannt. Den flaumartigen Körperhaaren oder den Haaren kleiner Kinder fehlt dieses innere Mark ganz oder teilweise. Daher sind sie feiner als die Kopfhaare oder Haare von Erwachsenen.

Das empfindliche, weiche Mark wird von den zwei darüberliegenden Schichten vor äußeren Einflüssen geschützt. Die direkt darüberliegende Schicht, die mittlere, ist die dickste Schicht. Sie heißt Kortex. Der Kortex besteht aus länglichen, abgestorbenen Haarzellen und harten Keratinen. Diese Schicht macht den stabilsten Teil des Haares aus und enthält Pigmente, die dem Haar die Farbe geben. Von der Form und dem Aufbau dieser Kortex-Schicht hängt die Dicke, die Haarfarbe, die Lockigkeit und Qualität eines Haars ab. In dieser Schicht speichert das Haar außerdem Wasser.

Die äußerste Schicht eines Haares schließlich ist die Schuppenschicht. Sie besteht aus verhärteten, abgestorbenen Haarzellen. Diese verhornten Zellen sind ähnlich wie bei einem geschlossenen Tannenzapfen dachziegelartig übereinander angeordnet: die sogenannte Kutikula. Sie ist durchsichtig und dünn. Solange sie intakt ist, schützt sie das Haar davor, bei Wasserkontakt zu stark aufzuquellen oder die innere Feuchtigkeit bei Hitze zu verlieren.

Eine schonende Haarkosmetik trägt dazu bei, diese äußere Schuppenschicht nicht zu zerstören, damit sie weiterhin die zwei darunterliegenden Schichten schützen kann. Übrigens funktioniert dank dieser Schuppenschicht das Toupieren der Haare. Kämmt man die Haare gegen ihre Wuchsrichtung, öffnet sich die Schuppenschicht ein wenig, und die einzelnen Schuppen verhaken sich ineinander wie zwei Tannenzapfen, die man gegeneinander reibt. Das spätere Auskämmen der toupierten Haare führt allerdings dazu, dass die schützenden Haarschüppchen an diesen Stellen abreißen.

Hat das Haar über einen längeren Zeitraum mechanischen oder chemischen Stress von außen abbekommen, wird die äußere Schutzschicht porös, und die darunterliegenden Schichten sind in Gefahr. Bei einem strapazierten Haar können sich diese Schuppen aufstellen und ineinander verhaken. Dann liegen sie außen am Haar wie ungeordnete, gelockerte, teils zerstörte Ziegel nach einem Sturm auf einem Dach. Es entstehen Lücken in der Schuppenschicht, weil die Schüppchen nicht mehr glatt anliegen oder bereits abgebrochen sind.

Zu viel Hitze von Föhn oder Glätteisen, zu viel Chemie vom Blondieren, Färben oder einer Dauerwelle können die Haarschichten so zerstören, dass das Haar schließlich bricht. Selbst das Kämmen von nassen Haaren kann die Schuppenschicht schädigen, da die kleinen Haarschüppchen sich bei Nässe aufstellen, wie ein Tannenzapfen bei Wärme, und sich so die feuchten Haare leichter ineinander verhaken. Beim Kämmen (ohne Conditioner) werden diese verhakten Haare wieder auseinandergerissen. Dabei brechen die Haarschuppen ab. Ganz so, als würde der Sturm die Ziegel vom Dach fegen. Zum Wohle der Haarschichten ist in diesem Fall weniger mehr.

EINMAL SCHNEIDEN UND RASIEREN, DANN WACHSEN SIE BESSER – WAS IST DRAN AM MYTHOS?

Oft ist die Verzweiflung groß, wenn man Haarausfall hat und er einfach nicht aufhören will. Neulich konfrontierte mich eine junge Patientin damit, dass sie jetzt kurz davor sei, sich einmal kahl zu rasieren. Ihre Haare würden seit Jahren immer dünner werden, und sie wollte wissen, ob eine Kahlrasur helfen würde, um ihr Haarwachstum wieder in Gang zu setzen. Doch würde es meiner Patientin keinen Vorteil bringen. Stattdessen konnte ich ihr mit einer individuellen Therapie gegen den Haarausfall helfen.

Tatsächlich scheint die Auffassung weitverbreitet zu sein, dass Haareschneiden oder Rasieren deren Wachstum anregt. Mit diesem Mythos möchte ich aufräumen, denn: Nein, Haare rasieren bringt bei keiner Art von Haarausfall etwas, weil eine Rasur das Haarwachstum vom Prinzip her gar nicht anregen kann. Das Haarwachstum lässt sich nur in der Haut stimulieren, wo das Haar im Haarfollikel heranwächst. Oben angekommen ist es ein toter Hornfaden.

In meinem ersten TV-Interview für einen Kindersender musste ich die Frage »Warum tut Haareschneiden nicht weh?«

beantworten. Daran denke ich gerne zurück, wenn ich meinen Patientinnen und Patienten erkläre, dass die Haare, die wir sehen können, nur aus totem Hornmaterial bestehen und nicht mehr vital sind. Daher bewirken weder ein regelmäßiger Haarschnitt noch eine Rasur der Bein- oder der Barthaare, dass die Haare kräftiger und dicker nachwachsen. Egal was Sie mit dem äußeren, toten Teil der Haare anstellen, Sie werden das Haarwachstum unter der Haut nicht anregen können.

Aber wie kommt es, dass sich die Haare nach einem Haarschnitt voller anfühlen? Warum erscheinen die rasierten Bart- oder Beinhaare stoppeliger und dicker? Durch das Abschneiden bekommen die unteren Haarenden eine größere Fläche. Normalerweise laufen unsere Haarenden wie ein Pinsel nach unten hin spitz zu. Wenn wir an unsere Haarspitzen fassen, dann fühlen wir die kleinen Spitzen. Diese Spitzen bilden aber zusammen eine kleinere Oberfläche als das Ende eines frisch abgeschnittenen Haars. Dessen runder oder ovaler Querschnitt ist nämlich größer als der einer Haarspitze. Beim Reingreifen ins frisch geschnittene Haar oder beim Streichen über die vor Kurzem rasierten Beine fühlt man eine größere Fläche, welche die Querschnitte der Haare bilden. Fahren Sie mal mit der ausgestreckten Handfläche über die Schnittfläche einer frisch geschnittenen Gurke. Dann ist das eine größere Fläche, als wenn Sie das spitze Ende einer Gurke berühren.

EINE HAARANALYSE SCHAFFT KLARHEIT: DIE COMPUTERGESTÜTZTE HAARDIAGNOSTIK

Natürlich wäre es interessant, wenn das Haarwachstum mittels einer Rasur stimulierbar wäre. Weltweit wird nach Substanzen gesucht, die das Haarwachstum anregen und Haarausfall stoppen können. Einige Ergebnisse klingen zwar vielversprechend, sind jedoch nicht mit einer objektiven Methode bewiesen worden. Nicht nur für einen Wirknachweis auf das Haarwachstum ist eine quantifizierende Haaruntersuchung notwendig, sie hat sich ebenso als große Unterstützung in der Diagnostik erwiesen. Vor einigen Wochen kam ein besorgter Patient Anfang 20 mit der Bitte in meine Sprechstunde, die Ursache für seine veränderte Haarstruktur zu finden. Er habe seit neun Monaten zunehmend fusseligere Haare am Oberkopf bemerkt und vermute dahinter eine Erkrankung. Er sei beunruhigt und schlafe schlecht, denn sein Hausarzt habe bis auf eine alte Virusinfektion nichts finden können, das die Veränderung der Haare erklärt.

Tatsächlich waren seine Haare in der Scheitelregion etwas feiner als am Hinterkopf. Mit der Handlupe (Dermatoskop) untersuchte ich die betroffenen Haare zunächst, konnte aber bis auf wenige Flaumhaare zwischen den normalen Haaren keine Auffälligkeit an der Haarstruktur erkennen. In diesen Fällen kann eine computergestützte Haardiagnostik essenzielle Informationen liefern. Mit ihren quantitativen Ergebnissen sorgt sie für Klarheit, denn es lassen sich genaue Angaben zum Haarausfall, zur Haardichte und -dicke machen. Diese objektive Haardiagnostik wird auch als computerassistiertes Fototrichogramm oder computergestützte Haaranalyse bezeichnet und oft in Praxen durchgeführt, die eine Schwerpunkt-Sprechstunde zu Haarerkrankungen anbieten. Eine Haaranalyse erleichtert die klare Zuordnung zur Ursache für Haarausfall oder Volumenverlust und gibt Auskunft über dessen Intensität. Sie unterstützt so bei der Wahl der individuellen Therapie beispielsweise, wie sie an die Intensität des Haarausfalls angepasst werden sollte.

Üblicherweise wird diese computergestützte Haaranalyse an zwei Messorten am Kopf durchgeführt. Eine repräsentative Stelle am Oberkopf – vorne rechts oder links vom Scheitel – und eine Kontrollstelle am Hinterkopf werden zunächst auf einem kleinen Areal, so groß wie ein Fingernagel, auf eine Länge von knapp 1 Millimeter rasiert. Die Stelle kann in der Regel gut mit den Haaren überdeckt werden und wächst wieder zu. Für diese Messung ist es egal, ob die Haare frisch gewaschen sind oder nicht. Je nach Haarfarbe werden die Haare im zuvor rasierten Areal mit einem Klecks dunkler Haarfarbe angefärbt, damit sie für die spätere videofotografische Aufnahme sichtbarer sind. Dafür wird eine hoch spezialisierte Videosonde oder Videokamera sanft auf das Areal gedrückt. Das Prozedere ist völlig schmerzlos.

Inzwischen gibt es verschiedene Anbieter für solche computergestützten Haaranalysen. Sie verfügen über eine speziell entwickelte Software, mit der die Haare bis auf 40 µm (Mikrometer) genau vermessen werden. Durch diese Genauigkeit können kräftige von feinen Haaren unterschieden und mengenmäßig bestimmt werden. Diese Haardiagnostik kann an einem Tag oder an zwei Tagen erfolgen. Für die Beurteilung ausfallender Haare ist es sinnvoller, am ersten Tag die Rasur und an einem Folgetag die videofotografische Aufnahme durchzuführen.

Die gesammelten Messwerte geben Auskunft über die Menge ausfallender Haare (Telogenhaare) sowie wachsender Haare (Anagenhaare) und über das Verhältnis von feinen Flaumhaaren (Vellushaaren) zu kräftigen Haaren (Terminalhaaren). Außerdem liefert diese Haaranalyse die Haardichte pro Quadratzentimeter von Terminalhaaren und Vellushaaren. Das Ergebnis liegt sofort vor und kann mit den Patientinnen und Patienten besprochen werden.

Diese Methodik trägt zur Klärung von Ursachen bei, denn sie liefert quantitative Aussagen über die Stärke sowie Art des Haarausfalls oder des Haarwachstums. Sie dient neben der Verlaufskontrolle in klinischen Studien dazu, Effekte von Therapien bei Haarerkrankungen haargenau zu messen.

Und so fand sich die Ursache: Der junge Mann hatte das frühe Anfangsstadium einer erblichen oder anlagebedingten Glatzenbildung. Typischerweise werden hierbei die Haare vor allem am Oberkopf zunehmend feiner und kürzer, sie miniaturisieren sich. Der Patient wies im betroffenen Areal am Oberkopf eine erhöhte Anzahl feinerer Haare (Vellushaare) auf, was sein Gefühl von Fusseln dort erklärte. So war er einerseits erleichtert, dass keine schwere innere Erkrankung dahintersteckte, aber gleichzeitig war er nicht glücklich, dass ich bei ihm bereits die ersten Anzeichen einer erblich bedingten Glatzenbildung feststellte. Auf seinen Wunsch hin beriet ich ihn zu den möglichen Therapien, um das Fortschreiten zu verlangsamen.

Alternativ zu dieser modernen Diagnostik kann ebenso die seit mehr als 70 Jahren etablierte Untersuchungsmethode des Trichogramms vorgenommen werden. Hierbei werden ebenfalls an zwei definierten Stellen die Haare untersucht. Allerdings dürfen die Haare fünf Tage zuvor nicht mehr gewaschen oder stark gebürstet werden. Pro Stelle werden 50–100 Haare beherzt ausgerupft, ein paar Tage in einem Spezialkleber eingebettet und dann unter dem Mikroskop ausgezählt. Nachdem alle Haare in ausfallende oder wachsende Haare eingeordnet wurden, wird ihr jeweiliger Anteil berechnet und damit die Intensität des Haarausfalls an den zwei Messorten prozentual bestimmt. Der Vorteil des Trichogramms liegt darin, dass Sie nur einen Termin in der Praxis benötigen, bei dem die Haare für die spätere Analyse ausgerupft werden. Allerdings empfinden es einige Patientinnen und Patienten als unangenehm, die Haare fünf Tage nicht zu waschen. Das Ausreißen von bis zu 200 Haaren gilt als schmerzhaft, und auf das Ergebnis muss einige Tage gewartet werden. Außerdem ermittelt das Trichogramm anders als die computergestützte Haardiagnostik nicht die Haardichte, die bei der Abklärung von Volumenverlust und Haarlichtung hilfreich ist.

Kapitel 3

DIE HAARVIELFALT LIEGT IN DEN HAARFOLLIKELN

Unsere Haarfollikel unterscheiden sich unwesentlich in ihrem Aufbau, wohl aber in ihrer Größe und ihrem individuellen Wachstumsverhalten. Haarfollikel sind in der Lage, je nach Alter und Körperregion, Haare unterschiedlicher Länge, Dicke, Struktur und Farbe zu produzieren. Welche Mechanismen hinter unserer Haarvielfalt stecken, das versuchen Forschungsteams zu entschlüsseln. Sie wollen die Signalwege besser verstehen, die die Wachstumsphase und damit die Länge und Dicke jedes einzelnen Haars beeinflussen. Je nach Körperregion scheinen diese Parameter genetisch und individuell festgelegt zu sein.

Manche Menschen bekommen sehr langes Kopfhaar oder kräftigere Körperhaare, andere haben eher feine Haare am Körper, oder die Kopfhaare erreichen nur eine bestimmte Länge. Ob gelockt oder glatt, ob blond, rot oder dunkel, Haare sind vielfältig und verändern sich in Struktur und Farbe im Laufe unseres Lebens.

FARBREICHTUM WIRD VERERBT

Welche Haarfarbe wir bekommen, liegt vor allem an unseren Genen. Als mich neulich eine Mutter fragte, ob ich die Haarfarbe ihres ungeborenen Kindes vorhersagen könnte, musste ich passen. Denn von der Haarfarbe der Eltern lässt sich diese nicht direkt ableiten. Es kursiert zwar die Theorie, dass dunkle Haarfarbe dominant vererbt wird und blonde rezessiv, aber so einfach, wie viele es aus dem Biologieunterricht kennen, werden die Haarfarben nicht vererbt. Aktuelle große Genetikstudien zur Vererbung von Haarfarben widerlegen das. Denn die Haarfarbe wird über mehrere Gene vererbt, am Ende macht's die Mischung. Das bedeutet, dass die Haarfarbe Braun aus mehreren Genen codiert wird und die Haarfarbe Blond ebenso. Die Eltern vererben ihrem Kind jeweils nur einen Teil ihrer Haarfarben-Gene, diese mischen sich, und das Kind bekommt eine eigene Genmischung für seine Haarfarbe. So ähnlich wie bei zwei verschiedenen Kuchenrezepten. Nehmen Sie einen Teil der Zutaten aus Rezept A, und vermischen Sie diese mit einem Teil der Zutaten aus Rezept B, kommt ein anderer Kuchen heraus. Deshalb kann das Kind eine andere Haarfarbe als seine Eltern bekommen. Da es sehr viele mögliche Haarfarben-Gene gibt, lässt sich die Haarfarbe per Gentest noch nicht eindeutig vorhersagen. In der Wissenschaft nennt man es daher ein polygenetisches Vererbungsmuster, weil viele Gene daran beteiligt sind, wie unsere persönliche Haarfarbe vererbt wird und entsteht. Dennoch hätte ich eine gute Chance gehabt, die Haarfarbe zutreffend vorherzusagen, hätte ich der Mutter gesagt: Es werden dunkle Haare, nicht helle. Denn die generelle Wahrscheinlichkeit, dunkle Haare zu bekommen, ist groß, da der überwiegende Teil der Weltbevölkerung dunkelhaarig ist. Blondes Haar haben Menschen am häufigsten in Nordeuropa, aber auch in Australien, im Mittleren Osten oder Nordafrika kommt es vor. Je blonder das Haar ist, desto weniger an schwarz-braunem Pigment (Eumelanin) enthält es. Rothaarig sind ungefähr 2–3 % der Weltbevölkerung. Die rote Farbe ist bedingt durch einen vermehrten Gehalt an rötlich orangegelbem Pigment (Pheomelanin) und wenig Eumelanin. Wobei blonde Haare ebenfalls ein wenig Pheomelanin enthalten. Also wieder: Auf die Mischung kommt es an.

Eine große Genanalyse von knapp 350.000 Proben aus einer britischen Datenbank zeigte eine Vielzahl an Genen auf, die mit der großen Diversität der Haarfarben in Verbindung gebracht werden. So vermutet die britische Forschungsgruppe nicht ein Gen für Blond, sondern vermutlich ca. 200 Genvarianten, ähnlich wie es verschiedene Varianten von Blond gibt. Weil es so viele mögliche Gene für die Haarfarbe gibt, ist es noch unmöglich, ein bestimmtes Gen einer Haarfarbe zuzuordnen. Das ist so ähnlich wie bei einer Fahndung nach einem Täter: Es gibt 200 Tatverdächtige, aber bis der eigentliche Täter identifiziert ist, dauert es noch. Auch ist nach wissenschaftlichen Analysen wahrscheinlich nicht, wie zunächst vermutet, nur ein Gen für rote Haare verantwortlich. Hier sollen genauso mehrere Genvarianten eine Rolle spielen, die wie bunt zusammengewürfelt am Ende unsere individuelle Haarfarbe bestimmen.

WIE KOMMT DIE FARBE IN UNSERE HAARE?

Einem sechsjährigen Mädchen und seinem Papa erklärte ich einmal, dass unsere Haut ziemlich schlau ist. Wenn sie Sonne abbekommt, bekommen die meisten Menschen braunere Haut. Der braune Farbstoff legt sich über die Hautzellen wie ein Sonnenschirm und schützt sie darunter vor den schädlichen Sonnenstrahlen. Daraufhin wollte sie wissen, ob sie deswegen immer diesen blöden Hut auf dem Spielplatz tragen müsse. Möchten die Eltern, dass ihre blonden Haare nicht dunkler würden, wenn die Sonne darauf scheint? Eine sehr gute Frage. Anders als die Hautbräune, die durch Sonnenstrahlen verstärkt werden kann, wird die Haarfarbe nicht durch die Sonne dunkler. Im Gegenteil wird sogar diskutiert, ob Sonnenlicht die Haarpigmentierung stören kann und am Ergrauen beteiligt ist. Kommt UV-Strahlung (ultraviolettes Licht) direkt auf die Kopfhaut, soll sie die Pigmentzellen an der Haarwurzel bei der Arbeit behindern.

Aber fangen wir von vorne an: Wie kommt die Farbe eigentlich in die Haare? Die Pigmentzellen der Haare, die Haar-Melanozyten, sind nahe Verwandte der Nervenzellen und eine der 20 Zellarten, die ein Teil vom Haarfollikel sind. Sie sitzen wie eingestreute Pfefferkörnchen zwischen den Haarzellen ganz unten an der Basis, an der Haarwurzel. Eine natürliche Haarfarbe entsteht, wenn die Haar-Melanozyten an der Wurzel des Haarfollikels das Pigment in die wachsenden Haarzellen einschleusen, sie injizieren es regelrecht in die Haarzellen. Sie geben über winzige Arme an die Haarzellen kleine Kügelchen ab. Diese Kügelchen sind mit Pigment beladen, das die Haarzellen beim Bilden des Haars verwenden. Die Haarzellen bauen das Pigment, sogenanntes Melanin, in das Haar ein.

Grundsätzlich gibt es nur zwei Arten von Melanin: Eumelanin, das dunkelbraun bis schwarz ist, und Pheomelanin, das eher rötlich, orange bis gelblich ist. In den Pigmentzellen von schwarzen Haaren sind die Pigmentkügelchen (sogenannte Melanosome) nicht nur größer, sondern auch dichter gepackt als die brauner Haare. Sie können deshalb mehr Farbstoff an die Haarzellen liefern wie ein gut gefüllter Farbtopf. Je dunkler die Haare sind, desto mehr braunschwarzen Farbstoff (Eumelanin) haben sie von den Pigmentzellen geliefert bekommen und ins Haar eingebaut. Aber es gibt wesentlich mehr Abstufungen von natürlichen Haarfarben, von hell bis dunkel oder Farbmischungen wie Rotbraun. Diese Vielfalt der Haarfarben entsteht, weil sich die Erbanlagen für die Haarfarbe vor unserer Geburt gemischt haben. Diese Mischung sorgt dafür, dass mehr oder weniger von den zwei Pigmentarten ins Haar gelangt. So kommt es zu den verschiedenen Farbabstufungen der

Haarfarbe. Je weniger Pigment ein Haar enthält, desto heller ist es. Ein ganz weißes Haar enthält kein Pigment.

WAS DIE HAARFARBE MIT HAUTKREBS ZU TUN HAT

Menschen mit dunklerer Haut bekommen weniger schnell einen Sonnenbrand als Menschen mit weniger Melanin in ihrer Haut. Studien belegen, dass sie seltener von Hautkrebs betroffen sind als hellere Hauttypen. Aber bekommen Menschen mit dunkleren Haaren auch seltener Hautkrebs?

Chinesische und kanadische Forscherinnen und Forscher haben sich gefragt, ob die Haarfarbe möglicherweise eine Relevanz für das Auftreten von Hautkrebs haben könnte. Jede Forschungsgruppe kam unabhängig voneinander zu dem Schluss, dass Menschen mit dunkleren bis schwarzen Haaren kein erhöhtes Risiko für den schwarzen Hautkrebs (Melanom) und ein geringeres Risiko für den weißen Hautkrebs hatten. Eine mögliche Erklärung sehen wiederum andere Forschende in einem speziellen Gen. Das Gen wird Melanocortin-1-Rezeptor (kurz: MC1R) genannt und kommt bei Rothaarigen sowie bei Blonden deutlich häufiger vor als bei Schwarzhaarigen. Es gibt Vermutungen, dass dieses Gen dafür mitverantwortlich sein soll, dass Rothaarige ein höheres Risiko für Hautkrebs haben, weil ihre Hautzellen empfindlicher auf Sonnenschäden reagieren. Sie können die durch Sonne entstandenen Zellschäden nicht so schnell reparieren, wenn sie dieses Gen in sich tragen. Außerdem soll das MC1R-Gen auch der Grund dafür sein, dass sie deswegen empfindlicher auf Kälte oder Hitze reagieren. Es gibt Berichte, dass bei Rothaarigen eine örtliche Betäubung mit Lidocain, das bei kleinen Operationen an der Haut oder an den Zähnen verwendet wird, nicht so gut wirkt. Eine Untersuchung bei Menschen in Vollnarkose konnte indes keine Besonderheiten bei Rothaarigen feststellen.

Allerdings gibt es immer Ausnahmen von der Regel. So können ebenso Menschen mit dunklen Haaren eine Variante des MC1R-Gens in sich tragen. Dieses Gen fanden Forscher zwar deutlich seltener bei ihnen als bei Hellhaarigen, aber es kommt vor. Tragen Dunkelhaarige also dieses Gen in sich, können sie – ebenso wie Rothaarige – ein erhöhtes Risiko für Hautkrebs haben, insbesondere für den schwarzen Hautkrebs (Melanom).

Vielleicht werden in Zukunft noch mehr solcher Risikogene entdeckt. Der Nachteil ist, ein solcher genetischer Check findet noch keine Anwendung in der Praxis. Ohne Gentest sieht man das Risiko für schwarzen Hautkrebs einem dunkelhaarigen, leicht bräunenden Menschen nicht an. Zukünftig wird eventuell bei der Risikoeinschätzung für Hautkrebs nicht nur die Haarfarbe und die Hautfarbe, sondern auch ein Gentest genutzt werden können. Bis dahin bedeutet das für mich in der Praxis, dunkelhaarigen, gut bräunenden Menschen ebenfalls eine regelmäßige Hautkrebsvorsorge zu empfehlen.

DIE HAARFARBE MISCHT BEIM HAARVOLUMEN MIT

In einem kleinen Café bei mir um die Ecke tanke ich gerne meine morgendliche Dosis Coffein, bevor ich richtig in den Tag starte. Das Café ist so klein, dass man wie im eigenen Wohnzimmer alles mitbekommt, was um einen herum gerade so besprochen wird. Vor Kurzem hörte ich ein Gespräch über Haargene mit. Der Inhaber bewunderte die neue Frisur eines Kunden vor mir: »Dein Haar sieht ja super aus nach dem Friseur, viel voller. Und jetzt brauchst du einen guten Espresso. Coffein hilft auch.« Die Kundin hinter mir murmelte: »Na ja, bei mir hilft der nicht, ich hatte immer schon feine Haare, obwohl ich seit Jahren viel Kaffee trinke.« Natürlich konnte ich da nicht meinen Mund halten und entgegnete, dass dies ja vor allem an den Genen liege. Die Kundin daraufhin: »Bei mir auf jeden Fall, ich habe meine Haare vom falschen Elternteil geerbt.« Ich überlegte laut: »Gibt es falsche Elternteile?« Wir mussten alle lachen.

Tatsächlich steht bereits vor unserer Geburt fest, wie unser Haarkleid und unsere Haarfarbe später aussehen werden. Alle Haareigenschaften wie die Anzahl, Farbe, Länge und Dicke unseres Haarkleids sind genetisch vorprogrammiert. Eine Vielzahl von Genen, die sich für die nächste Generation bunt mischen können, sind daran beteiligt. Wobei die Haarfarbe und die Haardicke wohl nicht ganz unabhängig voneinander vererbt werden sollen.

Genforscher haben sich die Gene, die die Haarfarben beeinflussen, näher angeschaut. Die Haarfarbengene sind vermutlich nicht nur für die Haarfarbe allein verantwortlich, sondern teilweise auch für die das Haarvolumen. Die Haargene für Dicke und Dichte sind wahrscheinlich während der Vererbung an die Haarfarbengene gekoppelt, so wie eine Familie, die gemeinsam verreist. Das soll der Grund dafür sein, dass blonde und braunhaarige Menschen am Kopf mit 110.000 bis 130.000 Haaren insgesamt mehr Haare als Rothaarige oder Schwarzhaarige haben mit ihren 90.000. Die Gene für die Haarfarben scheinen daher richtige Multitalente zu sein. Sie sollen darüber hinaus dafür zuständig sein, wie sich die Dicke der Haare im Laufe des Lebens entwickelt. Das bestätigte im Jahr 2009 eine Forschungsgruppe aus Australien, die einen Zusammenhang zwischen der Haarfarbe und der Haardicke feststellte. Ihr Ergebnis war, dass blonde Haare einen kleineren Querschnitt aufweisen als dunkle Haare. So wie ein feiner Faden im Vergleich zu einem dickeren Wollfaden einen kleineren Durchmesser hat. Das soll erklären, warum blonde Haare oft feiner und dünner sind als dunkle Haare. Folglich soll aus erblicher Sicht die Haardicke an die Haarfarbe gekoppelt sein. Diese Theorie sollte weiter untersucht werden, denn aus meiner Sicht spiegelt sie sich nicht immer in der Praxis wider. Haare sind nicht nur in Farbe und Durchmesser vielfältig, sondern ebenso in ihrer Struktur.

GLATT UND LOCKIG IM (QUER-)SCHNITT: WELCHE HAARE SIND BESONDERS EMPFINDLICH?

Wie unterscheiden sich glatte von lockigen Haaren, wenn wir ganz nah heranzoomen? Würden Sie mit der Lupe auf die Schnittfläche von abgeschnitten Haaren schauen, dann erscheint sie Ihnen entweder rund oder oval. Da Haare so fein sind, können wir das mit dem bloßen Auge nicht erkennen. Stellen wir uns zur Veranschaulichung stattdessen eine Gurke vor und schneiden sie einmal durch und schauen auf die Schnittfläche. Die ist bei einer geraden Gurke rund, es ergeben sich runde Gurkenscheiben, würde sie quer mit einem Messer durchgeschnitten werden. Typisch für gelocktes Haar hingegen ist ein ovaler Querschnitt im Gegensatz zu dem glatter Haare. Schneiden Sie eine gebogene Gurke an der Biegung durch, dann ist die Gurkenscheibe oval.

Und noch einen Unterschied fanden Haarforscherinnen und -forscher zwischen lockigen und glatten Haaren heraus. Verglichen sie glatte Haare von Ostasiaten mit stark gelockten Haaren von Menschen afrikanischer Abstammung unter dem Mikroskop, dann hatten die glatten Haare ein dickeres und durchgehendes Mark (Medulla) als gelockte Haare. Lockigere und krause Haare neigen eher zu Haarbruch als glatte Haare. Wissenschaftlerinnen und Wissenschaftler nehmen an,

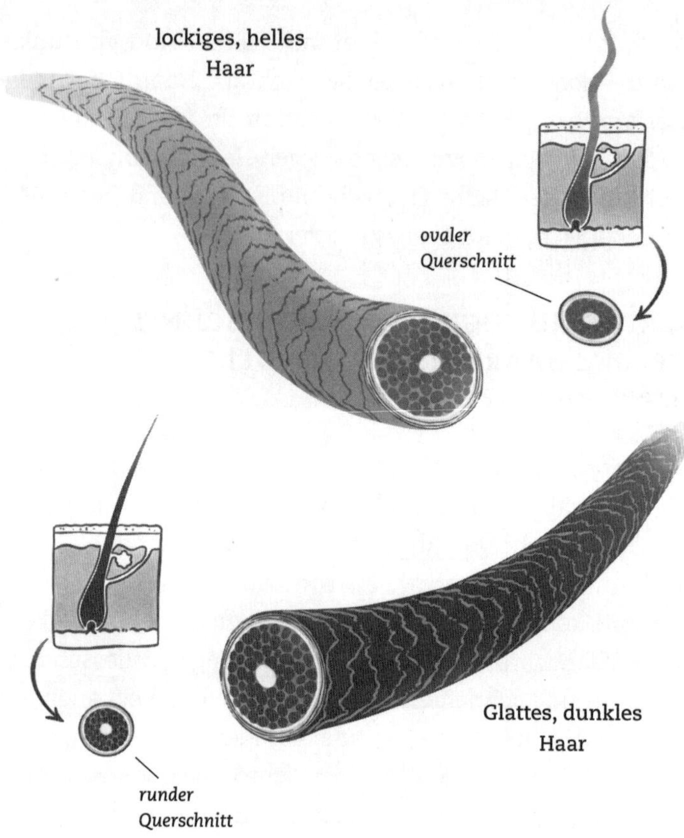

Glatt und lockig: Haare im Querschnitt

dass die schützenden Hautfette aus der Talgdrüse nicht so gut am gelockten Haarschaft entlangfließen können. Je stärker gelockt, desto weniger Schutz und desto anfälliger für äußere Einflüsse wie Hitze oder Kämmen sind die Haare. Bei lockigen Haaren ist die schützende Schuppenschicht auf der äußeren Biegung der Locke etwas dünner, weshalb diese Stelle eine Art Achillesferse der Locken ist. Diese Stelle ist anfälliger für äußeren Stress, etwa durch Föhnen oder Färben. Kommen Patientinnen und Patienten mit lockigen Haaren in meine Sprechstunde und klagen über Probleme wie Haarbruch, suche ich mit meiner Handlupe zuallererst an dieser Lockenbiegung nach Bruchstellen.

Sehr stark gelocktes, krauses Haar hat nicht nur eine starke Anfälligkeit für Haarbruch, sondern verknotet auch leicht. Durch Kämmen kann das sogar noch verstärkt werden. Denn die kleinen Locken springen beim Kämmen zurück, und die einzelnen Haare verknoten sich immer wieder. Wenn man diese Knoten beim Kämmen auseinanderreißt, dann kommt es dort zu Haarbruch.

Mein Fazit: Je heller und feiner die Haare sind und je lockiger die Haarstruktur ist, desto empfindlicher sind die Haare gegenüber äußeren Einflüssen. Je dicker Haare sind, desto mehr halten sie aus. Dünnere, lockige Haare halten dem äußeren Stress, der beim Haarstyling entsteht oder durch andere Faktoren wie Sonne, Chlor- oder Meerwasser bedingt ist, weniger lange stand als glatte, dickere Haare. Besonders blonde, feine Haare mit Locken sind häufiger »dünnhäutig« und sollten eine möglichst schonende Haarkosmetik bekommen, damit das Haar lange intakt und gesund bleibt.

WENN DIE HAARE UNGEWOLLT LOCKIG WERDEN: DER INNERE LOCKENEFFEKT

Ratlos saß der 38-jährige Patient vor mir, seine Ärztin wisse ebenfalls keine Erklärung, aber da stimme etwas nicht mit seinen Haaren. Ob das vielleicht mit einem Vitaminmangel oder einer Erkrankung zu tun haben könnte? Rückblickend bemerke er seit knapp zwei Jahren, dass seine Haare immer lockiger würden. Als Kind habe er ganz glatte Haare gehabt, als Erwachsener allenfalls eine leichte Wellung der Haare bemerkt, aber jetzt habe er schon fast krauses Haar, so klein gelockt sei es. Das sei schwerer zu stylen und außerdem seltsam. Von seinen Geschwistern sei er schon darauf angesprochen worden, ob er jetzt eine Dauerwelle machen lasse. Alle in seiner Familie, die aus Sri Lanka stamme, hätten schwarze, dicke und ziemlich glatte Haare. Wieso bekomme ausgerechnet er krauses Haar und warum erst jetzt und nicht von Geburt an?

Ob Haare gelockt oder glatt wachsen, wird durch die Konstruktionsweise bestimmt. Wie der Haarfollikel das Haar unter der Haut zusammenbaut, so kommt es oben heraus. Ein fertiges, sichtbares Kopfhaar ist ähnlich wie ein Baumstamm aufgebaut. Es hat drei Schichten: innen das Mark, darüber die Rinde und ganz außen eine schützende Schicht, die aus vielen kleinen Schüppchen besteht. Wenn diese drei Schichten des Haares relativ gleichmäßig im Haarfollikel übereinandergelegt werden, wachsen die Haare glatt heraus. So ähnlich, als würden wir mit Bauklötzchen etwas zusammenbauen. Legen wir Stein auf Stein ganz ordentlich und akkurat übereinander, kommt ein gerader Turm dabei heraus. Legen wir die Steine etwas versetzt aufeinander, dann wird er schief und kurvig. So ähnlich funktioniert es beim Bau des Haarschafts. Wenn diese drei Schichten asymmetrisch zueinander vom Haarfollikel zusammengesetzt werden, dann entstehen lockige Haare. Da das Haar unter der Haut zusammengebaut wird, ist die Lage und Form eines Haarfollikels unter der Haut bei lockigem Haar etwas gebogen und bei glattem Haar relativ gerade. Das ist – wie so vieles bei den Haaren – auch genetisch festgelegt. In einer Studie aus dem Jahr 2018 taten sich Forscherinnen und Forscher rund um den Globus zusammen, untersuchten nahezu 30.000 Proben und entdeckten mehrere neue Genorte, die die Form und Struktur von Haaren codieren sollen.

Doch der Haarfollikel kann auch über die Jahre von seinem angeborenen genetischen Programm für den Haarschaft abweichen. Manche Menschen entwickeln im Laufe ihres Lebens lockige Haare, obwohl sie zuvor glatte Haare hatten und umgekehrt. So wie mein Patient. Was genau einen Haarfollikel dazu veranlasst, eine andere Haarform zu produzieren, ist noch nicht geklärt. Aber inzwischen wissen wir, dass Haarfollikel sich ändern können und damit in der Lage sind, eine zuvor glatte Haarstruktur lockig wachsen zu lassen oder umgekehrt. In jedem Fall gibt es einige Hinweise darauf, unter welchen Bedingungen das geschehen kann.

Als ich gemeinsam mit meiner Haarforschungsgruppe und einer engagierten Doktorandin eine klinische Studie an der Charité durchführte, konnten wir dieses Phänomen öfter bei Krebskranken feststellen. Wir begleiteten in einer Studie Patientinnen mit Brustkrebs, deren Haare durch eine Chemotherapie komplett ausfielen. Beim Nachwachsen stellten wir an den Kopfhaaren fest, dass sich die Haarform bei der Mehrzahl von vormals glatt zu lockig oder umgekehrt geändert hatte. Der Mechanismus dahinter ist noch nicht geklärt. Andere Ärztinnen und Ärzte hatten in einzelnen Fällen bei längerer Einnahme von bestimmten Medikamenten ebenso das Phänomen von lockig gewordenen Haaren beobachtet. Berichtet wurde dies über die von Vitamin A abstammenden Retinoiden, die häufig bei schwerer Akne über Monate verschrieben werden. Auch bei Valproinsäure, die meist langfristig eingenommen werden muss, um Krampfanfällen vorzubeugen, ist das gesehen worden. Ob dafür einzelne Gene durch die Medikamente an- oder abgeschaltet werden oder der Haarfollikel das intern auf Zellebene regelt, ist nicht bekannt.

Bei einigen Patientinnen und Patienten in der Praxis sehe ich immer wieder, dass nach besonders starkem Haarausfall die nachwachsenden Haare eine lockigere Form haben als zuvor. Das kann allerdings daran liegen, dass sie zunächst feiner nachwachsen und darum leichter sind. In diesem Fall steckt ein ganz simples physikalisches Phänomen dahinter. Wenn sehr lange Haare gekürzt wurden, sind sie nicht mehr so schwer, und es können sich leichter Locken zeigen. Die Locken werden durch das geringere Haargewicht weniger nach unten gedehnt und dadurch glatt gezogen, vergleichbar mit einer Sprungfeder, auf der weniger Zug ist. Außerdem wird überlegt, ob die mit dem Alter zunehmend feineren Haare sich ob des geringeren Gewichts leichter locken. Vorausgesetzt, man hatte als Kleinkind bereits etwas Locken, also eine erbliche Anlage zu Locken. Denn beim Kleinkind sind die Haare zunächst noch feiner als im Erwachsenenalter.

Bei dem Patienten in meiner Praxis steckte ein Medikament dahinter. Er nahm aufgrund einer psychischen Erkrankung seit zwei Jahren Lithium ein, und genau in diesem Zeitraum stellte er mehr und mehr Locken am gesamten Kopf fest. Als ihm der Zusammenhang klar wurde, akzeptierte er diese Nebenwirkung des Medikaments. Denn unter der Therapie mit Lithium war er psychisch stabil, hatte keine weiteren Beschwerden, und es ging ihm gut. Nur wegen der Locken das Medikament abzusetzen, wäre für ihn keine Option gewesen.

Und noch etwas kann Locken hervorrufen: das Wetter, und dazu muss es nicht mal in Strömen regnen. Haare können bis zu 35 % zusätzliches Wasser aufnehmen. Bei erhöhter Luftfeuchtigkeit nehmen sie Wasser aus der feuchten Umgebungsluft auf. Sie quellen auf und speichern das Wasser. Das kann zum Kräuseln der Haare führen. Wenn Ihre Haare mal wieder widerspenstig und kraus sind, schauen Sie mal nach der Luftfeuchtigkeit im Wetterbericht. Ist es eine andauernde Veränderung, dann könnte es an einem der Medikamente liegen, die sie in der Tabelle finden.

Medikamente mit Lockeneffekt

MEDIKAMENT	WIRD BEISPIELSWEISE VERORDNET BEI
Isotretinoin	Akne
Acitretin	Schuppenflechte (Psoriasis)
Alitretinoin	Chronischem Handekzem
Valproinsäure	Epilepsie, psychischen Erkrankungen
Lithium	Psychischen Erkrankungen, Depressionen
Dabrafenib	Schwarzem Hautkrebs, Lungenkrebs

STRUWWELPETER-HAAR

Als ich im Urlaub mit einem Buch am Pool lag, stiegen gerade Zwillinge aus dem Swimmingpool. Sie hatten blondes, sehr klein gelocktes, fast krauses Haar, das regelrecht abstand. Das Wasser perlte an den Haaren ab, als hätten sie überhaupt kein Wasser aufgenommen. Die kleinen Tröpfchen auf den Haaren glänzten im Sonnenlicht. Viele der Hotelgäste schauten die beiden Mädchen an, weil dieses Aussehen der Haare bei hellen Hauttypen ungewohnt erscheint. Es handelt sich um das Syndrom der unkämmbaren Haare oder Struwwelpeter-Haar. Die Haare sind dabei extrem kraus und lassen sich nicht glatt kämmen. Im Querschnitt unter dem Mikroskop haben die Haare eine dreieckige bis nierenartige Form, was die starke Kräuselung erklären kann. Eine Forscherin an der Universität Bonn interessiert sich seit Langem für die Genetik von Haaren. Sie fragte unsere Haarforschungsgruppe, ob wir solche Fälle in der Klinik gesehen hätten. Tatsächlich waren zwei Kinder, die wir an der Charité betreut hatten, bereit, an der Studie teilzunehmen, und gaben Blut für eine Genstudie ab. Nachdem in der Presse bekannt wurde, dass ihre Arbeitsgruppe daran forschte, meldeten sich weltweit um die 100 Betroffene oder betreuende Ärztinnen und Ärzte bei ihr. Ihre Forschungsgruppe konnte mithilfe der großen Anzahl an Blutproben drei Gene für das Struwwelpeter-Haar genauer identifizieren.

Für die Kinder und deren Eltern bedeutete die Erkenntnis darüber eine Erleichterung. Denn nun wussten sie, dass diese Gene nur die Haarform verändern und zu keinen organischen Problemen im Körper der Kinder führen. Außerdem half es ihnen dabei, in der Öffentlichkeit besser mit der zuvor als Stigma empfundenen Haarbesonderheit umzugehen. Für die Forschung sind diese Ergebnisse ein weiterer Schritt, über genetische Studien das Haarwachstum und seine steuernden Gene zu entschlüsseln.

Kapitel 4

HAARE WERDEN MIT UNS ERWACHSEN

Unsere Haarfollikel verändern ihre Produktionsleistung im Laufe unseres Lebens. Je nach Altersphase bilden sie an verschiedenen Körperstellen unterschiedliche »Kaliber« von Haaren: von kurz, hell und fein bis lang, dunkel und kräftig. Unsere Haare sind regelrechte Verwandlungskünstler. Nicht immer wird das Haarwachstum dabei von Hormonen gesteuert. Einiges ist durch unser genetisches Programm vorgeprägt. Wissenschaftlich betrachtet ist das Haarwachstum eine sehr komplexe Angelegenheit, bei der viele Gene, Hormone und Signalmoleküle mitmischen.

MILLIONEN MINIORGANE IN UNSERER HAUT

Still und ernst betrat zuerst die Mutter mit dem Säugling auf dem Arm mein Sprechzimmer, gefolgt vom Vater und seiner Schwester. Die Schwester half beim Übersetzen, denn die Familie war eigentlich nur zu Besuch bei ihren deutschen Verwandten. Der Säugling war mit einem luftigen Tuch umwickelt, obwohl es relativ warm war. Schnell wurde mir der Grund klar. Das Mädchen sei gesund geboren worden, aber sie habe eine zunehmend ungewöhnliche Körperbehaarung bekommen. Ich schaute mir das acht Monate alte Baby genauer an. Es war nahezu komplett behaart. Am gesamten Körper, inklusive des Gesichts, hatte es weiche, helle, feine Haare, die bis zu drei Zentimeter lang waren – ausgenommen waren lediglich die

Handflächen und Fußsohlen. Die Familie war sehr besorgt und wollte wissen, ob eine schlimme Erkrankung dahintersteckte und ob ich die Behaarung wegbehandeln könne. Sie hätten von einer Laserbehandlung gehört.

Für Sie mag sich das jetzt vielleicht seltsam anhören, aber bis auf ihre ungewöhnliche Länge waren die Körperhaare des Mädchens eigentlich normal. An unseren Körpern wachsen zwar fast überall Haare, sie sind allerdings nicht überall gleich lang wie bei diesem Mädchen. Denn tief in der menschlichen Haut sitzen von Geburt an geschätzte 3–5 Millionen Haarfollikel. Diese Anzahl an Haar-Produktionsstätten, die sich über unseren gesamten Körper verteilen, bleibt von Geburt an gleich. Über den Verlauf unseres Lebens können wir nicht mehr Haarfollikel dazubekommen. Doch diese Millionen von Haarfollikeln verfolgen einen Plan, denn die Dicke und Länge unserer Haare verändert sich im Laufe des Lebens. Auf diese Art und Weise variiert unser Haarkleid und Haarvolumen. Wie schon erklärt, ist ein Haarfollikel lebenslang in der Lage, verschiedene Haartypen zu bauen. Je nach Alter, Körperregion oder hormoneller Situation und noch einigen unentdeckten Faktoren produziert ein und derselbe Haarfollikel ein langes Terminalhaar oder ein weiches, kurzes Vellushaar. In dem Fall des Mädchens aber hatten alle Körperhaare die gleiche Information, länger als üblich, also bis nach der Geburt, zu wachsen. Die allerersten Haare – die sogenannten Lanugohaare –, die bei einem Embryo wachsen, hatte das Mädchen nicht bereits im Mutterleib verloren, wie es üblich ist. Alle Haare waren in Bezug auf ihre Wachstumsstrategie gleichgeschaltet. Nur da, wo wir keine Haarfollikel besitzen, also an den Handflächen, den Fußsohlen oder den Schleimhäuten, wachsen uns keine Haare. Auch bei ihr wuchsen dort keine.

Das Mädchen war von der sehr seltenen Form einer vererbbaren Hypertrichose (verstärkte Körperbehaarung) betroffen, der sogenannten Hypertrichosis lanuginosa congenita. Diese verstärkte Behaarung geht ab dem zweiten Lebensjahr von allein wieder zurück. Anders als bei einer anderen Form der Hypertrichose bleibt sie nicht ein Leben lang bestehen. Betroffene wurden früher als Affen- oder Wolfsmenschen bezeichnet und auf Jahrmärkten präsentiert und zur Schau gestellt.

Die Eltern hatten von der bleibenden Form gelesen und waren erleichtert, dass ihre Tochter diese bleibende und stigmatisierende Form nicht hatte, sondern die gutartige, bei der es keine weitere Therapie brauchte, nur Geduld, bis die Haare ausfielen und altersentsprechend nachwachsen würden. In ihrem Fall war die feine Behaarung, die ungeborene Babys im Mutterleib haben, nicht schon vor der Geburt mit der Käseschmiere abgegangen, wie es üblicher ist, sondern sie wuchsen nach der Geburt immer weiter. So wurden die Haare an ihrem ganzen Körper länger und länger. Die Ursache für Hypertrichose ist genetisch. Welche Gene davon betroffen sind, weiß man noch nicht. Daher konnte ich den Eltern nicht genau erklären, warum die Haare ihrer Tochter nach der Geburt nicht in den üblichen Rhythmus gekommen waren, wie es sonst in den Babyjahren der Haare geschieht.

BABYJAHRE: DER ERSTE HAARAUSFALL IM MUTTERLEIB

Haare bleiben Verwandlungskünstler unser Leben lang. Von Geburt an bis ins hohe Alter verändern sie sich. Ein Haarfollikel kann im Laufe unseres Lebens mehrere verschiedene Haartypen produzieren. In den Babyjahren produziert er feines Flaumhaar, beim Erwachsenwerden kräftigere Haare je nach Körperregion, und im Alter werden die Haare wieder feiner und kürzer. Dabei verändert sich die Anzahl der Haarfollikel nach der Geburt nicht mehr, nur der Charakter der Haare, die aus ihnen herauswachsen.

Bereits im Mutterleib entstehen zwischen der 8. und 12. Schwangerschaftswoche kleine Haarfollikel, und ein paar Wochen später hat sich die zugehörige Talgdrüse gebildet. Ab der 24. Schwangerschaftswoche wachsen aus den Haarfollikeln kurze, dünne, helle Haare. Diese ersten Haare werden Lanugohaare genannt. Die Talgdrüsen geben wertvolle Fette über den Haarkanal auf die Haut ab. Sie bilden eine wasserabweisende Schutzschicht, die Käseschmiere, die zusammen mit den Haaren die empfindliche Babyhaut vor dem Fruchtwasser schützt. Gegen Ende der Schwangerschaft fallen die meisten Lanugohaare aus. Den ersten Haarausfall haben wir also schon im Mutterleib. Die Haare fallen beim ersten Mal synchron, nahezu gleichzeitig aus. Bis auf die Kopfhaare, Wimpern und Augenbrauen haben wir im Mutterleib eine Art »Fellwechsel«. Unreife Babys, die zu früh und damit vor diesem Haarwechsel auf die Welt kommen, erkennt man häufig an der noch vorhandenen, deutlichen flaumartigen Lanugobehaarung am Körper.

Nach der Geburt kommen die Haare am Kopf und am Körper bis zum Ende des ersten Lebensjahres in einen anderen Rhythmus. Wir verlieren nicht mehr alle Haare auf einmal wie bei einem Fellwechsel vom Winter- zum Sommerhaarkleid. Ab dem zweiten Lebensjahr hören die Haare auf, synchron zu wachsen. Bis dahin waren sie wie eine große Familie, die alles gemeinsam gemacht hat. Jetzt beginnt jedes Haar sein eigenes Leben. Es tritt unabhängig davon, was die anderen Haare machen, in einen selbstständigen Lebensrhythmus. Wir bekommen ein asynchrones Haarwachstum. So haben wir Sommer wie Winter ein konstantes Haarkleid und somit keine Phasen mit deutlich weniger Haaren oder stehen plötzlich sogar haarlos da. Schauen wir uns den weiteren Lebenslauf unserer Haare nun genauer an.

DIE ERSTE GLATZE ALS SÄUGLING

Auf die Welt kommen reife Babys mit noch einigen verbliebenen Lanugohaaren am Kopf, an den Wimpern und Augenbrauen. Kurz nach der Geburt fallen diese verbliebenen feinen Kopfhaare wie in einer Welle von der Stirn bis zum Nacken aus und werden langsam durch nachwachsende Haare ersetzt. Das sind erst mal feine, helle, kurze Flaumhaare, die Vellushaare genannt werden. An einer Region am Hinterkopf lassen sich die Haarfollikel länger Zeit, bis sie das ausgefallene Haar ersetzen. Das sieht aus wie eine kleine Glatze, die Säuglinge am Hinterkopf haben. Früher dachte man, dass durch langes Liegen auf dem Hinterkopf die Haare dort nicht so gut wachsen, das stimmt aber nicht.

Die feinen Vellushaare sind hell, klein und kurz. Passend dazu ist der Haarfollikel unter der Haut ebenfalls klein und reicht nicht so tief unter die Haut wie einer, der lange Kopfhaare produziert. Seine Dirigentin, die dermale Papille, besteht nur aus 10–30 Zellen, wohingegen die kräftigen Kopfhaare eines Erwachsenen (Terminalhaare) hier 200–400 Zellen aufweisen, die ihr Wachstum steuern. Je größer der Durchmesser dieser kleinen Dirigentin ganz unten im Haarfollikel ist, desto dicker wächst das Haar. Im ersten Lebensjahr beginnen beim Säugling als Erstes die Augenbrauen, Wimpern und ab dem siebten bis neunten Lebensmonat die Kopfhaare sich in längere und kräftigere Haare umzuwandeln.

Nach und nach werden die Babyhaare am Kopf gegen längere, kräftigere Haare ausgetauscht. Von Kind zu Kind handelt es sich hierbei um einen unterschiedlich schnellen Prozess. Lassen Sie sich erst mal nicht beunruhigen, sollten andere Kleinkinder bereits längere, dickere Haare haben als Ihr Kind. Meist bleiben die Kopfhaare ungefähr bis zum zweiten Lebensjahr in einer Art

Zwischenhaarstadium. Diese Intermediärhaare sind noch nicht so kräftig wie die Erwachsenenhaare, können aber schon dicker und länger sein als der erste Flaum. Ungefähr ab dem dritten Lebensjahr beginnen sich diese Zwischenhaare am Kopf in erwachsene, längere und kräftigere Haare – die Terminalhaare – umzuwandeln. Unsere Wimpern, Augenbrauen und Kopfhaare werden in den ersten drei Lebensjahren quasi erwachsen.

Öfter bekomme ich von Eltern die Frage gestellt, ob sie ein spezielles Haarshampoo für ihr Baby benötigen. Für den ersten Haarflaum reicht meist klares Wasser. Säuglinge produzieren nur halb so viel Hautfett (Talg) im Kopfbereich wie Erwachsene. Das Hautfett, das die Talgdrüsen bilden, wird über den Haarkanal am Haar entlang auf die Haut geleitet. Es trägt zum Schutz der Haut bei, ummantelt die Haare mit einer Schutzschicht und hilft bei der Entwicklung einer gesunden Hautflora. Aus diesem Grund muss man Babyhaare nicht ständig waschen. Beim Baden können Sie den behaarten Kopf vorsichtig ins klare Wasser eintauchen, oder Sie streichen mit einem Waschlappen sanft darüber. Ein Babybad reicht ein- bis zweimal pro Woche bei Säuglingen und schadet nicht, wie wir in unserer Arbeitsgruppe in klinischen Studien zur Hautbarriere messen konnten. Bei Verschmutzungen mit Sand oder Speiseresten darf ein Babywaschgel helfen, das für die Haarwäsche geeignet ist. Auf der Verpackung steht dann »für Haut und Haare bei Säuglingen (oder Babys) geeignet«. Wenn sich gelbliche Schuppen (Milchschorf, Kopfgneis) auf der Kopfhaut angesammelt haben, dann lösen sie sich von alleine oder mit etwas Babyöl und einem sensitiven Babywaschgel nach und nach ab. Dabei sollten diese Waschgele nicht in die Augen geraten, da sie dort brennen können. Daher achten Sie auf den Zusatz »no tears« oder »keine Tränen«, wenn Sie es für die Haare Ihres Babys mitverwenden. Später können Sie für die Haarwäsche bei Kleinkindern und

Kindern am besten weiterhin Babyshampoos verwenden. Die müssen nicht unbedingt Parfüm oder viele Zusätze enthalten, denn die Haare fetten im Kleinkindalter kaum und riechen meist von Natur aus gut, oder? Haarshampoos für Erwachsene sollten Sie bei Säuglingen und Kindern nicht anwenden. Sie enthalten meist einige Inhaltsstoffe wie potenzielle Allergene oder Reizstoffe, die für Babys und Kinder nicht geeignet sind.

IN DER PUBERTÄT: HAARE IM WANDEL

Für die Anzahl unserer Haare sind die Würfel schon bei der Geburt gefallen. Wir können keine zusätzlichen Haarfollikel im Laufe unseres Lebens bilden. Aber die Dicke und Länge der Haare, die von den Haarfollikeln gebildet werden, ändert sich im Laufe des Lebens. Denn Haarfollikel haben Empfängerantennen für Hormone: Ihr Wachstum ist hormonell steuerbar. In der Pubertät werden die feinen Kinder-Flaumhaare unter dem Einfluss von steigenden Sexualhormonen an bestimmten Körperregionen länger und dicker. Diese Änderung des Haarkleids gehört zu den Pubertätssignalen. Die Haarfarbe kann ebenfalls dunkler werden. Besonders blondes, rötliches oder hellbraunes Haar kann unter dem Einfluss weiblicher wie männlicher Hormone zwischen dem 13. bis 20. Lebensjahr etwas dunkler werden. Durch die steigenden Sexualhormone werden die vormals hellen, feinen Flaum- oder Vellushaare in der Pubertät zu kräftigeren, längeren und dunkleren Terminalhaaren. Das passiert vor allem an den dafür besonders sensiblen Körperregionen wie im Bart- und Brustbereich, Achseln oder der Schamregion. Die Haarfollikel in diesen Körperregionen sprechen leicht auf Hormone an und fahren ihr Wachstum hoch. In diesen Regionen werden sie deshalb als sexualhormonabhängige Körperhaare (sogenannte Sexualhaare) bezeichnet.

Nicht ganz so empfindlich, aber durchaus ansprechbar auf die Hormonveränderungen in der Pubertät sind auch andere Körperhaare, etwa an Beinen oder Armen. Hier werden aus den feinen Flaumhaaren kräftigere, längere und teilweise dunklere Haare durch den hormonellen Umschwung. Es wird angenommen, dass der stärkere Anstieg von Testosteron bei Jungen verglichen mit den hormonellen Veränderungen bei Mädchen dazu führt, dass Jungen eine stärkere Entwicklung der Sexualhaare erfahren als Mädchen. Doch spielen ebenso hier – wie bei vielen Haarprozessen – zusätzlich die individuellen Erbanlagen dahingehend ein Rolle, wie stark sich diese hormonellen Signale auf die Produktionsweise der Haarfollikel auswirken. Besteht bei Mädchen allerdings eine krankhafte Erhöhung von männlichen Hormonen, dann können sie ebenso eine stärkere Sexualbehaarung bekommen. Einzig die Wimpern und Augenbrauenhaare reagieren kaum bis gar nicht auf die Geschlechtshormone.

Vergessen wir die Talgdrüse nicht, die am Haar dranhängt. Sie wird ebenfalls von den Hormonschwankungen beeinflusst und produziert unter ihrem Einfluss zeitweise mehr Talg. Das zeigt sich insbesondere da, wo wir relativ große Talgdrüsen haben. Am Kopf und im Gesicht, der T-Zone an Stirn, Nase und Wangen, am oberen Rücken zwischen den Schulterblättern und im Dekolletébereich. Nicht nur die Talgproduktion steigt an, auch die Komposition des Talgs, der aus unterschiedlichen Fetten und Fettsäuren besteht, verändert sich. Daher werden Haut und Haare in der Pubertät fettiger, und der Körpergeruch verändert sich.

Der pubertäre »Müffelfaktor«, wie mir einige Eltern augenrollend zuraunen, ist außerdem durch eine weitere Drüse bedingt, die am Haarkanal andockt. An den Achsel- und Schamhaaren sowie um die Brustwarze herum sitzt, wie wir wissen, noch ein weiterer Gast am Haar und wartet seit der Geburt auf seine Aktivierung: die Duftdrüsen oder apokrinen Schweißdrüsen. Durch die Pubertätshormone werden sie aus ihrem Dornröschenschlaf geweckt und nutzen in diesen Körperregionen ebenfalls den Haarkanal, um das Schweißsekret an die Hautoberfläche abzuleiten. Diese apokrinen Drüsen produzieren den, beispielsweise durch Angst oder Aufregung gesteuerten, Achselhaarschweiß. Er bildet in Verbindung mit den im Haarkanal und auf der Haut lebenden Keimen einen individuellen Geruch, der sich in der Pubertät entwickelt. Es handelt sich bei ihnen um keine krank machenden Keime. Sie sind Teil unserer Hautflora, doch bieten sie dem Haarschweiß eine gute Grundlage, seinen Geruch zu verwirklichen. Daher zielen Deodorants darauf ab, diese Keimflora zu reduzieren, um die Geruchsbildung zu verhindern. Weniger Bakterien bedeuten weniger Achselgeruch. Deswegen enthalten die meisten Deos entweder Alkohol oder andere bakterienhemmende (antimikrobielle) Stoffe, die die Keimflora minimieren, damit weniger geruchsbildende Stoffe entstehen (z. B. Chlorhexidin, Ethylhexylglycerin, Teebaumöl, Salbei, Zinkoxid). Das enthaltende Parfüm überdeckt den Geruch aber nur.

Die Pubertät ist geprägt von hormonellen Veränderungen, die sich stark auf unser Haarkleid auswirken. Allerdings sind hormonelle Einflüsse nicht die einzigen Faktoren, die unser Haarwachstum beeinflussen.

FEINHAARIG, DICKHAARIG, LANGHAARIG ODER KURZHAARIG: ALLES VERANLAGUNG?

Neulich leitete eine Patientin ihre Haargeschichte mit den Worten ein: »Ich war nie dickhaarig oder vielhaarig.« Ich fand das eine interessante Beschreibung ihrer genetisch festgelegten Haarqualität. Ob wir eher dünne oder dickere Haare bekommen, das ist ebenso wie die maximal erreichbare Haarlänge tatsächlich angeboren. Das zeigt sich nicht direkt ab der Geburt, wie zuvor beschrieben: Bei Babys bilden die Haarfollikel zunächst einmal feine Flaumhaare auf dem Kopf und am Körper sehr feine, kleine Flaumhärchen. Mit dem allgemeinen Wachstum und der Entwicklung können aus denselben Haarfollikeln später kräftigere, dickere und längere Haare wachsen. Wie lang die Kopfhaare oder Körperhaare bei Erwachsenen wachsen können, ist vererbt. Die Gene dafür sind allerdings noch nicht genau entschlüsselt. So haben manche Menschen die Fähigkeit, ihre Haare außergewöhnlich lang wachsen lassen zu können, wohingegen die Haare von anderen nur eine relativ kurze Länge erreichen. Bei der Rekordhalterin für die längsten Kopfhaare der Welt wurde im Jahr 2024 eine Länge von 257,33 Zentimetern gemessen. Die dafür verantwortlichen Gene sind ebenso wenig entschlüsselt wie die Gründe, warum es bei Männern in späten Lebensjahren zu verstärktem Haarwuchs an den Ohrmuscheln, auf der Nase oder in den Nasenlöchern kommt. In jedem Falle ist wissenschaftlich geklärt, dass im Laufe des Lebens eine Haartransformation von feinen Vellushaaren zu dickeren Terminalhaaren vonstattengeht und keine Haarneubildung. Unabhängig von den Genen und der Pubertät können unvorhersehbare Faktoren dazukommen, die die Haarfollikel stimulieren oder hemmen und so das vorbestimmte Haarwachstum verändern.

Veränderungen der Körperbehaarung können beispielsweise bei Frauen auf eine Hormonstörung hinweisen oder die Nebenwirkung einer Hormontherapie sein. Über die Norm erhöhte Androgene (männliche Hormone) können bei Frauen eine typisch männlich erscheinende Körperbehaarung hervorrufen. Paradoxerweise reagieren die Kopfhaare darauf genau umgekehrt, sie reduzieren ihr Haarwachstum. Aus diesem Grund hilft mir bei der Ursachenbestimmung von Haarausfall ebenfalls ein Blick auf die Körperbehaarung. Aus denselben Haarfollikeln, aus denen zuvor feine Flaumhaare gewachsen waren, wachsen in diesen Fällen dickere, dunklere und längere Haare, allerdings nur an bestimmten Körperstellen. Diese Frauen bekommen einen Damenbart sowie kräftigere Haare im Brustbereich, unter dem Bauchnabel oder auf der Innenseite der Oberschenkel. Dieses Behaarungsmuster wird Hirsutismus genannt. Es unterscheidet sich von einer verstärkten und gleichmäßig am Körper verteilten Behaarung (Hypertrichose), die nicht hormonell bedingt ist. Ungeklärt ist außerdem, warum Frauen während der Menopause eine sichtbarere Oberlippenbehaarung oder die gern als »Hexenhaare« bezeichneten einzelnen dicken Haare am Kinn bekommen. Inwieweit diese Umwandlung zu dickeren Haaren ein natürlicher Prozess ist oder vielleicht eine veränderte hormonelle Empfindlichkeit einzelner Haarfollikel widerspiegelt, das wird noch erforscht. Darum muss ein Damenbart in der Menopause nicht zwingend durch erhöhte männliche Hormone entstehen. Daneben gibt es noch andere genetische Besonderheiten, die dazu führen können, dass beispielsweise bei Kindern die Haare erst mal nicht so lang wachsen können.

EIN MÄDCHEN, DESSEN HAARE NICHT LANG WACHSEN

In meine Sprechstunde brachte eine Mutter ihre vierjährige Tochter mit, weil sie sich um deren Haare sorgte. Sie war mit ihrem Mann und dem kleinen Bruder extra zu meiner Sprechstunde nach Berlin angereist, weil sie die Ursache wissen wollte. Sie seien mit ihr noch nie beim Friseur gewesen, und so langsam frage sie sich, warum die Haare ihrer Tochter nur bis zu den Ohren wuchsen. Gleichaltrige Kinder hätten schon deutlich längere Haare. Wenn der Bruder sie mal an den Haaren ziehe, merke die Kleine das gar nicht. Aber die Büschel, die er dabei ausziehe, seien beängstigend. Das Mädchen hätte gerne lange Haare, um sich einen Zopf zu flechten, wie ihre Freundin im Kindergarten.

Die Kopfhaare waren hellblond, leicht strohig und ließen sich absolut schmerzfrei ausziehen. Der Kinderarzt hatte zuvor schon organische Erkrankungen oder einen Vitaminmangel ausgeschlossen. Mit einer computergestützten Haardiagnostik bestätigte sich mein Verdacht: Sie hatte das lose Anagenhaar. Ein Phänomen, das durch zu locker verankerte Haare entsteht, die zwar wachsen, aber sich nicht lange im Haarfollikel halten können. Normalerweise sitzen wachsende Haare fest in der Haut, und An-den-Haaren-Ziehen, ist schmerzhaft. Bei Kindern mit dem losen Anagenhaar löst sich das wachsende Haar vorzeitig aus seiner Verankerung im Haarkanal. Es hat weniger Zeit, in die Länge zu wachsen, weil es zu locker im Haarkanal steckt. Daher fällt es, noch bevor seine Wachstumszeit zu Ende ist, verfrüht aus. So wie ein unreifer Apfel, der bei einem Windstoß zu früh vom Baum fällt. So können die Haare nur ein paar Monate in die Länge wachsen. Den Kindern, die davon betroffen sind, lässt sich schmerzlos an den Haaren ziehen, denn sie trennen sich leicht vom Haarkanal. Auch werden die Haare leicht herausgekämmt. Damit wird ihre Wachstumsphase vorzeitig beendet, und das Haar erreicht nur eine Länge von ein paar Zentimetern. Zwar wächst dann wieder ein neues Haar nach, das ist aber ebenso locker verankert und wächst ebenso wenig lang. Vermutlich ist diese Lockerung zwischen dem Haar und den das Haar haltenden Haarfollikelzellen angeboren, also erblich bedingt.

Die gute Nachricht ist, dass sich diese Lockerheit bis zur Pubertät bessert und die Haare länger wachsen können. Bis dahin kann man unterstützend nichts tun, bis auf eine gesunde, abwechslungsreiche Ernährung zu achten. Das Wissen um die Gutartigkeit und um die Ursache für die kurzen Haare aber konnte die Eltern, die in meine Sprechstunde kamen, beruhigen.

WENN HAARE ÄLTER WERDEN

Im Laufe unseres Lebens haben wir im jungen Erwachsenenalter meist unsere bestmögliche Haarlänge, Haardichte und Dicke erreicht. Wenn wir älter werden, ändert sich die Qualität der Haare bei den meisten Menschen. Denn während wir altern, altern unsere Haare mit uns. Wie wir mittlerweile wissen, ist ein und derselbe Haarfollikel im Laufe unseres Lebens in der Lage, erst ein Babyhaar, dann ein Erwachsenenhaar und später wieder ein feineres Haar zu produzieren oder auch sein Wachstum einzustellen. Die Anzahl der Haarfollikel ist eigentlich für unsere Haardichte gar nicht so entscheidend. Sondern vor allem, wie lang und dick die Haare vom Haarfollikel produziert werden.

Typische Zeichen für die Haaralterung sind dünner, feiner und kürzer wachsende Haare, Verlust des Haarvolumens und Ergrauen. Darüber hinaus kann sich die Haarstruktur verändern und empfindlicher für Haarbruch werden. Die schützenden Kutikulae (Hornschüppchen) in der äußersten Schicht eines Haares werden zunehmend kleiner, sodass ein alterndes Haar leichter Feuchtigkeit und damit Glanz verlieren kann. Hinzu kommt, dass sich der alternde Haarfollikel mehr Zeit nimmt, bis er ein nachwachsendes Haar produziert. Der Nachschub verläuft schleppend. Unter der Lupe sind zwischen den

Hautporen, aus denen Haare wachsen, haarlose Hautporen erkennbar, die nur etwas Talg enthalten. Der Haarfollikel unter der Pore muss dafür nicht abgestorben sein, er lässt sich nur mehr Zeit beim Wiedereintritt in die Wachstumsphase als früher. Diese Anzeichen müssen nicht alle gleichzeitig auftreten, wenn es um die Haaralterung geht. Mittlerweile weiß man, dass als Erstes unsere Haarfarbe altert, aber dazu später mehr.

Es wird angenommen, dass ein Grund für die Abnahme der Haardichte und Haardicke ist, dass die Stammzellen der Haare und die Haarzwiebel (dermale Papille) im Laufe des Lebens erschöpfen können. Vergleichbar mit einer inneren Uhr, die langsamer und leiser tickt. Die Stammzellen sitzen im oberen Teil des Haarfollikels und ganz unten um die Haarzwiebel herum. Beide sind nicht mehr so funktionstüchtig im alternden Haar. Forscherinnen und Forscher vermuten, dass Kopfhaare um die zehnmal ausfallen und wieder nachwachsen, bevor sie anfangen zu altern. Je nach erblich festgelegter Länge der einzelnen Wachstumsphasen schätzen sie, dass diese Art der Haaralterung ab dem 40. Lebensjahr eintreten kann.

Im Zuge der Alterungsprozesse verliert der Haarfollikel an Größe. Durch diesen leichten Schrumpfungsprozess kann das Haar nicht mehr so lange wachsen wie früher, und es wird darüber hinaus dünner produziert. Hinzu kommt, dass über die Jahre ein Haarfollikel, nachdem ein Haar ausgefallen ist, das nachfolgende Haar nicht mehr so schnell neu bilden kann. Insgesamt kann ein gealterter Haarfollikel die nachwachsenden Haare nicht mehr so lang, so dick und so schnell wachsen lassen wie in jungen Jahren. So wie Sie mit 20 Jahren locker zehn Kilometer joggen konnten und mit 80 Jahren vielleicht lieber fünf Kilometer spazieren gehen. So verkürzt sich auch die Produktionsleistung der Haare. Es dauert daher länger, bis das Haar eine bestimmte Länge erreicht hat.

Trotzdem sollten Sie achtsam sein und bei dünner werdenden Haaren nicht alles aufs Alter schieben. Ebenso können Erkrankungen dahinterstecken, was Sie bei einer ärztlichen Untersuchung abklären lassen können. Zurzeit versuchen internationale Forschungsteams zu entschlüsseln, welchen Anteil die Menopause und das damit verbundene Absinken der weiblichen Hormone (Östrogene) an der Haaralterung hat. Denn nicht jede Frau erfährt im Rahmen der Menopause eine Veränderung an den Haaren. Außerdem beobachteten Forscherinnen und Forscher, dass die Haaralterung eher schubweise und nicht kontinuierlich verläuft. Es gibt also Phasen, in denen die Haare schneller altern und dann eine Art selbstständigen Anti-Aging-Stopp einlegen. Diese Phasen könnten möglicherweise von außen beeinflusst werden oder durch Gene bedingt sein. An der Alterung von Haaren wird intensiv geforscht. Internationale Haarforschungsteams suchen derzeit nach Erklärungen, wie genau und warum Haare altern. Sobald sie deren Altern entschlüsseln, finden sie vielleicht Wege, es aufzuhalten oder umzukehren. Neben der inneren Uhr vermuten Wissenschaftlerinnen und Wissenschaftler, dass auch äußere Faktoren für die Haaralterung verantwortlich sind: So sollen kleine Entzündungen um den Haarfollikel herum, in Haut und Fettgewebe, die Zellteilung im Haarfollikel verlangsamen. Anscheinend können Nachbarzellen, die im Gewebe um einen Haarfollikel herum liegen, die Haarzellen direkt beeinflussen. Das können Sie sich so vorstellen, als würden Ihre Nachbarn ständig laut Rasen mähen, während Sie Ihre Ruhe im Garten genießen wollen. Das stresst und erschöpft auf Dauer. Hierbei scheint genauso bei den Haaren und ihren Nachbarzellen der Stress eine Rolle zu spielen. Um dem auf die Schliche zu kommen, haben Forschungsgruppen solche Nachbarzellen im Reagenzglas chemisch gestresst und sie mit Haarzellen zusammengebracht. Ungestresste Zellen konnten Haarzellen gewissermaßen in Ruhe wachsen lassen, gestresste Zellen hemmten das Wachstum der Haarzellen. Was sich aber beim psychisch gestressten Menschen an den Haaren abspielt, bleibt noch genauer zu erforschen. Denn von chemischem Stress im Labor lässt sich nicht direkt auf die Situation in der menschlichen Haut schließen. Außerdem fallen nicht jedem bei Stress die Haare aus. Es muss deshalb noch andere Faktoren geben, die zusammenkommen und das Haarwachstum bremsen.

Neben alternden Stammzellen vermuten Wissenschaftlerinnen und Wissenschaftler, dass dünner werdende Haare mit einer gewissen Erschöpfung der Haarzwiebel im unteren Teil des Haarfollikels zusammenhängen. So soll die Haarzwiebel, also der kleine Zellhaufen, der das Haarwachstum als sogenannte dermale Papille maßgeblich koordiniert, mit zunehmendem Lebensalter kleiner werden und schrumpfen. Je kleiner die dermale Papille, desto dünner wächst das Haar nach oben raus. Wenn diese Haarzwiebel gut durchblutet und ernährt wird, dann könnte man vermutlich diesen Schrumpfungsprozess etwas verzögern. Das wäre ein Ansatz, um das Dünnerwerden der alternden Haare zu verlangsamen, wie ein Anti-Aging-Mittel fürs Haar.

Ein Molekül, das dabei helfen könnte, ist das Minoxidil, das über Botenstoffe die Gefäße aktiviert und darüber vermutlich die Durchblutung und Versorgung der Haarwurzel verbessert. Örtlich aufgetragen, dringt es tatsächlich als eines der wenigen Moleküle durch den Haarfollikel bis zur Haarwurzel vor und könnte so die dermale Papille und Haarzellen derart aktivieren, dass die Wachstumsphase verlängert wird. So würde das Haar möglicherweise länger und vielleicht dicker wachsen. Allerdings sind apothekenpflichtige Produkte mit Minoxidil dafür aktuell weder zugelassen, noch gibt es Studien, die einen solchen Effekt auf die Haaralterung nachgewiesen haben. Doch Forscherinnen und Forscher, die sich mit der Haaralterung beschäftigen, sehen es als eine interessante Option an, die einen Anwendungsversuch auf der Kopfhaut für sechs bis zwölf Monate wert sein soll. Noch bevor wir uns mit dünner werdenden Haaren beschäftigen, können bereits im jungen Erwachsenenalter andere Alterungsprozesse am Haar sichtbar werden.

DAS ERGRAUEN DER HAARE

Gerade erst erwachsen, können sich schon die ersten grauen Haare zeigen. Mit Anfang 20 denken wir noch nicht ans Altern, doch ab dem 25. Lebensjahr entdecken manche schon die ersten grauen oder weißen Haare am Kopf. Einige Autorinnen und Autoren gehen sogar davon aus, dass bereits ab dem 20. Lebensjahr ein natürliches Ergrauen einsetzen kann.

Die Alterungsprozesse von Haaren sind bisher größtenteils an den Kopfhaaren erforscht worden. Weltweit sollen bis zum 50. Lebensjahr bei bis zu 23–50% der Menschen, unabhängig vom Geschlecht, die Hälfte der Kopfhaare ergraut sein. Das natürliche Ergrauen tritt als einer der ersten sichtbaren Alterungsprozesse am Haar auf. Forscherinnen und Forscher vermuten neben einer genetischen Voraussetzung dafür auch verschiedene innere und äußere Einflüsse, die die Pigmentzellen, die die Farbe ins Haar bringen, befeuern und sie ermüden. Diese Einflüsse lösen eine Kaskade an Signalen im Haarfollikel aus, wobei über Botenstoffe viele störende Signale an die Pigmentzellen gesendet werden. Sie können sich das ungefähr so vorstellen: Sie würden in einem Raum alle stromfressenden Geräte in ihrer Wohnung anschließen, und plötzlich geht das Licht aus. So ähnlich werden die Pigmentzellen der Haare mit Signalen befeuert, wobei aggressive Sauerstoffradikale gebildet werden, sogenannte reaktive Sauerstoffspezies (engl. Reactive Oxygen Species, kurz: ROS), die die Zellen stressen. Wenn diese Sauerstoffradikale oder ROS zu viel produziert und nicht mehr schnell genug abgebaut werden können, schaden sie den Pigmentzellen. Damit fängt das Ergrauen der Haare an. Durch diese radikalen Störungen werden von den Pigmentzellen nach und nach weniger und kleinere Farbkügelchen (Melanosome) gebildet, die den Haarfarbstoff ins Haar transportieren.

Ähnlich wirkt sich dies auf die Produktion des Farbstoffs Melanin aus, die nur noch im Zeitlupentempo abläuft. Insgesamt schleusen die Haar-Pigmentzellen (Haar-Melanoyzten) deutlich langsamer und viel weniger Melanin in die Haare ein. Weil den Haaren beim Wachsen mehr und mehr die Pigmentkügelchen fehlen, bekommen sie kaum noch Farbnachschub und werden erst grau und später weiß. Ein Grund für das Ergrauen liegt in der verlangsamten und insuffizienten Arbeit der Haar-Melanozyten, deren Produktionsleistung durch die ROS verringert ist. Das liegt vor allem an Signalwegen, die innerhalb der Haar-Melanozyten schlechter ablaufen. Die Signalweitergabe in der Pigmentzelle ist lückenhaft, ähnlich einer Telefonverbindung, die immer wieder während des Gesprächs abbricht. Gestört wird dabei ein wichtiges, pigmentbildendes Enzym (Tyrosinase), welches beim Ergrauen mehr und mehr gehemmt wird. Diese Hemmung innerhalb der Haar-Melanozyten ist teilweise behebbar, solange sie noch vital sind.

Störende Einflüsse wie die ROS können die Haar-Melanozyten derart stressen, dass sie verfrüht absterben. Es werden dann zwar als Reaktion darauf neue Haar-Melanozyten aus Vorläuferzellen, den Stammzellen, gebildet. Doch kann es passieren, dass am Ende auch diese Stammzellen erschöpft sind. Dies wiederum ist zurzeit noch nicht umkehrbar. Wenn die

Stammzellen der Haar-Pigmentzellen nach und nach durch altersbedingte Erschöpfung oder äußere Stressoren absterben, dann reifen daraus keine neuen Haar-Melanozyten mehr heran. Als Folge werden abgestorbene Haar-Pigmentzellen nicht mehr ersetzt. Die Pigmentierung eines Haars wird daraufhin im Haarfollikel unwiederbringlich eingestellt. So ähnlich wie bei einer Tierart, die ausstirbt, weil die nachfolgende Generation ausbleibt. Weiße Haare werden von Haarfollikeln produziert, die schlecht oder gar keine funktionierenden Pigmentzellen mehr aufweisen.

Abgesehen von äußeren Einflüssen, die den natürlichen Alterungsprozess beschleunigen können, haben die Haar-Pigmentzellen eine eingebaute biologische Uhr. Je nach genetischer Einstellung tickt sie schneller oder langsamer dem Ergrauen entgegen. Wann das natürliche Ergrauen der Kopfhaare bei Ihnen beginnt, liegt in Ihren Genen. In meiner Praxis bemerke ich oft, dass Familienmitglieder ungefähr zur gleichen Zeit graue Haare bekommen. Auch in der Fachliteratur gibt es Hinweise darauf, dass ein frühes Ergrauen in der Familie vererbt werden kann. Doch unsere Haarfollikel sind ebenso wie wir, so individuell geprägt, dass ein einzelnes Grau-Gen nicht erklären kann, warum und wann jeder von uns graue Haare bekommt. Weltweit sind Forschungsteams mehreren Genen des Ergrauens dicht auf der Spur. Im Fokus stehen vor allem Gene, die für den Stoffwechsel, die Signalwege und die Enzymaktivität der Haar-Melanozyten von zentraler Bedeutung sind. Um nur einige heiße Kandidaten zu nennen, sollen es Gene sein, deren Namen schon die Komplexität widerspiegeln, die dahintersteckt: zum Beispiel MC1R (Melanocyte-spezifischer Melanocortin-1-Rezeptor), IRF4 (Interferon-regulierender Faktor 4) NFAT2 (Nuklearer Faktor von aktivierten T-Zellen 2), TYR (Tyrosinase), TYRP1 und 2 (Tyrosinase-related Proteinase 1+2),

MITF (Microphthalmia-assoziierter Transkriptionsfaktor) oder Pax 3 (Paired Box 3).

Welcher Ergrauungstyp Sie sind, dabei spielen vermutlich ebenso Ihre Erbanlagen eine Rolle. Beim diffusen Typ ergrauen verteilt am Kopf immer mehr einzelne Haare, wie zufällig gesprenkelt. Gehören Sie zum Schläfen-Typ, dann erscheinen die ersten weißen Haare zuerst am seitlichen Kopf in Höhe der Schläfen und wandern später Richtung Hinterkopf.

Generell ist das Ergrauen ein natürlicher, altersbedingter Prozess, der für sich genommen keine Erkrankung darstellt. Doch abgesehen von der Genetik gibt es noch andere Einflüsse, die das Ergrauen beschleunigen oder verfrüht beginnen lassen können.

DIE GRAUBESCHLEUNIGER: ZU FRÜH, UM GRAU ZU SEIN

Noch sichtlich bewegt erzählte mir eine meiner Patientinnen, dass innerhalb von zwei Jahren nicht nur ihre Mutter und eine gute Freundin verstorben seien, sondern auch ihr Bruder, den sie über Monate gepflegt habe. Darüber sei sie grau geworden. Das kann durchaus stimmen und traf nach Ausschluss anderer Ursachen auf sie zu. Denn dauerhafte psychische Belastung kann, den neuesten Erkenntnissen zufolge, die Pigmentzellen des Haarfollikels derart stören, dass sie kaum oder kein Pigment mehr fürs Haar bilden. Allerdings ist es möglich, dass sich die Pigmentzellen wieder davon erholen, wenn der stressige Störfaktor vorbei ist, erklärte ich meiner Patientin.

Doch graue oder weiße Haare sind nicht bei jedem auf Stress zurückzuführen. Insbesondere wer vorzeitig, also vor dem 20. Lebensjahr, ergraut, der sollte auf andere, mögliche innere Ursachen untersucht werden. Bei Menschen asiatischer und afrikanischer Abstammung soll das natürliche Ergrauen etwas später, ab dem 25. beziehungsweise ab dem 30. Lebensjahr, einsetzen, haben internationale Forschungsgruppen festgestellt.

Es gibt Erkrankungen, Medikamente oder Mangelzustände, die ein zu frühes Ergrauen bewirken können. Bei einer Über- oder Unterfunktion der Schilddrüse wurde beispielsweise das vermehrte Auftreten von einzelnen weißen Haaren beobachtet. Auch bei der Einnahme des Medikaments Chloroquin, das ebenfalls als Malariaprophylaxe langfristig eingenommen wird, können weiße Haare auftreten. Über dieses Phänomen wurde außerdem bei weiteren Medikamenten berichtet.

Eine Art Bänderung, das heißt abschnittsweise auftretendes weißes Haar, wurde bei Mangel an Vitamin B12, Folsäure oder Eisen in Verbindung mit einer Blutarmut (sogenannter Anämie) beobachtet. Vor allem dann, wenn der Mangel in Abständen immer wieder auftrat. Wenn der Mangel zwischenzeitlich behoben war, wurde abschnittsweise wieder genügend Pigment in den Haarabschnitt eingebaut. Fehlte dem Körper erneut Eisen, Vitamin B12 oder Folsäure, folgte ein hellerer oder weißer Haarabschnitt. Das heißt, einige Haare sind dann wie ein Zebra gestreift, bedingt durch den wiederkehrenden Mangelzustand.

Es gibt weitere Berichte über Spurenelemente und Vitamine, die mit frühem Ergrauen in Verbindung gebracht werden. So sahen indische Forscherinnen und Forscher bei unter 25-Jährigen einen Mangel an Kupfer, Zink, Calcium, Vitamin D und einen niedrigen Eisenspeicher (Ferritin) als mögliche Trigger für graue Haare. Sie fanden bei den Untersuchten darüber hinaus niedrige Spiegel an einem bestimmten Cholesterin-Wert, dem HDL-Cholesterin (High-Density Lipoprotein). Andere Autoren und Autorinnen sehen bei frühem Ergrauen

Hinweise auf ein erhöhtes Risiko für Herzerkrankungen. Ob das zufällig ist oder eine Relevanz hat, kann erst mit größeren Studien belegt werden.

Auch bei wissenschaftlichen Veröffentlichungen lohnt es sich, abzuwarten, ob sich die Ergebnisse und Aussagen in nachfolgenden Studien bestätigen lassen. Beispielsweise tauchte Ende der 1990er-Jahre die Vermutung auf, dass Osteoporose (verminderte Knochendichte) und Ergrauen in Zusammenhang stehen. Andere Forschungsgruppen konnten diese Studienergebnisse in den darauffolgenden Jahren nicht mehr bestätigen. Bleiben Sie immer kritisch, wenn über eine neue Erkenntnis berichtet wird.

Daneben kann ein andauernder Eiweißmangel zu weißen Haaren führen. Als ich meiner Mutter kürzlich davon erzählte, fragte sie, ob Leute mit grauen Haaren zu wenig Eiweiß aßen. »Es wäre schön, wenn das so einfach wäre, mehr Eiweiß essen …«, dachte ich nur. Der häufigste Grund fürs Ergrauen ist und bleibt unser Erbgut. Doch bei extremem und dauerhaftem Eiweißmangel können die Haare unabhängig von unseren Erbanlagen, durchaus frühzeitiger oder schneller als geplant ergrauen. Das ist nicht verwunderlich, da die Haarfarbe zu 100 % aus Eiweißen hergestellt wird. Nicht nur bei Mangelernährung, sondern bei Darmerkrankungen ebenso, bei denen die Eiweißaufnahme im Darm gestört ist, kann dies auftreten. Kalifornische Autorinnen berichten in ihrer Übersichtsarbeit über weitere Erkrankungen, die als Graubeschleuniger vermutet werden. So sollen eine Mukoviszidose (angeborene, seltene Stoffwechselerkrankung) oder eine Zöliakie (Autoimmunerkrankung mit Glutenunverträglichkeit) die Bildung von weißen Haaren begünstigen. Inwieweit sich hormonelle Veränderungen, wie beispielsweise in der Menopause, auf das Ergrauen auswirken, bleibt weiter zu erforschen. Selbst bei Kindern gibt es seltene genetische Syndrome, die diese sehr früh ergrauen lassen (z. B. das Griscelli-Syndrom).

Bei der Weißfleckenkrankheit (Vitiligo) kann es dort, wo die Haut betroffen ist, auch zu weißen Haaren kommen. Ebenso kennen wir aus der Praxis, dass nach einem kreisrunden Haarausfall (sogenannter Alopecia areata) die nachwachsenden Haare häufig erst einmal weiß sind und erst nach einiger Zeit dunkler nachwachsen.

Es ist also möglich, dass abhängig von der Ursache die Haare ihre Pigmentproduktion wieder aufnehmen und das Ergrauen bis zu einem gewissen Grad rückgängig gemacht werden kann.

Allerdings setzt ab einem Alter von 20 bis 25 Jahren das natürliche Ergrauen ein. Ab diesem Alter ist es schwierig, die Ursachen – erblich oder getriggert – auseinanderzuhalten. Wie viel Anteil die Genetik und wie viel die äußeren Graubeschleuniger daran haben, können wir aus wissenschaftlicher Sicht heute noch nicht exakt differenzieren oder messen.

Mein Fazit: Ein frühes Ergrauen kann ein Hinweis auf eine innere Ursache sein. Ein Mangel an Vitaminen und Spurenelementen wie Vitamin B12, Folsäure, Vitamin D, Zink, Kupfer und Eisen sowie ein Eiweißmangel oder innere Erkrankungen können das Ergrauen bei manchen Menschen beschleunigen oder frühzeitiger als geplant auftreten lassen. Wird der Mangel behoben, können sich die Haare wieder von selbst färben, sobald sich die Haar-Pigmentzellen erholt haben. Da nicht alle Menschen mit solchen Mangelzuständen weiße Haare bekommen, muss es noch andere, vielleicht genetische Voraussetzungen geben, die die Haar-Pigmentzellen gerade dieser Menschen dafür empfindlich machen.

Labor- und Medikamenten-Check bei vorzeitigem Ergrauen

LABORWERT	LABORWERT-VERÄNDERUNG	MEDIKAMENT
TSH	erhöht/erniedrigt	Bleomycin
Ferritin	erniedrigt	Chloroquin
Vitamin B12	erniedrigt	Haloperidol
Folsäure	erniedrigt	Hydroxychloroquin
Vitamin D25	erniedrigt	Mephenesin
Calcium	erniedrigt	Tamoxifen
Kupfer	erniedrigt	Valproinsäure
Zink	erniedrigt	Verapamil
Eiweiß	erniedrigt	

VON RAUCHEN BIS STRESS: DIE DOSIS MACHT DAS GIFT

Auch ein ungesunder Lebensstil wie Rauchen, dauerhaft zu viel Alkohol oder die Einnahme von Drogen beschleunigen das Ergrauen der Haare. Insbesondere bei Alkoholabhängigen oder bei Drogenmissbrauch mit Heroin oder Amphetaminen wurde von einem frühzeitigen Ergrauen der Haare berichtet. Ärzte vermuten dahinter eine Art toxische Zerstörung der Stammzellen, die die Vorläufer von Haar-Pigmentzellen sind und als deren Reservoir dienen. So wird vermutlich der Nachschub für die Pigmentzellen der Haare geschädigt und zerstört, sodass kein Pigment mehr geliefert wird und ins Haar eingebaut werden kann. Stimmt diese Vermutung, dann kann man im Gegensatz zum Ergrauen durch Nährstoffmangel nicht davon ausgehen, dass die Haare wieder repigmentieren, nachdem der Missbrauch beendet ist.

Ähnlich wie bei meiner zuvor beschriebenen Patientin kann psychischer Stress das Ergrauen von Haaren beschleunigen. Die gute Nachricht ist, dass ein internationales Forschungsteam berechnet hat, dass stressbedingtes Ergrauen umkehrbar sein kann, sobald das Stresslevel sinkt. Wichtig dabei ist: Das graue Haar oder weiße Haar kann nur rauswachsen. Es kann im farblosen Abschnitt nicht mehr nachpigmentieren, denn eine weiß gewachsene Haarsträhne ist, wie wir wissen, nicht vital. Nur das nachwachsende Haar kann wieder dunkler oder pigmentierter aussehen. Das Wiedereinsetzen der Pigmentierung sieht aus, als wäre der Ansatz nicht schnell genug nachgefärbt worden: ein nachwachsender, dunklerer Haaransatz und helle, weiße Längen, weil die natürliche Haarfarbe unter der Haut ins Haar geschleust wird.

DIE SUCHE NACH DEN FARBGEBERN

Das Haar bekommt seine Farbe tief unter der Haut, im Haarfollikel an der Haarwurzel. Hier schleusen Pigmentzellen die Haarfarbe während der Wachstumsphase in den Hornfaden ein. Vielfältige Faktoren sind an der Entstehung der Haarfarbe beteiligt und werden intensiv beforscht. In einer Pigmentzelle schwirren eine Reihe von Nachrichten umher, das sind Signale. Ein Signal bewirkt das nächste, so, wie ein Toaster am Fließband zusammengebaut wird und am Ende als fertiges Produkt vom Band rollt. Für die Fertigung sind mehrere Einzelschritte nötig, diese Schritte werden auf einem Signalweg in den Zellen vollzogen. Pigmentzellen produzieren Melanin. Dafür nutzen sie ganz eigene Signalwege. Verschiedene Zellen verfügen über unterschiedliche Signalwege, je nachdem was sie herstellen.

Wenn wir die Signalwege der Haar-Pigmentzellen entschlüsseln, dann verstehen wir besser, wie sie das Melanin genau herstellen. Es ist allerdings nicht so einfach, in diese Pigmentzellen reinzuschauen und die Signalwege ausfindig zu machen. Wie bei einem Puzzle setzen sich immer mehr Erkenntnisse zu einem Gesamtbild zusammen. Deshalb interessieren sich Forscherinnen und Forscher für Stoffe, bei denen zufällig entdeckt wurde, dass weiße Haare wieder dunkler nachwuchsen. Zu diesen vermutlich repigmentierenden Substanzen gibt es bisher vor allem Einzelfälle, über die berichtet wurde. Unter anderem waren es Medikamente, die bei chronischen Entzündungen eingesetzt wurden. Heutzutage werden mehr und mehr Therapien wie zum Beispiel monoklonale Antikörper (zielgerichtete Antikörper) bei entzündlichen Erkrankungen gegeben, die gezielt die Teilstrecken von Signalwegen in Zellen blockieren. Sie blockieren solche Signalwege, wenn die Zellen bei einer Entzündung der Haut oder Gelenke verstärkt aktiv sind. In den Pigmentzellen der Haare scheint es ähnlich Teilstrecken solcher Signalwege zu geben. So wurde eine nachwachsende, natürliche Haarfarbe beispielsweise bei Adalimumab, Brentuximab oder Dupilumab gesehen. In der Vergangenheit konnte das Phänomen ebenso bei Medikamenten beobachtet werden, die schon länger auf dem Markt sind, unter anderem bei Cyclosporin, Kortison, L-Thyroxin oder Latanoprost. Sicherlich ist es kein Ziel, diese Medikamente, die nur bei schweren Erkrankungen eingesetzt werden, allen Betroffenen gegen graue Haare zu verschreiben. Jedoch helfen ihre Effekte auf die Haarfarbe, die Mechanismen zu entschlüsseln, die für das Ankurbeln der Pigmentproduktion nutzbar sein könnten.

Aber meiner nachfolgenden Patientin konnte ich auf andere Weise zu einer natürlichen Haarfarbe verhelfen.

WEISSE HAARE WACHSEN LASSEN

An einem Vormittag betrat als erste Patientin eine 22-jährige Medizinstudentin mein Sprechzimmer. Sie hatte dunkle, lange Haare und sorgte sich, weil sie seit drei Monaten immer mehr weiße Haare am Kopf bemerke. Die finde sie zwar nur hier und da am gesamten Kopf verteilt, doch sei sie eigentlich zu jung für graue Haare. Sie wollte wissen, ob das normal sei oder ob sie krank sei. Sie habe vor dem Besuch bei mir extra keine weißen Haare mehr ausgezupft, damit ich sie besser untersuchen könne. Ihre Kopfhaut und Haare waren bis auf die einzelnen weißen Haare unauffällig. Auf der Suche nach einer inneren Ursache für das verfrühte Ergrauen wurde ich fündig in ihrer Vorgeschichte. Zwei Hinweise ließen mich an Eisenmangel denken: Ernährung und Regelblutung. Sie ernähre sich seit einem Jahr vegetarisch, habe aber wegen des zeitintensiven Studiums wenig auf abwechslungsreiche Ernährung geachtet und trinke viel Kaffee wegen ihrer Müdigkeit. Außerdem sei ihre Periode relativ stark. Die Blutuntersuchung bestätigte meinen Verdacht. Ihre Eisenspeicher waren nahezu leer und damit die Ursache für das frühzeitige Ergrauen gefunden: Sie hatte einen deutlichen Eisenmangel. Neben einer Behandlung mit Eisentabletten empfahl ich ihr, langfristig mehr eisenreiche Lebensmittel zu essen und weniger Kaffee zu trinken, der als Eisenräuber gilt. Die Müdigkeit war sicherlich ebenfalls auf den Eisenmangel zurückzuführen. Außerdem riet ich ihr, die weißen Haare nicht mehr auszurupfen, damit sie wieder Farbe bekommen. An Mäusen sahen Forscher, dass Haare heller und weißer nachwuchsen, wenn sie wiederholt ausgezupft wurden.

KINDER MIT GRAUEN HAAREN: PROBLEME BEI DER LIEFERKETTE

Abgesehen von Eisenmangel oder einem schweren, ernährungsbedingten Eiweißmangel, der zu grauen und weißen Haaren führen kann, sind angeborene Defekte bekannt, bei denen die Pigmentbildung in den Haaren nicht funktioniert. Es gibt seltene genetische Erkrankungen bei Kindern, denen schon im Säuglings- und Kleinkindesalter nur weiße oder graue Haare wachsen. Manche dieser Kinder haben einen Albinismus, andere einen erblich bedingten Eiweiß- oder Kupfermangel. Beim Albinismus kann der Farbstoff, das Melanin, nicht richtig gebildet werden und kommt in den Haarzellen kaum oder gar nicht an. Bei anderen angeborenen Störungen des Eiweißstoffwechsels funktioniert die Weiterverarbeitung der Aminosäuren, aus denen das Haar-Pigment hergestellt wird, nicht mehr. So ähnlich wie in einer Fabrik über mehrere Arbeitsprozesse hinweg ein Produkt hergestellt wird, sind für die Melaninbildung viele Einzelschritte nötig. Jeder davon kann gestört sein, und die Pigmentbildung erfolgt dementsprechend schlechter, lückenhaft oder gar nicht mehr. So als ob eine Lieferkette gestört würde. Der Nachschub bleibt aus. Dann bekommen die Haarzellen wenig oder kein Melanin von den Pigmentzellen geliefert, was sie ins Haar einbauen könnten. Darum wachsen die Haare hellblond, grau oder bleiben farblos. Durch die Reflexion des Lichts erscheint farbloses Haar dann weiß.

Da solche Defekte auch die Melaninproduktion für die Haut oder die Augen betreffen können, haben einige Betroffene helle

Haut und hellblaue oder fast rosafarbene Augen. Je nachdem welcher dieser vielen Schritte von der Aminosäure bis zum fertigen Melanin gestört ist, können weitere Symptome auftreten. Wie vor einer geschlossenen Tür stauen sich dann die bis dahin produzierten Vorstufen in der Bildungskette an. Diese ungewohnte Menge an Vorstufen von Melanin sind für den Körper so nicht geplant. Sie reichern sich im Blut an und können Probleme an anderen Organen, etwa dem Gehirn, verursachen. So können Kinder mit weißen Haaren auch nervliche, also neurologische Probleme bekommen. Diese zeigen sich bei solchen angeborenen Erkrankungen meist schon im Säuglings- oder Kleinkindesalter. Frühzeitiges Ergrauen oder weiße Haare können bei Kindern wichtige Anzeichen auf eine innere Erkrankung sein.

HAARFARBE UND STRUKTUR: DER URSACHE AUF DER SPUR

Während meiner Zeit als Oberärztin an der Charité-Hautklinik wurden uns von der Kinderklinik häufig Kinder zugewiesen, bei denen wir die Haare auf Auffälligkeiten untersuchen sollten. Haare können bei vielen erblichen Erkrankungen mitbetroffen sein und auf der Suche nach einer seltenen Ursache hilfreiche Hinweise liefern. Denn bei einigen seltenen Erbkrankheiten haben die betroffenen Kinder eine typische Haarfarbe oder Haarstruktur, die wir unter dem Mikroskop erkennen können. Eines dieser Kinder hatte im späten Säuglingsalter einige Krampfanfälle bekommen und wies Auffälligkeiten im Bewegungsapparat auf. Es schien weniger Kraft in den Muskeln zu haben als Gleichaltrige. Das Kopfhaar erschien matt, stumpf und sehr hell. Die Haare des Kindes fühlten sich rau an, und sie zerbröselten beim Reiben regelrecht zwischen meinen Fingern. Wir untersuchten ein paar abgeschnittene Haare unter dem Mikroskop.

Schnell fiel auf, dass sie teilweise gar nicht oder nur kaum mit Pigment beladen waren. Außerdem verfügten die Haare über auffällig viele Bruchstellen. Eine Laboruntersuchung bestätigte unsere Vermutung: Dem kleinen Jungen fehlte Kupfer im Blut.

Neben der Herstellung des roten Blutfarbstoffs ist Kupfer ebenso an der Bildung unseres Haarfarbstoffs beteiligt. Es gibt eine genetische Veranlagung für Kupfermangel. Diese beruht auf einer gestörten und zu geringen Aufnahme von Kupfer aus dem Darm wie bei der seltenen Menkes-Krankheit. Nachdem die Diagnose geklärt war, wurde der Junge von der Kinderklinik der Charité weiterbetreut. Der Gendefekt ist zurzeit nicht behandelbar. Um die Begleiterscheinungen zu lindern, bekommt er Medikamente und hat eine Kupferersatztherapie begonnen.

Kupfer wird für viele Prozesse im Körper gebraucht. Wir nehmen es normalerweise über unsere Ernährung auf. Unsere Haarpigmentzellen, die Melanozyten, brauchen Kupfer für eine gute Funktion, genauso wie die ihnen nah verwandten Nervenzellen. Tatsächlich haben die Pigmentzellen der Haare die gleichen Eltern wie die Nervenzellen, die in unserem Körper die Grundstruktur unserer Nerven bilden. Beide benötigen Kupfer für eine gute Funktion. Die betroffenen Kinder bekommen einen Kupfermangel, der neben weißen oder grauen Haaren zusätzlich zu Nervenschädigungen oder Blutarmut führt, sodass sie sich nicht mehr gut bewegen können. Eine extrem einseitige Ernährung, chronische Durchfälle oder eine dauerhafte, hoch dosierte Zinkeinnahme kann ebenfalls zu Kupfermangel führen. Bei frühzeitigem Ergrauen, Blutarmut oder neurologischen Beschwerden sollte man daher an erniedrigte Kupferspiegel im Blut denken.

Es bringt allerdings nichts, einfach Kupfer-Kapseln gegen das Ergrauen einzunehmen. Im Gegenteil, das kann sogar schaden und in hohen Dosen zu einer Kupfervergiftung führen. Nur wenn Sie einen nachgewiesenen Kupfermangel haben, wird Ihre Ärztin oder Ihr Arzt Ihnen die zusätzliche Einnahme empfehlen. Normalerweise nehmen wir bei einer abwechslungsreichen Ernährung ausreichend Kupfer auf. Die Schokoladenesser unter uns sind hier im Vorteil, da Kakao eine gute Kupferquelle ist. Im Wasser kommt Kupfer ebenfalls vor – manchmal auch zu viel des Guten.

PLÖTZLICH GRÜNE HAARE

Während der heißen Sommermonate berichtete mir eine Patientin, dass sie eine Grünfärbung ihrer Haare bemerkt hatte und sich entsetzt an ihren Friseur gewandt hatte. Der habe das Problem, das er schon mal bei blondierten Haaren gesehen habe, mit einer Haarfärbung behoben. Vorsichtshalber habe sie einen Termin bei mir gemacht, um sicherzugehen, ob nicht eine Vergiftung oder etwas anderes dahinterstecke. Sie hatte keinen Haarausfall und kaum Anzeichen für Haarbruch, sie fühlte sich wohl und hatte weder am übrigen Körperhaar noch an den Nägeln irgendwelche Auffälligkeiten. Auf Nachfrage erinnerte sie sich an einen Schwimmbadbesuch, der in zeitlichem Zusammenhang stehen könnte. Damit war der Übeltäter gefunden: Kupfer im Schwimmbadwasser. Blonde Haare oder blondierte Haare können durch zu viel Kupfer im Wasser, beispielsweise nach einem Schwimmbadbesuch, einen grünen Schimmer bekommen. Hierbei lagert sich das Kupfer aus dem Wasser allerdings nur an das äußere Haar an und gibt ihm so die grüne Farbe. Die Patientin war beruhigt, dass es nur ein äußerliches Problem und keine innere Ursache der Grund dafür war. Für das nächste Mal empfahl ich ihr, eine Badekappe zu tragen und sicherheitshalber gleich nach dem Baden die Haare gut abzuspülen.

TEIL 2

Haare sind außen hart und innen sensibel

Kapitel 5

WIE HAARE TICKEN: KOMMUNIKATIV UND VIELSEITIG

Auf Ihrer Haarreise haben Sie nun schon einen Haarfollikel von innen kennengelernt und miterlebt, wie ein Haar wächst oder ausfällt. Obwohl das Haar meist als rein kosmetisches Beiwerk unseres Körpers betrachtet wird, haben Haare viel mehr auf dem Kasten! Es würde dem faszinierenden Miniorgan, das ein Haar herstellt, nicht gerecht werden, wenn wir es nur auf sein Endprodukt, den Hornfaden, reduzieren. Denn der Haarfollikel ist so komplex wie flexibel. Neben der Entschlüsselung von Genen und Signalwegen, die das Haarwachstum steuern, interessieren Forscherinnen und Forscher weltweit die Interaktionen des Haarfollikels mit seiner Umgebung, unserem Körper und der Umwelt. Die ihn umgebenden Nerven, Immunzellen und Blutgefäße begleiten sein Wachstum und scheinen mit ihm zu kommunizieren. Hinzu kommen äußere Faktoren, die das Haarwachstum direkt beeinflussen können. Genauso wird die Regenerationsfähigkeit des unteren Haarfollikels, der erst abstirbt (Telogenphase) und sich dann wieder aufbaut (Anagenphase), intensiv beforscht. Hierbei spielen seine Stammzellen eine Schlüsselrolle. Diese Vorläuferzellen sind vermutlich nicht nur für den Wiederaufbau des unteren Haarfollikels zuständig, sondern auch für andere Heilungsprozesse in der Haut nutzbar. Je intensiver wir den Haarfollikel wissenschaftlich erkunden und verstehen, desto besser können wir Haarerkrankungen behandeln und diese Erkenntnisse oder seine Zellen möglicherweise für andere Erkrankungen nutzen.

TOTE HORNFÄDEN MIT KRAFT UND SENSIBILITÄT

Vor Kurzem sah ich in einem Akrobatikzirkus eine Frau, die sich an ihren Haaren aufhängte und bis unter die Decke ziehen ließ, wo sie schwebend Pirouetten in der Luft drehte. Ein Trend aus den 1920er-Jahren. Sie nennen sich Haarartistinnen, die das sogenannte Hairhanging über Monate trainieren. Es gibt nicht nur Menschen mit Nerven wie Drahtseilen, Haare sind ebenfalls so stark wie ein vergleichbar dicker Kupferdraht. Haare bestehen zwar aus abgestorbenen Hornfäden, dem Keratin, aber sie sind mit dem lebenden Haaranteil unter der Haut fest verbunden. Diese feste Verbindung besteht allerdings nur, solange sie wachsen. Daher eignet sich diese Akrobatik nur für Haargesunde. Im Normalfall wachsen um die 80 bis 90 % unserer Kopfhaare und sind, solange sie sich in dieser Wachstumsphase (Anagenphase) befinden, fest mit dem darunterliegenden Haarfollikel in der Haut verankert. Diese starke Verbindung und das robuste Haar an sich lassen zu, dass man sich an seinen eigenen Haaren aufhängen kann. Trotz ihrer Reißfestigkeit können sich Haare dabei um 10 % ihrer Länge wie ein elastisches Gummi dehnen, ohne Schaden davonzutragen.

Mir tat es allerdings schon beim Zusehen weh, denn die Haare sind unter der Haut von vielen Nerven umrankt. So merken wir jede Bewegung unserer Haare, durch Wind oder Berührung. Manche spüren sogar einen Haarschmerz, wenn die Haare ausfallen. Nicht nur unsere Kopfhaare sind sensibel, auch unsere Körperhaare erspüren die Umgebung. Streichen Sie einmal über eine rasierte Stelle Ihrer Haut, und vergleichen Sie es mit einer behaarten Stelle, Sie werden den Unterschied spüren.

Neulich bemerkte ein Patient, dem einige Barthaare ausgefallen waren, dass sich seine Haut an den haarlosen Stellen fast wie taub anfühlte. Durch die fehlenden Haare wird eine Berührung an »nackter« Haut anders als an behaarter Haut empfunden. Dieser Unterschied macht sich an Stellen mit ausgefallenen Haaren stärker bemerkbar als an rasierten, da nach einer Rasur die wachsenden Haarfollikel unter der Haut noch Haare enthalten. Wachsende Haarfollikel sind von einem stärkeren Nervengeflecht umgeben als ruhende, weshalb sie empfindlicher sind.

Die Informationsweiterleitung einer Berührung über die Haare kann sehr hilfreich sein. Nervensensoren an unseren Wimpernhaaren informieren unser Augenlid blitzschnell, wenn sich ein Fremdkörper dem Auge nähert. Ein Wimpernschlag sichert unser Auge. Die Augenbrauen schützen es vor herabrinnendem Schweiß. Nasen- und Ohrhaare sollen vor dem Eindringen von Schmutz oder Parasiten schützen, indem sie frühzeitig die Eindringlinge melden. Und: Haare können sich aus eigener Kraft bewegen. Ein Extramuskel an jedem Haar kann es aufrichten, wenn wir frieren oder emotional berührt sind. So entsteht die Gänsehaut, millionenfach erheben sich dabei Haare in der Haut.

Haare erleben unsere Emotionen direkt mit, und wir zeigen unsere Gefühle über unsere Haare. Allerdings sind Haarfollikel keine Sensibelchen, sondern stehen 24/7 Spalier, um Eindringlinge abzuwehren.

HAARE PASSEN AUF: BODYGUARDS UNTER DEN HAUTPOREN

Haarfollikel haben ihren Platz unter der Hautpore. Eine ihrer Aufgaben ist es, Eindringlinge an dieser Öffnung abzuwehren. Sie sind ernst zu nehmende Wächter, die an der Immunabwehr beteiligt sind. In Zusammenarbeit mit den sie umgebenden Zellen in der Haut, helfen Haarfollikel, Krankheitserreger wie Bakterien und Viren abzuwehren. Schließlich sind die Öffnungen der Haarfollikel in der Haut – die für uns sichtbaren Hautporen – potenzielle Einfallstore für Eindringlinge. Forscherinnen und Forscher haben in Haarfollikeln selbst Moleküle für die Verteidigung gegen unbeliebte Keime gefunden, die Defensine genannt werden.

Daneben verfügen wir noch über andere Abwehrmechanismen in unserer Haut. Die Haarfollikel sind ein Teil unseres Immunsystems. Denn unsere Abwehrzellen patrouillieren nicht nur in unserer Haut, sondern sind ebenso rund um die Haarfollikel ein aktiver Bestandteil. Schließlich stecken in unserer Haut mehrere Millionen an Haaren, die für die Bewachung von Millionen Hautporen verantwortlich sind. Die Haarfollikel liegen wie Bodygards direkt unter der für uns sichtbaren Hautpore. Der anfangs trichterförmige Haarfollikel wird nach unten hin zu einem engen Kanal, der bis in tiefe Hautschichten reichen kann. Im oberen Teil, der direkt unter der Hautpore sitzt, befindet sich bei Gesunden eine bunte Auswahl an Haut-Keimen. Wie in einem Sammelbecken tummeln sich dort einige Bakterien. Sie sind Bestandteil unserer Hautflora, einer Mischung aus verschiedenen »guten« Keimen, die das Hautmikrobiom bilden. Daneben treffen gelegentlich Gäste ein. Kurzfristig verweilende Keime wie Pilze oder Viren verlassen die Hautflora wieder, ohne Schaden anzurichten. Zur Schadensbegrenzung sind unsere Immunzellen vor Ort. Um diesen oberen Teil herum, den Haartrichter, entdeckten Wissenschaftler eine hohe Dichte an Immunzellen. Sie sind an dieser Stelle, direkt unter der Hautpore, vor allem für die Abwehr von schädlichen Keimen zuständig. Manche dieser Abwehrzellen haben Arme, mit denen sie die Keime erstasten und so als Eindringlinge identifizieren können, es sind dendritische Zellen. Sie fungieren als Türsteher, der nicht jeden reinlässt.

Die Abwehrzellen erfreuen sich weiterer Unterstützung von ihrer Nachbarin. So hat der Haarfollikel unerwünschten Eindringlingen noch etwas mehr entgegenzusetzen. In seinem Haarkanal, der unter der Hautpore beginnt, sammelt sich der Talg, den die Talgdrüse produziert und der am Haar entlang an die Hautoberfläche fließt. Inzwischen ist klar, dass diese Hautfette ebenfalls keimabwehrende Eigenschaften haben. Der Haarfollikel und die an ihm hängende Talgdrüse sind gute Teamplayer, sie arbeiten beide an der Immunabwehr und wehren die krank machenden Keime ab, damit sie nicht in uns eindringen und Entzündungen oder Infektionen hervorrufen. Abgesehen von der Abwehr kann ein Haarfollikel seiner Umgebung auch Hilfe anbieten.

HAARE ALS HELFER DER HAUT IN NOT

Als ich mich auf ein Interview zu Brandwunden vorbereitete, wurde mir wieder klar, was für wichtige Helfer unsere Haare bei der Wundheilung sind. Beim Blick auf eine frische Brandwunde lässt sich schon vorhersagen, ob sie narbenlos verheilen wird oder nicht. Wenn sich die Haare aus der Wunde schmerzlos rausziehen lassen, dann ist die Brandverletzung so tief, dass ziemlich sicher eine Narbe entstehen wird. Aber welche Aufgabe erfüllen Haare bei der Wundheilung? Eine Wunde schließt sich, indem sich neue Haut bildet. Das geschieht nicht nur mithilfe von Hautzellen.

Tatsächlich können Haarzellen die Heilung einer Wunde unterstützen. Zwar können Hautzellen aus den Wundrändern einwandern und helfen, die Wunde wieder zu schließen. Doch schaffen die Hautzellen bei größeren und tiefen Verletzungen es nicht gut, von allein eine intakte Haut wiederherzustellen. Dann kommen die Haarzellen zu Hilfe, wenn sie noch vor Ort

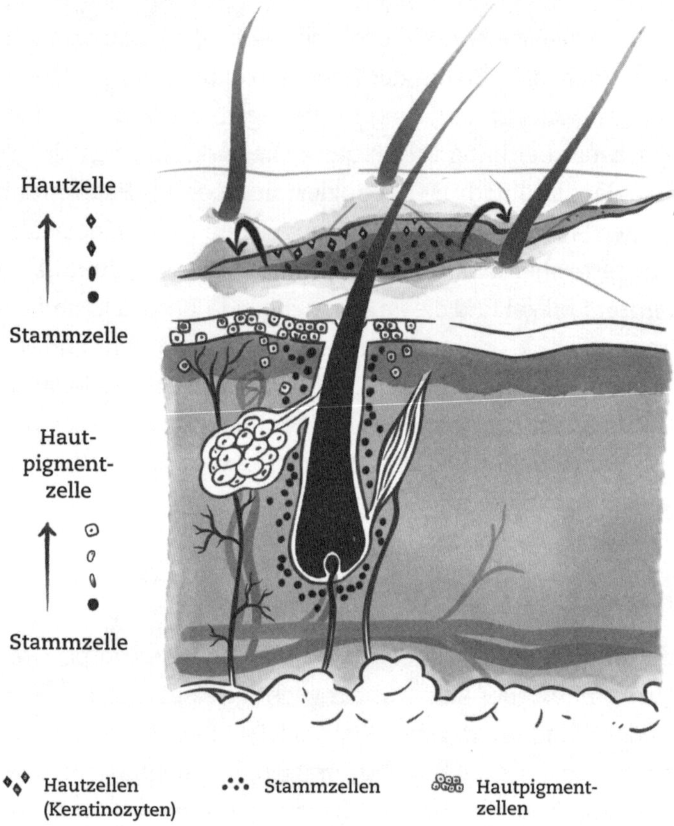

Der Haarfollikel hilft der Haut mit seinen Zellen aus: Haarstammzellen

sind. Bei tiefen Verletzungen sind die Haarfollikel leider meist zerstört. Ein Indiz dafür ist, wenn sie sich schmerzlos aus der Wunde ziehen lassen. Sind aber noch Haarfollikel vorhanden und lebendig, sind sie willkommene Helfer. Vor allem eine Zellart im Haarfollikel ist hier ganz vorne mit dabei. Wir haben an unseren Haaren sehr flexible Reservezellen. Diese Stammzellen warten eigentlich am Haarapparat unter der Haut auf ihren nächsten Einsatz zur Haarbildung und wollen sich in Haarzellen umwandeln. Ruft eine Wunde den Notfall aus, dann wandern einige dieser Reservezellen vom Haar weg zur obersten Hautschicht und wandeln sich dort in Hautzellen um. Stammzellen aus dem Haarfollikel sind regelrechte Verwandlungskünstler. Sie sind in der Lage, sich entgegen ihrer Bestimmung, als Haarzelle zu enden, in verschiedene, gewissermaßen fachfremde Zellen umzuwandeln. So helfen sie bei einer Verletzung der Haut aus.

Intakte Haare sind für die Wundheilung sehr hilfreich und mit verantwortlich für die Wiederherstellung einer gesunden Haut. Haben wir keine Haare mehr in einer solchen Wunde, dann entsteht häufig eine Narbe aus Bindegewebe und recht unflexibler, vernarbter und haarloser Haut. Eine Art Ersatzhaut, die nicht mehr alle Eigenschaften wie das Original aufweist. Die Narbenhaut wird leichter trocken und kann jucken, weil ihr die Talgdrüsen fehlen, die am Haarapparat dranhängen. Ebenfalls aushelfen können die Haarstammzellen bei der Weißfleckenkrankheit (Vitiligo). Wissenschaftliche Untersuchungen an weißen Hautstellen (Depigmentierungen) konnten eine Umwandlung zu Hautpigmentzellen in weißer Haut beobachten, die daraufhin wieder bräunen konnte.

Forschungsgruppen weltweit sehen in den Haarstammzellen ein großes Potenzial, sie zur Behandlung von Wunden, Haar- und Kopfhauterkrankungen oder vorzeitigen Alterungsprozessen einzusetzen. Denn Stammzellen haben einige Antennen, über die sie möglicherweise die Hilferufe anderer Zellen oder Organe empfangen und verstehen könnten. Diese Flexibilität könnten wir in der Medizin nutzen, um sie in andere Zellen umzupolen, die bei einer Erkrankung benötigt werden. Entscheidend hierfür ist, dass wir die Signale entschlüsseln, auf die eine Haarstammzelle sich in die gewünschte Zellart umwandelt. Haarzellen sprechen zwar ihre eigene Signalsprache untereinander, aber sie verstehen auch fremde Sprachen von anderen Organen, wie zum Beispiel die Sprache unseres Gehirns.

WAS UNSER GEHIRN MIT DEN HAAREN VERBINDET: DIE HIRN-HAAR-ACHSE

Unsere Haarfollikel sind in der Lage, mit ihrem Umfeld zu kommunizieren, und reagieren auf dessen Nachrichten, etwa wenn das Gehirn an unseren Körper Stress meldet. Ebenso unterhalten sich innerhalb des Haarfollikels die verschiedenen Haarzellen miteinander. Die Zellen im Haarfollikel bauen in einer fein orchestrierten Weise ein Haar, indem sie sich untereinander über Botenstoffe signalisieren, was zu tun ist. So wie sich Kolleginnen und Kollegen bei einem Arbeitsprojekt abstimmen. Sie sind in der Lage, Botenstoffe zu empfangen und selbstständig zu produzieren. Mit Signalen wie »Jetzt bitte wachsen«, »Wir planen, die Ruhephase einzuläuten« oder »Mehr Haarfarbe bilden« kommunizieren die Haarzellen. Sie gehören nach den Blutzellen zu den aktivsten Zellen in unserem Körper. Im Haarbetrieb wird intensiv gelebt und dabei viel gesprochen. Allerdings sind Haarfollikel keine Alleingänger in unserer Haut, obwohl sie es könnten. Stoisch könnten sie lebenslang vor sich hin wachsen und nur untereinander kommunizieren. Aber sie sind gesellig und unterhalten sich gern mit ihrer Umgebung, sprechen und verstehen verschiedene Sprachen. Diese Zellsprachen bestehen aus Botenstoffen, die Signale weiterleiten. Über diese Signale kann sich der Haarfollikel mit anderen Zellen und Organen austauschen, und es werden beispielsweise hormonelle, nervenbasierte, psychoaktive, entzündliche oder allergische Informationen übermittelt.

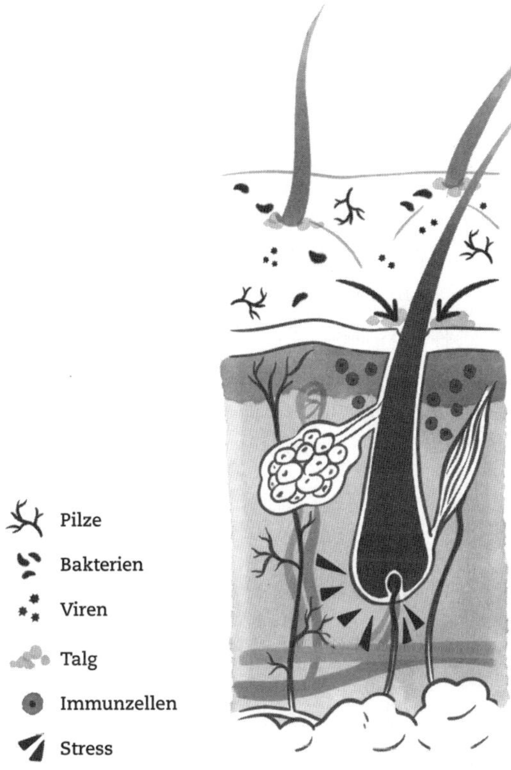

Ein Haarfollikel wird attackiert: Eindringlinge und innerer Stress

Einige Botenstoffe sind Hormone, andere sind Nervensignale (Neurotransmitter) oder Entzündungsstoffe (Zytokine).

Kann man sich die Haarfollikel also als eine Art Botenstofffabrik oder Hormonfabrik vorstellen? Wenn man so will, sind sie das. Denn sie können viele verschiedene Botenstoffe wie Wachstumshormone, Sexualhormone, Stresshormone (Kortison), Neurotransmitter und melaninstimulierende Hormone selbstständig herstellen. Die Zellen im Haarfollikel sind außerdem mit vielen Antennen für solche Botenstoffe ausgestattet. Haarzellen können diese Nachrichten der Botenstoffe über ihre Antennen (sogenannte Rezeptoren) annehmen und verstehen. Wenn Botenstoffe in die Blutbahn gelangen, dann überbringen sie auch über lange Distanzen ihre Nachrichten. So empfangen die Haarzellen ihre Signale von weiter entfernten Organen und reagieren entsprechend darauf. Botenstoffe aus weiter entfernten Organen können Sie sich wie eine E-Mail vorstellen, die verschickt wird. Der Empfänger kann der Haarfollikel sein und der Absender unser Gehirn. Wissenschaftlerinnen und Wissenschaftler nennen diese Verbindung über Botenstoffe, die zwischen dem Haarfollikel und dem Gehirn ausgetauscht werden, deswegen die Hirn-Haar-Achse. So erklären sich Forscherinnen und Forscher, wie unser Gehirn mit seinen signalkräftigen Botenstoffen das Haarwachstum beeinflussen kann und eine Wachstumsphase (Anagenphase) stören, verlangsamen oder gar unterbrechen kann. Die Wachstumsphase im Haarfollikel ist vergleichbar mit einer langen Reise, auf der Sie sich befinden. Haben Sie geplant ein Jahr, um die Welt zu reisen, und sind schon sechs Monate unterwegs, werden Sie plötzlich gestört und müssen die Reise abbrechen. So kann es dem wachsenden Haarfollikel ergehen, wenn das Gehirn dem Körper Stress meldet. Je nach Dauer und Intensität erfährt der Haarfollikel über die Botenstoffe davon, die über die Blutbahn im Körper verteilt werden, und ist selbst gestresst. Darauf reagiert er im schlimmsten Fall mit vorzeitigem Wachstumsstopp.

Doch können wir nicht allein den Gehirnzellen die Schuld geben, es reden noch andere Zellen beim Haarwachstum mit.

Der Haarfollikel ist von vielen Zellen und Nerven vor Ort umgeben, die ihrerseits Signale in Form von Hormonen und Botenstoffen senden und empfangen. Über Signale kommuniziert ein Haarfollikel mit den direkten Nachbarzellen. Das ist bereits an Kopfhaaren untersucht worden. Gefäßzellen und Abwehrzellen nehmen ebenso wie Nervenzellen an den Wachstumsphasen des Haarfollikels teil. Es ist anscheinend so, als würden all diese Zellarten über diverse Botenstoffe in einem regen Austausch miteinander stehen. Zentrales Thema ist in diesem Fall der Haarfollikel.

Sind wir gesund und entspannt, dann scheinen sich alle Zellen gut zu verstehen und unterstützen den Haarfollikel sogar in seinen Wachstumsphasen. Verändert sich beispielsweise unser körpereigenes Stresslevel, dann sendet das Gehirn dem Haarfollikel und den haarnahen Nerven-, Immun- und Gefäßzellen aktivierende oder hemmende Botschaften. Der Haarfollikel produziert daraufhin selbst mehr stressige Signale und wird zusätzlich befeuert über die umliegenden, ebenfalls gestressten Immun- und Gefäßzellen. Das macht der Haarfollikel vielleicht einige Zeit mit, doch irgendwann kippt die Stimmung. Er verlangsamt oder unterbricht sein Wachstum, und das Haar geht in die Ruhephase über, bis es am Ende verfrüht ausfällt. Je besser wir verstehen, wie diese komplexe Kommunikation zwischen dem Gehirn, den Nerven, Gefäßen und dem Immunsystem mit den Haarfollikeln abläuft, desto klarer werden die Zusammenhänge zwischen Psyche und Haaren.

GESTRESSTE HAARE

Schulterlanges Haar hat mindestens zwei Jahre gebraucht, um bis dahin zu wachsen und in dieser Zeit vieles mitgemacht, neben dem täglichen Frisieren auch inneren Stress mitbekommen. Denn Haare können regelrecht genervt sein, wenn sie zu viele Stresssignale vom Gehirn erhalten. Dieser Stress kann sogar in ihnen gespeichert werden. Der Gehalt an Stresshormonen wie Kortisol wurde inzwischen direkt im Haar nachgewiesen. In belastenden Situationen wie nach Beginn der Pandemie stieg bei medizinischem Personal der Cortisolspiegel im Haar messbar um 29 % an. Dieser Anstieg war verbunden mit einer erhöhten Rate an Burn-out bei den Untersuchten.

Schon lange vermutet man eine direkte Verbindung zwischen Psyche und Haaren. Doch erst in den letzten Jahren verdichten sich die wissenschaftlichen Nachweise dazu. Der Haarfollikel, der in der Haut sitzt, ist von einem dichten Nervengeflecht umgeben. Je nachdem, ob das Haar gerade wächst oder sich auf das Ausfallen vorbereitet, ändert das Nervennetz seine Form und Größe. Es reagiert auf Botenstoffe der Haarzellen, die darüber ihre Signale an die umliegenden Nerven senden. Darüber teilen die Haarzellen den Nervenzellen mit, wohin die Haarreise gerade geht. Das Nervengeflecht reagiert auf die Botschaften der Haarzellen mit Umbau und Verformung, so wie eine Mannschaft auf ihren Trainer hört und am Ende des Trainings zur Ruhe kommt. Wächst ein Haar, ist das es umgebende Nervengeflecht größer und verzweigter als in der Ruhephase. Wenn das Gehirn Signale an die Haarfollikel sendet, haben sie die nötigen Antennen, um diese Nervensignale vom Gehirn zu verstehen. Diese Hirn-Haar-Achse wurde zunächst bei Mäusen nachgewiesen, die extrem gestresst wurden und Haarausfall bekamen. Dieser Stress führte zu einer Art psychologisch-getriggerter Entzündung an den Haarzellen, die vorzeitig abstarben und das Haar zum Ausfallen brachten. Möglicherweise wird durch die befeuernden Botenstoffe ebenso wie beim Ergrauen am Haarfollikel oxidativer Stress in Form von ROS erzeugt, der die Haarzellen beim Wachsen stört.

Von Mäusen zu Menschen ist es nicht nur in der Forschung ein weiter Weg. Nicht alles lässt sich eins zu eins übertragen. Doch fast zehn Jahre nach dem erstem Maus-Experiment konnte das gleiche Forschungsteam bei jungen, gesunden Frauen zeigen, dass Examensstress das Haarwachstum behindern kann. Die Stresshormone aus dem Gehirn docken an den sensiblen Antennen der Haarfollikel an und stören sie beim Wachsen. Da sich normalerweise 80–90 % unserer Kopfhaare im Wachstumsprozess befinden, trifft der Stress zwar viele Haare. Aber nicht alle Haarfollikel reagieren gleichermaßen auf eine Befeuerung durch Stressbotenstoffe mit Wachstumsstopp und Haarausfall. Es hängt vermutlich von der Art, Intensität und Dauer des Stresses ab, wie viele Haare es am Ende trifft. Manche Haare fallen durch Stress nicht gleich aus, sie können auch mit einer Pigmentstörung reagieren und werden farblos, grau oder weiß, wie bereits beschrieben. Wäre Stress dann eine Erklärung für das plötzliche Ergrauen über Nacht?

PLÖTZLICH GRAU ÜBER NACHT

Die französische Königin Marie-Antoinette (1755–1793) soll in der Nacht vor ihrer Hinrichtung plötzlich ergraut sein. Ganz so schnell kann man die Haarfarbe allerdings nicht wechseln, ohne sie zu färben. Denn die Haare erhalten ihre Farbe unter der Haut, während sie wachsen. Die Haarfarbe wird in kleinen, farbigen Körnchen nach und nach in das wachsende Haar, noch während der Haarfollikel es produziert, eingebaut. Außen angekommen müssten beim plötzlichen Ergrauen die kleinen Farbkörnchen aus den Haaren rausfallen, wenn die Haare so schnell ergraut sein sollten. Das passiert aber nicht. Derartiger Stress kann also am äußeren, für uns sichtbaren Haar nichts mehr ausrichten. Doch beim wachsenden Haar, das unter der Haut noch gebildet wird, da kann psychischer

Stress das Einbauen der Farbpigmente ins Haar durchaus stören – ähnlich wie die zuvor beschriebenen Graubeschleuniger oder oxidativen Stressoren – und das Haar wächst weiß raus. Lässt der Stress nach, kann es wieder in der ursprünglichen Haarfarbe nachwachsen.

Aber warum bekam Marie-Antoinette über Nacht weiße Haare? Es wird angenommen, dass sie durch die Todesangst psychisch so belastet und gestresst war, dass sie eine seltene Form des kreisrunden Haarausfalls bekam. Dabei werden alle pigmentierten Haare vom Immunsystem derart attackiert, dass sie in kurzer Zeit ausfallen. Die weißen Haare bleiben stehen. Sie muss daher schon ein paar weiße Haare gehabt haben. Dieser Grund wird auch beim plötzlichen Ergrauen von Lordkanzler und Autor Thomas Morus (1478–1535) vermutet, der im Tower of London auf seine Hinrichtung wartete. Das Besondere an dieser seltenen Form des kreisrunden Haarausfalls ist, dass es hier keine kreisrunden, haarlosen Stellen gibt, sondern alle Haare am gesamten Kopf so stark attackiert werden, dass sie gleichzeitig ausfallen – bis auf die weißen Haare eben.

Kapitel 6

HAARE BRAUCHEN INNERE WERTE: BAUSTEINE UND NÄHRSTOFFE

Standen Sie schon mal vor diesem langen Regal in der Drogerie mit den vielversprechenden Shampoos, Spülungen, Kuren, Leave-in-Sprays und Haarölen? Uns werden zahlreiche nährende, vitalisierende, durstlöschende oder kräftigende Haarkosmetika angeboten. Doch ist überhaupt möglich, was sie versprechen? Haare sind zwar in der Lage, ein gewisses Maß an Feuchtigkeit aufzunehmen, aber ernähren oder vitalisieren von außen – das geht nicht. Haare können nicht essen, sie bestehen aus Hornmaterial, das keine Vitamine oder Nährstoffe wie ein Lebewesen zu sich nehmen und verwerten kann. Der Hauptbestandteil von Haaren ist totes Material, das Keratin. So sind die für uns sichtbaren Haare viele feine, aber mausetote Hornfäden, die aber trotzdem gut behandelt werden möchten: von außen geschont und von innen gut versorgt. Über unsere Ernährung können wir den Haaren am besten von innen das liefern, was sie zum Wachsen unter der Haut benötigen.

Um zu den Haarzellen zu gelangen, müssen die Nährstoffe den Lieferanteneingang nehmen. Der ist ganz tief in der Haut, an der Haarwurzel. Die Belieferung der Haarzellen geschieht über die Blutgefäße, die sich um die Haarwurzelregion ranken. Hier befindet sich ein dichtes, weitverzweigtes Netzwerk an Gefäßen. Dieses Gefäßnetz vergrößert sich, wenn die Haare wachsen, und verkleinert sich, bevor sie ausfallen. Über diese Gefäße gelangen neben Nährstoffen auch Informationen zum Haarfollikel, vermutlich sogar aus den Gefäßzellen selbst, die beim Haarwachstum ein Wörtchen mitreden. Darum sind für Forscherinnen und Forscher solche Stoffe ebenfalls interessant, die an diesen Gefäßen die Durchblutung der Kopfhaut fördern. Mit einer stärkeren Durchblutung sollen die Haare länger in ihrer Wachstumsphase gehalten werden und verlängern damit ihre Lebenszeit und ganz wortwörtlich ihre Länge. Denn in der Wurzelregion wachsen die Haarzellen besonders aktiv, teilen sich munter und bauen das Haar aus verschiedenen Zelllagen zusammen. Dafür brauchen sie vor Ort viele Nährstoffe und Energie aus dem Blut. Sie brauchen jede Menge Eiweiße, Spurenelemente und Vitamine.

Sind die aktiven Haarzellen ausreichend gut versorgt, können sie ein kräftiges Haar zusammenbauen, Schicht für Schicht, das von der Tiefe aus nach oben hinwächst. Wir stehen allerdings immer noch vor diesem Regal und fragen uns, zu was wir nun am besten greifen. Was die äußere Pflege der toten Hornfäden betrifft, da können kosmetische Haarprodukte durchaus unterstützen. Allerdings wachsen Haare unter der Haut heran. Lassen Sie uns erst einmal schauen, was wir für ein gesundes Haarwachstum brauchen. Auf welche inneren Werte kommt es an?

HAARGESUNDE ERNÄHRUNG

Könnte es also ein Weg sein, einen kleinen Cocktail an Nahrungsergänzungsmitteln einzunehmen? Es wäre doch toll, wenn wir einfach ein paar »Haar-Vitamine« kaufen könnten. Dann würden unsere Haare stark und kraftvoll wachsen, so wie wir an Gewicht zunehmen, wenn wir mehr essen – ganz nach dem Motto: Viel hilft viel.

Haare sind nicht so einfach zum Wachsen zu bewegen, wie es scheinen mag. Wissenschaftlich betrachtet konnte bisher nicht gezeigt werden, dass ein Überangebot an Vitaminen und Spurenelementen die Haare dicker oder länger wachsen lässt. Generell brauchen wir aber eine Reihe von Nährstoffen für gesundes Haarwachstum. Wie sieht also eine haargesunde Ernährung aus?

An einem Haar wird täglich gearbeitet, und es wird wie ein Haus aus verschiedenen Bausteinen zusammengesetzt. Wir haben bereits verstanden: Die Haarzellen im Haarfollikel teilen sich, wachsen und verändern sich und bilden als Endprodukt das Haar, was sie nach außen durch die Hautpore rausschieben. Dafür brauchen sie eine Menge Dinge, und das möglichst gleichbleibend und ungestört. Dazu gehören Aminosäuren, Vitamine, Spurenelemente, Botenstoffe, Hormone, Ruhe und gleichzeitig Energie.

Fehlt es den Haarzellen an Vitaminen, Spurenelementen oder Eiweiß, dann läuft es so wie auf einer Baustelle, wenn das Material unzulänglich ist oder fehlt. Wenn der Mörtel für die Mauer nicht von guter Qualität ist, dann bröckelt sie und wird durchlässiger für Witterung. Fehlen den Haarfollikeln die Bausteine, dann wird das Haar anfällig für Haarbruch oder stellt das Wachstum ein. Diese wichtigsten Bausteine für die Haare sind die Aminosäuren. Um diese Stein auf Stein zu legen, braucht es Fachkräfte. Das sind die Haarzellen, sie bauen das Haar aus dem Eiweiß Keratin zusammen. Die Haarzellen arbeiten nur dann gut, wenn sie ausreichend mit Vitaminen und Spurenelementen versorgt sind.

Wenn auf der Baustelle der Strom fehlt, kann wie bei einer Energiekrise der Betrieb behindert werden. So zeigen Berichte über Haarausfall nach Crash-Diäten, dass ein starker Energiemangel wie bei einer stark eingeschränkten Kalorienzufuhr das Haarwachstum behindern kann. Selbst wenn in der Zeit genügend Vitamine oder Spurenelemente eingenommen werden, fehlt es den Haarzellen an Energie, und so wird das Haarwachstum allein dadurch beeinträchtigt.

Mein Fazit: Daher seien Sie bei Diäten nicht zu ungeduldig und reduzieren nicht zu drastisch Ihre Kalorien, Ihre Haare werden es Ihnen danken. Eine Crash-Diät kann trotz Einnahme von Supplementen das Haarwachstum beeinträchtigen, wenn es dem Haarfollikel an Energie fehlt.

Eine besonders strikte und einseitige Ernährung kann ebenfalls ungünstig sein, wie mein nächstes Beispiel zeigt.

AMINOSÄUREN: BAUSTEINE FÜRS HAAR

Eine meiner Patientinnen litt unter vielen Nahrungsmittelallergien, vertrug keine Milchprodukte, aß kein Fleisch und konnte sich deshalb nur recht eingeschränkt ernähren. Damit sie keinen Mangel bekomme, nehme sie eine Reihe von Vitaminen und Spurenelementen zu sich. Unter dieser Einnahme seien ihre Laborwerte für Vitamine und Spurenelemente immer in Ordnung gewesen. Dennoch würden ihre Haare zunehmend fein und brüchig werden, jetzt habe sie regelrechten Haarausfall. Sonst seien keine Erkrankungen bekannt. Vor einer Woche habe ihre Ärztin allerdings wegen ihrer Müdigkeit einige Untersuchungen vorgenommen und einen leichten Eiweißmangel festgestellt. Sie nehme seitdem Aminosäuren ein.

Ein starker Mangel an Eiweiß ist bei sonst gesunden Menschen selten, es sei denn, sie ernähren sich extrem einseitig. Da Haare zu über 80 % aus Eiweiß bestehen, ist es ein wesentlicher Baustein für die Konstruktion des Haars. Daher habe ich mit ihr besprochen, den Fokus langfristig zusätzlich auf eiweißreiche Produkte zu legen. Mein Ziel war es, dass sie nach der Kur mit Aminosäure-Kapseln über die normale Ernährung ausreichend Eiweiß aufnimmt.

Nach einem halben Jahr sahen wir uns wieder. Mittlerweile hatten sich ihre Eiweißwerte im Blut normalisiert. Ihre Müdigkeit war weg, der Haarausfall und die Haarstruktur der nachgewachsenen Haare hatten sich verbessert. Über Fälle wie diesen ist kaum etwas in der wissenschaftlichen Literatur zu finden. Zwar gibt es Berichte über schwere Formen von Eiweißmangel und Haarausfall, nur über die Auswirkung von einem leichten Mangel auf die Haarstruktur ist so gut wie nichts bekannt.

Die kleinsten Bestandteile von Eiweißen, die **Aminosäuren**, sind die Bausteine, die der Haarfollikel braucht. Er bildet daraus das Haarkeratin, das wie ein Seil aus Eiweißfäden zu einem dehnbaren und biegsamen Hornfaden zusammengefügt wird. Das Haarkeratin hat dabei einen besonders hohen Gehalt an einer bestimmten Aminosäure: der schwefelhaltigen Aminosäure **Cystein**. Im inneren Teil des Haarfollikels haben Forscherinnen und Forscher noch eine weitere Aminosäure gefunden: Arginin und dessen **Vorstufe Citrullin**. Beide Aminosäuren, Cystein und **Arginin**, gehören zu den semiessenziellen Aminosäuren, die der Körper im Darm aus Vorstufen herstellen kann. Sie sind für ein gesundes Haarwachstum wichtig. Im Falle von Arginin kann der Darm nicht so viel herstellen, wie der Körper braucht, und benötigt noch Unterstützung über die Nahrung. Obwohl Citrullin kein Eiweiß ist, kann unser Körper aus dieser Vorstufe die Aminosäure Arginin herstellen.

Welche genauen Mengen an diesen Aminosäuren für ein gesundes Haarwachstum täglich gegessen werden müssten, ist noch in Studien nachzuweisen. Doch wenn Sie eiweißhaltige Lebensmittel in den Speiseplan bewusst und abwechselnd einbauen, liefern die Ihren Haaren in jedem Falle die Bausteine fürs Wachstum.

Generell soll der tägliche Bedarf an Eiweiß abhängig von Alter und körperlicher Aktivität zwischen 0,8 bis zu 1,2 g Protein pro kg Körpergewicht liegen. Beachten Sie dabei, dass unser Körper Proteine aus pflanzlichen Quellen schlechter aufnehmen kann als aus tierischen Quellen. Sollten Sie tierische Produkte grundsätzlich in ihrem Alltag weglassen, achten Sie noch bewusster auf eine proteinreiche Ernährung.

Natürliche Quellen für die wichtigsten Haar-Proteine

HAAR-PROTEINE	ENTHALTEN IN FOLGENDEN NAHRUNGSMITTELN
Cystein-Quellen	– Fisch: z. B. Seezunge, Dorsch, Thunfisch, Garnelen – Fleisch: z. B. Huhn, Schwein, Rind – Getreide: z. B. Weizenmehl, Nudeln, Haferflocken, Dinkelmehl – Hülsenfrüchte: z. B. Linsen, Bohnen, Sojabohnen, Erdnuss – Käse: z. B. Edamer – Eier – Nüsse: z. B. Cashew, Paranuss, Mandel, Walnuss – Steinpilze
Arginin-Quellen	– Fisch: z. B. Lachs, Barsch, Thunfisch, Garnelen – Fleisch: z. B. Huhn, Rind, Schwein – Getreide – Hülsenfrüchte: z. B. Erdnuss – Samen/Nüsse: z. B. Sojabohne, Mandel, Haselnuss, Weizenkeime

HAAR-PROTEINE	ENTHALTEN IN FOLGENDEN NAHRUNGSMITTELN
Citrullin-Quellen	– Fisch: z. B. Lachs, Barsch, Thunfisch, Garnelen – Fleisch: z. B. Huhn, Rind, Schwein – Getreide – Hülsenfrüchte: z. B. Erdnuss – Samen/Nüsse: z. B. Sojabohne, Mandel, Haselnuss, Weizenkeime

HER MIT DEN AMINOSÄUREN FÜR DIE HAARFARBE

Nicht nur das Haar selbst besteht zum größten Teil aus Eiweiß, für die Haarfarbe wird ebenfalls Eiweiß zur Pigmentbildung benötigt. Wie ein Maurer aus Steinen eine Hauswand baut, so stellen die Haarpigmentzellen aus bestimmten Eiweiß-Bausteinen die Haarfarbe her. Das benötigte Eiweiß gelangt über die Blutbahn zu den tief an der Haarwurzel sitzenden Haar-Melanozyten. Mithilfe von Shampoos oder Lotionen kommen Eiweiße nicht über die Kopfhaut bis zu ihnen. Wir müssen sie dementsprechend mit der Nahrung aufnehmen.

Unsere Nahrung bietet viele verschiedene Eiweißquellen, zum Beispiel Eier, Fisch, Fleisch, Hülsenfrüchte, Milchprodukte, Nüsse, Soja. Diese verschiedenen Eiweiße (Proteine genannt) bestehen aus ganz unterschiedlichen Mischungen von kleinen Aminosäuren. Für die Herstellung von Melanin, was als Farbe in die Haare eingebaut wird, benötigen wir zwei ganz besondere Aminosäuren. Eine Aminosäure, die der Körper nicht herstellen und nur über die Nahrung aufnehmen kann, ist die Aminosäure **Phenylalanin**. Sie zählt daher zu den essenziellen Aminosäuren, weil sie neben der Pigmentbildung unentbehrlich für viele lebenswichtige Prozesse ist. Aus dieser essenziellen Aminosäure stellen die Pigmentzellen zunächst eine weitere Aminosäure, **Tyrosin**, her und bilden anschließend in vielen Schritten das Pigment Melanin. Für die vielen Schritte, über die eine farblose Aminosäure zum Haarfarbstoff wird, brauchen die Haarpigmentzellen die Hilfe von vielen Mitwirkenden. Das sind Enzyme, Botenstoffe, Hormone, Energie und auch Kupfer. Wenn wir Kupfer nicht über die Nahrung aufnehmen, funktioniert das ganze System nicht mehr, selbst wenn wir genug Eiweiß essen. Kupfermangel kann deswegen zu weißen Haaren führen.

Und was ist, wenn wir in unserer Ernährung komplett auf die Aminosäure Phenylalanin verzichten würden? Bekommen wir dann weiße Haare? Ja und nein. Ja, wenn wir noch eine weitere Aminosäure, das Tyrosin, nicht zu uns nehmen würden oder eine Darmerkrankung hätten, durch die keine dieser Aminosäuren aufgenommen würde. Nein, wenn wir die Aminosäure Tyrosin weiterhin essen, dann können die Haar-Melanozyten diese ersatzweise aufnehmen und daraus Melanin bilden. Lassen wir beide Aminosäuren weg, dann bekämen wir tatsächlich weiße Haare und auch helle Haut. Dazu kämen bei einem solchen Eiweißmangel einige andere Beschwerden, denn diese zwei Aminosäuren sind darüber hinaus wichtig für die Bildung von Hormonen, etwa die der Schilddrüse, oder den Botenstoffen unserer Nerven.

Für einen solchen Mangel müssten wir über einen längeren Zeitraum extrem eiweißarm essen, da Phenylalanin in den meisten pflanzlichen und tierischen eiweißhaltigen Lebensmitteln enthalten ist. Dennoch sollten Menschen, die vor allem Gemüse und Obst essen, auf eiweißhaltige Nahrungsmittel achten, wenn sie tierische Proteinquellen wie Eier, Fleisch, Fisch oder Milchprodukte komplett vom Speiseplan gestrichen haben.

Interessant sind Berichte über Hunde, deren Haare unter der Zufütterung von Tyrosin eine intensivere Farbe bekamen; ob das für uns Menschen sinnvoll wäre, bleibt abzuwarten. Grenzwerte für Tyrosin, die im Blut für uns optimal wären, sind noch nicht geklärt. Deshalb ist unklar, ob eine Supplementierung mit Tyrosin beim Menschen zur Verbesserung der Haarfarbe beitragen kann und welche Wirkung es dabei insgesamt auf unseren Stoffwechsel und Hautfarbe oder Körperhaarfarbe hat.

Nahrungsmittel mit Haarfarbe-Aminosäuren

HAARFARBE-AMINOSÄURE	ENTHALTEN IN FOLGENDEN NAHRUNGSMITTELN
Phenylalanin	– Dinkelmehl – Fisch – Haferflocken – Huhn – Käse – Linsen – Rinder-/Schweinefilet – Sojabohnen
Tyrosin	– Bohnen – Fisch – Erbsen – Erdnüsse – Käse – Kochschinken – Sojabohnen

AUF DEN SPUREN VON EISEN, ZINK, KUPFER UND SELEN

Ratlos und gleichzeitig besorgt war die 41-jährige Patientin in meine Praxis gekommen. Sie habe schon alles versucht, aber ihr Haarproblem sei immer noch nicht gelöst. Ihr Mann habe neulich wieder geklagt, dass im Bad überall ihre Haare herumlägen. Seit sieben Monaten hätte sie erfolglos verschiedene Haarvitamine mit Zink, Eisen, Biotin, B-Vitaminen und Selen eingenommen und diverse vitalisierende Shampoos verwendet.

Bei dieser Patientin stellte sich nach einer Messung der Haarausfallsrate mittels Haaranalyse heraus, dass tatsächlich eine innere Ursache wie ein Vitaminmangel dahinterstecken könnte. Daher veranlasste ich eine Blutuntersuchung. Ein Nährstoffmangel konnte nicht festgestellt werden, teilweise sogar ganz im Gegenteil: einige Spurenelemente waren deutlich erhöht. Letztlich stellte sich eine Schilddrüsenerkrankung als Ursache heraus. Nachdem ihre Schilddrüse durch die Einnahme von Schilddrüsenhormonen gut eingestellt war, normalisierte sich der Haarausfall wieder. Die Nahrungsergänzungsmittel konnte sie erst mal absetzen, denn die hatten nichts gebracht.

Heutzutage nehmen immer mehr Patientinnen und Patienten sogenannte Supplements ein, die kräftige und glänzende Haare versprechen oder den Erhalt normaler Haare unterstützen sollen. Die meisten Menschen assoziieren Haarausfall mit Mangel an Vitaminen und Spurenelementen.

Das ist auch nicht gänzlich unbegründet. Schließlich spielen die Spurenelemente Eisen, Zink und Kupfer eine wichtige Rolle fürs Haarwachstum. Das wissen Medizinerinnen und Mediziner aufgrund eines Umkehrschlusses, da ein Mangel an ihnen zu Haarausfall führen kann. Manche Menschen werden durch Nährstoffmangel müde, schlapp und schlafen schlecht. Andere bekommen brüchige oder dünne Haare und Haarausfall. Wie die Haare auf fehlende Nährstoffe reagieren, ist individuell. Aber ohne überhaupt einen Mangel daran zu haben, brauchen Sie keine solchen Supplemente einzunehmen. Darum erfrage ich bei meinen Patienten und Patientinnen die Ernährungsgewohnheiten. Viele antworten auf diese Frage mit: gesund. Darunter versteht jeder etwas anderes. Das kann wenig Fleisch bedeuten, viel Gemüse, keine Kuhmilch, glutenfrei oder wenig Fast Food. Häufig finde ich bereits im Gespräch Hinweise darauf, welche Nährstoffe (Biofaktoren) am wahrscheinlichsten fehlen könnten. So kann ich den fehlenden Faktoren mithilfe einer Blutuntersuchung gezielt auf die Schliche kommen. Denn vor einer Laboruntersuchung grenze ich das weite Spektrum der Möglichkeiten erst mal ein. Wie Sie im Folgenden erfahren werden, ist eine Vielzahl an Biofaktoren wichtig für das Haarwachstum. Fehlen den Haaren diese Nährstoffe, dann hemmt das ihr Wachstum. Die Aufgabe einiger Biofaktoren beim Haarwachstum ist besser erforscht als die anderer.

Eisenmangel ist weltweit eine der häufigsten Mangelerscheinungen und wird oft als Ursache für diffusen Haarausfall festgestellt. Trotzdem wissen wir noch sehr wenig darüber, wofür genau unsere Haarzellen das **Eisen** benötigen. Forscherinnen und Forscher fanden heraus, dass Eisen für die Bildung bestimmter Proteine in der Region gebraucht wird, in der die Stammzellen für die Haare sitzen.

Das kann bedeuten, dass Eisen für den Nachschub dieser Zellen nötig ist. Wenn ein Haar nachwächst, werden neue Haarzellen gebraucht. Diese werden aus Stammzellen – den Reservezellen, vergleichbar mit dem Inhalt einer Vorratskammer – gebildet. Die Vorratskammer für Haarzellen liegt im oberen Teil des Haarfollikels. Fehlt das Eisen, dann sind diese Reservezellen irgendwie blockiert und kommen nicht aus ihrer Vorratskammer raus. So ähnlich, als würde ihnen der Schlüssel zur Vorratskammer fehlen. Allerdings bekommen nicht alle Menschen mit Eisenmangel zwingend Haarausfall. Das soll an einem bestimmten Eiweiß liegen, dem Hepcidin, was manche Menschen empfänglicher für Eisenmangel und Haarausfall machen könnte als andere.

Welcher Laborwert für Haarausfall bei einem Eisenmangel am sinnvollsten zu prüfen ist, darüber wurde viel unter Wissenschaftlerinnen und Wissenschaftlern diskutiert. Die meisten gehen davon aus, dass es unterhalb eines Speichereisenwerts (Ferritin) von 40 µg/ml zu einer Unterversorgung der Haarfollikel und damit zu Haarausfall kommen kann. Optimal für den Haarwuchs sollten Ferritin-Werte zwischen 40–70 µg/ml sein, wobei das vor allem an Frauen und weniger an Männern untersucht wurde.

Für unseren Körper ist das Spurenelement **Zink** wesentlich, da es an mehr als 300 biologischen Stoffwechselprozessen beteiligt ist. Nur was die Haare betrifft, ist Zink wenig erforscht und es liegen widersprüchliche Studienergebnisse vor. Allerdings lässt sich feststellen, dass Kinder mit einem angeborenen, starken **Zinkmangel** häufig Haarausfall und brüchiges Haar haben. Außerdem wird Zink bei der Bildung von Cystein gebraucht, was als ein wesentliches Eiweiß in Haaren enthalten ist. So liegt es auf der Hand, dass Zink am Haarwachstum beteiligt ist.

Kupfer unterstützt die Arbeit einiger Enzyme in unserem Körper, unter anderem solcher, die uns helfen, oxidativen Stress zu bekämpfen. Bei oxidativem Stress können freie Radikale im Gewebe entstehen, die als Trigger für die Haaralterung gelten sollen. Kupfer scheint daher dabei zu helfen, vor diesen Radikalen zu schützen, und ist außerdem an der Bildung des Haarfarbstoffs beteiligt. So weisen Kinder mit angeborenem **Kupfermangel** helle, nahezu weiße und brüchige Haare auf.

Eine wichtige Aufgabe von **Selen** ist es, die Zellen in unserem Körper vor oxidativem Stress zu schützen. Im Haarfollikel kann oxidativer Stress zu einer Hemmung der Haarfarbenbildung führen. Liegt ein Mangel an Selen vor, fehlt es als Schutz vor dem Ergrauen. Bei Menschen mit einem **Selenmangel**, grauen Haaren und Haarausfall beobachteten Ärzte, dass die Haare nach der Einnahme von Selen wieder dunkler nachwuchsen und sich der Haarausfall besserte.

Mein Fazit: Haben Sie einen nachgewiesenen Mangel an Eisen, Zink, Kupfer oder Selen, dann sollte dieser behoben werden. Das erreichen Sie am schnellsten durch die gezielte Einnahme des fehlenden Spurenelements, wenn keine andere Ursache als die Ernährung dafür infrage kommt. Sobald die Speicher wieder gefüllt sind, hört der Haarausfall auf, und die Haare können wieder nachwachsen. Damit Sie langfristig nicht wieder einen Mangel daran bekommen, können Sie bewusst mehr Nahrungsmittel essen, die gute Quellen dafür sind.

Nahrungsquellen für die Spurenelemente Eisen, Zink, Kupfer und Selen

SPURENELEMENT	NAHRUNGSQUELLEN
Eisen	– Leber – Hülsenfrüchte (Erbsen, Bohnen, Linsen, Kichererbsen) – Haferflocken – Hirse – Weizenkleie – Spinat – Schwarzwurzeln – zusätzlich etwas Vitamin C, es verbessert die Eisenaufnahme: Säfte, frisches Obst, Gemüse
Zink	– Fleisch – Leber – Austern – Eier – Käse – Haferflocken – Weizenmischbrot – Kürbiskerne – Walnuss – Mandel – Cashews – Erdnuss

SPURENELEMENT	NAHRUNGSQUELLEN
Kupfer	– Leber – Krabben – Austern – Hummer – Matjeshering – Kakao (dunkle Schokolade) – Käse – Haferflocken – Vollkornmehl (Roggen, Weizen) – Cashews
Selen	– Kohl (Brokkoli, Weißkohl) – Knoblauch – Zwiebeln – Pilze – Spargel – Paranuss

MANGEL AN EISEN UND ZINK: DIE RICHTIGE EINNAHME DER DIVEN

Ein Mangel an Eisen oder Zink wird meist mit entsprechenden Supplementen behandelt. Doch nicht selten wundern sich meine Patientinnen und Patienten, dass sich ihre Laborwerte trotz der Einnahme von Zink und Eisen kaum bessern. Das kann an einem Einnahmefehler liegen. Denn Zink und Eisen sollten Sie grundsätzlich getrennt voneinander einnehmen, nicht zum Essen oder mit Wachmachern wie Kaffee, Schwarztee, Grüntee oder anderen tanninhaltigen Getränken wie Cola oder Rotwein. Zur Eisentablette am Morgen trinken Sie optimalerweise ein Glas Vitamin-C-reichen Saft, das Ganze mindestens 30 Minuten vor dem Frühstück. Für den empfindlichen Magen geht die Einnahme auch zwei Stunden nach dem Essen. Und wer gleichzeitig Zink einnehmen muss, der sollte es zwei Stunden nach dem Abendessen mit einem Glas Wasser zu sich nehmen. Damit sich die Diven Eisen und Zink nicht begegnen und nicht gestört werden durch die Tannine in den wach machenden Getränken. Liegt bei Ihnen allerdings kein Mangel vor, dann bringt Ihnen die Einnahme keine Vorteile. Im Gegenteil, eine Überdosierung birgt Gefahren in sich und bringt das Haarwachstum nicht in Schwung.

VIEL HILFT NICHT VIEL: AUCH NAHRUNGSERGÄNZUNGSMITTEL KÖNNEN SCHADEN

Ich erinnere mich noch sehr gut an einen besorgten jungen Mann, der in meine Praxis kam und über Müdigkeit trotz der Einnahme von Eisentabletten klagte. Er hatte gelesen, dass Eisen gegen Haarausfall helfen könne und daher über mehrere Wochen hochdosierte **Eisentabletten** genommen.

Doch unser Körper kann einen Überschuss an Eisen nicht mittels Ausscheiden loswerden, so reichert es sich nach und nach in der Leber an. Wie sich herausstellte, hatte der junge Mann eine gefährliche Eisenüberladung der Leber und musste die Tabletten sofort absetzen. Seine Müdigkeit rührte von der Störung der Leberfunktion her. Und der Haarausfall war bei ihm genetisch bedingt. Ein solcher anlagebedingter Haarausfall wie die androgenetische Alopezie werde nicht durch Eisenmangel hervorgerufen, erklärte ich ihm und informierte ihn über die passenden Behandlungsoptionen.

Ohne einen Mangel daran zu haben, kann sich Kupfer bei dauerhafter, hoch dosierter Einnahme von **Kupfertabletten** in der Leber anreichern und diese schädigen. Ebenso kann es durch eine Überdosierung von Kupfer zu Durchfall und Erbrechen kommen.

Daneben kann eine überhöhte Einnahme von **Zinktabletten** zu Magen-Darm-Beschwerden führen. Außerdem ist Zink im Darm ein Gegenspieler von Eisen und Kupfer. Das heißt, sie konkurrieren um die Aufnahme im Darm und sollten nicht kombiniert werden. Nimmt man Zinktabletten zu sich, kann Eisen oder Kupfer aus der Nahrung nicht so gut aufgenommen werden. Deswegen kann eine langfristige, unkontrollierte Zinkeinnahme zu Mangel an Kupfer oder Eisen und damit zu Blutarmut oder zu einem Mangel an weißen Blutkörperchen führen.

So wie die anderen Spurenelemente kann **Selen** nur bei einem nachgewiesenen Mangel bei Haarproblemen helfen. Es gibt Berichte darüber, dass eine unkontrollierte, hoch dosierte Seleneinnahme mit mehr als 300 µg Selen pro Tag zu schwerwiegenden gesundheitlichen Problemen und sogar zu Haarausfall führen kann. Ein Indiz für eine Überdosierung mit Selen kann sein, dass der Atem nach Knoblauch riecht.

Mein Fazit: Nehmen Sie niemals einfach Eisen-, Zink-, Kupfer- oder Selen-Tabletten über einen längeren Zeitraum oder in hohen Dosen ein, ohne einen Mangel zu haben und Ihren eigenen Bedarf daran zu kennen oder mit einer Ärztin oder einem Apotheker darüber gesprochen zu haben. Als Diven unter den Nahrungsergänzungsmitteln sollten Sie sie jeweils allein ohne eine Mahlzeit und mit ausreichend Wasser einnehmen.

Abgesehen von diesen Spurenelementen spielt die Gruppe der B-Vitamine eine entscheidende Rolle beim Haarwachstum. Hier kann eine Überdosierung allerdings ebenso Folgen haben.

DIE B-VITAMINE ZWISCHEN 1 UND 12

Die acht wasserlöslichen B-Vitamine helfen unseren Zellen bei ihrem lebenswichtigen Stoffwechsel. Zu ihnen gehören:

- Thiamin (B1)
- Riboflavin (B2)
- Niacin (B3)
- Panthothensäure (B5)
- Vitamin B6
- Biotin (B7)
- Folsäure (B9)
- Vitamin B12

Bis auf Biotin, das wir im Darm selbst herstellen, müssen wir alle übrigen B-Vitamine mit der Nahrung aufnehmen. Für die Vitamine B3, B7, B9 und B12 gibt es schon einige Hinweise, dass sie in Zusammenhang mit Haarausfall stehen. Aufgrund einer immer noch geringen Datenlage liegt die Rolle der Vitamine B1, B2, B5 und B6 beim Haarstoffwechsel noch ziemlich im Dunkeln.

Zu den am häufigsten »einfach mal so« eingenommenen B-Vitaminen bei Haarausfall gehört wohl Vitamin **B7** – das **Biotin**. Es gibt eine seltene genetische Störung des Biotinhaushalts, auf die Neugeborene nach der Geburt gescreent werden können. Kinder mit einem angeborenen **Biotinmangel** weisen brüchige Haare und ein geringes Haarwachstum auf. Sie haben einen genetischen Enzymmangel an Biotinidase, die für die Verstoffwechslung des Vitamins benötigt wird.

An das Kind in unserer Klinik, über das wir einen Fallbericht schrieben, erinnere ich mich noch gut. Wir sahen es in unserer Kinder-Haarsprechstunde der Charité. Es wies die dafür typischen Bruchstellen an den Haaren auf, die für uns wie ein Wegweiser zur Diagnose waren. Weil ein Biotinmangel die Haare brüchig macht, wird angenommen, dass Biotin für ein gesundes Haarwachstum gebraucht wird. Aber es ist unklar, ob Biotin das Haarwachstum fördern kann, ohne dass ein Mangel daran vorliegt. Aktuell sind sich die meisten Wissenschaftlerinnen und Wissenschaftler einig, dass die Einnahme von Biotin für das Haarwachstum nur dann etwas bringt, wenn ein echter Mangel vorliegt und dieser in zeitlichem Zusammenhang mit den Haarproblemen steht. Berichte über eine schädliche Überdosierung bei den handelsüblichen Dosierungen gibt es bisher nicht. Dennoch rate ich Ihnen, Biotin nicht »einfach mal so« einzunehmen, weil Sie irgendwo gelesen haben, dass es das Haarwachstum fördern soll. Bestimmte Bluttests können durch eine Biotin-Einnahme verfälscht werden. Setzen Sie circa eine Woche vor einer geplanten Blutabnahme Ihre Biotin-Tabletten sicherheitshalber ab. Sonst könnten zum Beispiel Schilddrüsenwerte (z. B. TSH) verfälscht werden. Problematisch wird es bei Tests auf Herzinfarkt-Marker, die unter Biotin-Einnahme falsche Ergebnisse liefern können.

Der seltene **Vitamin-B3-Mangel**, die Pellagra, bei der es am B-Vitamin **Niacin** mangelt, geht neben Hautreizungen (Dermatitis), Durchfall (Diarrhoe) und Vergesslichkeit (Demenz) außerdem mit Haarausfall einher. Ob ein leichter Mangel an Niacin zu Haarausfall führt, wissen wir noch nicht genau. Dennoch sollte ein Mangel an Vitamin B3 behoben werden, wenn Sie Haarausfall haben. Für weitere B-Vitamine, die Folsäure (B9) und Vitamin B12 gilt das genauso.

Beide, **Folsäure** und **Vitamin B12**, sind wichtig für unsere roten Blutkörperchen und unsere Nervenfunktion. Ein **Vitamin-B12-Mangel** daran kann ebenso wie ein **Folsäure-Mangel** zur Blutarmut (Anämie) und Nervenproblemen (z. B. Missempfindungen) führen. Eine Anämie wiederum kann zu Haarausfall führen. Außerdem werden die Vitamine B9 und B12 für einige Prozesse in stoffwechselaktiven, sich stetig teilenden Körperzellen gebraucht. Die Haarfollikelzellen wachsen und teilen sich sehr aktiv, so erklärt sich deren Bedarf an diesen B-Vitaminen. Daher kann sich ein Mangel an B12 und Folsäure auch negativ auf die Haarbildung auswirken.

Für das Vitamin **Riboflavin** (B2) gibt es wenige Quellen, die über einen durch Mangel hervorgerufen Haarausfall berichten. Bei Veganerinnen und Veganern kann es zu **Vitamin-B2-Mangel** kommen. Da Vitamin B2 unsere Körperzellen bei der Herstellung von Aminosäuren unterstützt oder bei der Verarbeitung anderer B-Vitamine beteiligt ist, sollte ein Mangel ebenfalls behandelt werden.

Über die Vitamine B1 und B5 und deren Einfluss auf das Haarwachstum ist kaum etwas bekannt. Ein **Thiaminmangel** (B1) löst die Krankheit Beriberi aus, die vor allem Herz und Nerven betrifft, wenn die Ernährung extrem einseitig aus Reis und Soja besteht, der Magen operativ verkleinert wurde oder eine Alkoholkrankheit besteht. Es gibt Berichte über eine Verbesserung von Haarausfall nach der Einnahme einer Kombination aus Vitamin B1 mit B5, B9 und L-Cystin. Auf welche der vier Komponenten die Besserung zurückzuführen ist, ob es am B1 oder an einer der anderen Komponenten lag, wurde nicht eindeutig geklärt.

Auch **Vitamin B6** benötigt unser Stoffwechsel, damit er gut läuft. Es wird unter anderem bei der Bereitstellung von Aminosäuren und bei der Bildung von Botenstoffen gebraucht. Bei einer kleinen Untersuchung an Frauen mit diffusem Haarausfall soll die Gabe von Vitamin B6 geholfen haben. Die Ergebnisse der Studie sind leider zu ungenau, um jeder Frau mit Haarausfall zweifelsfrei B6 zu empfehlen. Denn eine längere Überdosierung dieses Nervenvitamins kann zu Nervenlähmungen, Unsicherheit beim Laufen und schlechtem Kälte-Wärme-Empfinden führen. Interessant sind zwar die Erkenntnisse aus einer Maus-Studie, dass eine Kombination aus L-Cystin und hoch dosiertem Vitamin B6 den Haarausfall unter einer Chemotherapie etwas verringern kann. Ob das beim Menschen ebenfalls klappt, bleibt zu beweisen.

Mein Fazit: Ein Mangel an B-Vitamin sollte nicht nur bei Haarausfall behoben werden. Die Normalisierung von erniedrigten B-Vitamin-Spiegeln wirkt sich positiv auf andere Stoffwechselprozesse in unserem Körper aus. Haben Sie gute, normale Vitamin-B-Spiegel, dann hilft dem Haarwachstum keine Überdosis an B-Vitaminen. Ganz im Gegenteil: Aus verschiedenen Universitätskliniken wurden sogar mehrere Fälle vorgestellt, bei denen unter der längeren Einnahme von Vitamin B12 juckende, Akne-artige Hautausschläge oder Kopfschmerzen und Herzstolpern beobachtet wurden. Ebenso wie für die oben genannten Spurenelemente Eisen, Zink, Kupfer und Selen gilt auch für B-Vitamine, dass die Balance im Normbereich gehalten werden sollte und sie nicht grundlos eingenommen werden sollten. Generell können wir mittels einer abwechslungsreichen Ernährung B-Vitamine aus verschiedenen Quellen aufnehmen.

Vitamin-B-Quellen in der Nahrung

B-VITAMINE	NAHRUNGSMITTEL
Der B-Komplex	– Haferflocken (B1, B2) – Weizenkleie (B1, B2, B3) – Sonnenblumenkerne (B1, B3, B6) – Fleisch (B1, B2, B3, B5, B6) – Fisch (B1, B2, B5), Ei (B2, B5) – Milch (B5) – Pilze (B2, B5) – Erdnüsse (B3, B5, B6) – Walnüsse (B6) – Linsen (B3, B6) – Brokkoli (B5) – Kakaopulver (B2, B3, B5)
Biotin	– Haferflocken – Weizenkleie – Ei – Erdnüsse – Kakaopulver – Leber – Sojabohnen – Erbsen – Hefe

B-VITAMINE	NAHRUNGSMITTEL
Folsäure	– Kohl (Brokkoli, Blumenkohl, Rosenkohl, Grünkohl) – Feldsalat – Spinat – Weizenkleie – Haferflocken – Hülsenfrüchte (Erbsen, Bohnen, Linsen) – Porree – Spargel – Leber
Vitamin B12	– Austern – Hering – Fleisch – Leber – Milch – Käse – Ei

VITAMIN C HILFT EISEN

Von den frühen Seefahrern, die sich auf langen Fahrten vor allem mit trockenem Brot ernährten, kennen wir die Krankheit Skorbut. Heutzutage treten in den Industrieländern selten Fälle von Skorbut durch **Vitamin-C-Mangel** auf. Oder ist ein Mangel an Vitamin C trotz gutem Nahrungsangebot hierzulande möglich? Auf einer unserer Fortbildungen an der Charité berichtete meine Kollegin von einem Teenager mit verschiedenen Beschwerden an der Haut und den Schleimhäuten. Zuerst dachte sie bei einem sonst normalgewichtigen Jugendlichen nicht an eine Mangelernährung. Doch fand sie um die Haare und Haarporen herum kleine Einblutungen, die sie an Skorbut denken ließen. Auf gezieltes Nachfragen stellte sich heraus, dass sich der Junge über Monate hinweg nur von Fast Food ernährt hatte. Eine Laboruntersuchung bestätigte den starken Vitamin-C-Mangel.

Haarausfall ist kein typisches Zeichen von Vitamin-C-Mangel. Wenn Sie allerdings zu Eisenmangel neigen, dann achten Sie auf eine Vitamin-C-reiche Ernährung als gute Unterstützung. Denn Vitamin C hilft dem Körper bei der Aufnahme von Eisen aus der Nahrung. Es scheint außerdem oxidativen Stress im Gewebe zu verringern. Wobei wir es im Körper kaum speichern, da überschüssiges Vitamin C über die Nieren ausgeschieden werden kann. Inwieweit ein Überangebot von Vitamin C das Haarwachstum und die Haarfarbe verändern oder oxidativen Stress bei der Haaralterung abwehren kann, wurde noch nicht untersucht.

Quellen für Vitamin C in Nahrungsmitteln:

VITAMIN	LEBENSMITTEL
Vitamin C	– frisches Obst wie Beeren (besonders Johannisbeeren, Hagebutte, Sanddorn, Acerola), Zitrusfrüchte, Kiwis, – frisches Gemüse, etwa Paprika, Kohl

ABER BITTE MIT SAHNE: DIE FETTLIEBENDEN VITAMINE E, D, K, A

Im Studium lernten wir eine Eselsbrücke für die Vitamine, die Fett sehr gerne mögen. An dieser Stelle nenne ich sie, ohne Werbung für eine bestimmte Einzelhandelskette machen zu wollen, in Erinnerung an meine damaligen Uni-Dozenten. Prägen Sie sich also die Vitamine E, D, K, und A gern in dieser Reihenfolge ein, denn sie sind wichtig. Aber warum? Wenn Sie diese Vitamine lediglich mit einem Schluck Wasser einnehmen oder in Ihrer Ernährung überwiegend auf Öle oder Fette verzichten, dann werden fettliebende (oder fettlösliche) Vitamine nicht gut über die Nahrung aufgenommen. Sie werden nämlich am besten resorbiert, also aufgenommen, wenn Fette (z. B. pflanzliche Öle, Butter) dabei sind.

Allerdings ist unklar, inwieweit **Vitamin E** zu einer Aktivierung des Haarwachstums beiträgt. Dazu wird momentan noch geforscht und kontrovers diskutiert. Einerseits soll Vitamin E am Haarwachstum beteiligt sein, andererseits kann zu viel Vitamin E die Schilddrüsenfunktion stören. Deshalb ist die Einnahme nur ratsam, sollte tatsächlich ein Vitamin-E-Mangel vorliegen.

Wesentlich mehr Anhaltspunkte gibt es für eine Beteiligung von **Vitamin D** am Haarwachstum, da am Haarfollikel Rezeptoren für Vitamin D – so etwas wie Antennen – entdeckt wurden. Vitamin D soll vor allem für das nachwachsende Haar von Bedeutung sein. In den letzten Jahren mehreren sich die Hinweise, dass ein **Vitamin-D-Mangel** bei Haarausfall ein möglicher Trigger sein kann.

Zwischen **Vitamin K** und dem Haarwachstum gibt es bisher keine direkten Zusammenhänge. Ob ein Mangel an **Vitamin A** das Haarwachstum stören kann, ist noch unklar. An Mäusen sahen Forscherinnen und Forscher eine Beteiligung von Vitamin A an einem Wnt-Signalweg (Wingless Int-1), der für die Lebendigkeit der Stammzellen am Haar wichtig ist. Ohne Haarstammzellen kann sich ein Haar nach dem Ausfallen nicht wieder neu bilden und nachwachsen. Doch fehlen bisher Nachweise am Menschen, ob ein Vitamin-A-Mangel zu Haarausfall führen kann. Umgekehrt können hohe Dosen an Vitamin A regelrecht toxisch für das Wachstum von Haaren und Nägeln sein. Bei einer Überdosierung von Vitamin A können die Haare ausfallen und die Nägel brüchig werden.

Quellen für die fettliebenden Vitamine:

FETTLIEBENDE VITAMINE	NAHRUNGSMITTEL
Vitamin A	– Fisch – Sahne – Käse – Palmöl – Lebertran – Butter – Margarine – Sojaöl – Honigmelone – Mandarinen – Möhren – Grünkohl – Spinat – Leberwurst – Feldsalat

FETTLIEBENDE VITAMINE	NAHRUNGSMITTEL
Vitamin K	– Haferflocken – Weizenkleie – Kohl – Pilze – Hagebutten – Kiwi – Maiskeimöl – Olivenöl – Cashew – Pistazien – Kichererbsen – Linsen
Vitamin D (produzieren wir auch über unsere Haut)	– Käse – Ei – Leber – dunkle Schokolade – Fisch – Pilze – Lebertran

FETTLIEBENDE VITAMINE	NAHRUNGSMITTEL
Vitamin E	– Weizenkeimöl – Sonnenblumenöl – Maiskeimöl – Olivenöl – Walnussöl – Kokosfett – Butter – Süßkartoffeln – Kohl – Paprika – Schwarzwurzeln – Wirsing – Fisch – Haferflocken

HAARE KRIEGEN IHR FETT WEG

Schon seit einiger Zeit würde seine Glatzenbildung schneller als gewohnt voranschreiten. Woran das liegen könne, fragte mich ein 68-jähriger Patient bei seinem Besuch in meiner Praxis. Sein Freund sei gerade an einem Tumor verstorben, und er mache sich Sorgen, ob er vielleicht ebenfalls Krebs haben könnte oder eine andere Erkrankung.

An seinem Kopf konnte ich deutliche Geheimratsecken und eine handtellergroße, relativ kahle Stelle in Höhe der Tonsur erkennen. Nach einer ausführlichen Untersuchung stellte sich heraus, dass bei ihm eine anlagebedingte Glatzenbildung vorlag, die sich in einem typischen Muster mit Geheimratsecken und zunehmender Haarlosigkeit im Tonsurbereich bemerkbar machte. Zusätzlich wies ich bei ihm mittels computergestützter Haardiagnostik einen diffusen Haarausfall nach, der alle Haare am gesamten Kopf betraf. Die dadurch entstandene Abnahme seiner insgesamten Haardichte war ihm stärker an den bereits lichten Stellen am Oberkopf aufgefallen.

Ein diffuser Haarausfall kann durch viele Ursachen hervorgerufen werden. Beispielweise wenn im Körper etwas fehlt oder ein Medikament eingenommen wird, in dessen Beipackzettel als Nebenwirkung Haarausfall gelistet ist. Es stellte sich heraus, dass der Patient schon seit acht Monaten ein neues Medikament einnahm, einen Fettsenker gegen seine erhöhten Blutfette. Ob das die Ursache war?

Weil in Haaren einige Fette gefunden wurden, sollen bestimmte Lipide (Fette) möglicherweise zu einer gesunden Haarstruktur beitragen. Obwohl Lipide nur ca. 2 % des Gesamtgewichts des Haares ausmachen, sollen sie dennoch wichtig für dessen Glanz, Griffigkeit, Kämmbarkeit und Dicke sein. Unlängst konnten Forscherinnen und Forscher fast 300 Lipide im Haar nachweisen, darunter auch **Coenzym Q10**. Dieses Lipid nehmen wir beispielsweise auf über Olivenöl, Huhn, Schweine- und Rindfleisch sowie Sardinen. Niedrige Blutspiegel an Coenzym Q10 können unter der Einnahme von Cholesterinsenkern wie Simvastatin, Pravastatin, Lovastatin und Atorvastatin auftreten. Von einem direkten Zusammenhang von Coenzym-Q10-Blutspiegeln und dem Haarwachstum wurde bisher nicht berichtet. Bekannt ist aber, dass es unter der Einnahme von Cholesterinsenkern (Statine) zu Haarausfall kommen kann.

Mein Patient nahm Simvastatin ein, und da die Einnahme zeitlich mit dem Haarausfall korrelierte, fragte er nach dem Besuch bei mir seinen behandelnden Arzt, ob er das Medikament absetzen könne. Wenn er Gewicht reduzieren und seine Ernährung umstellen würde, wäre es unter Umständen möglich. Nach einigen Monaten hatten sich seine erhöhten Blutfette so weit gebessert, dass ein Absetzen unter weiteren Kontrollen möglich wurde. Ungefähr zwei Monate nach Absetzen des Fettsenkers hörte der Haarausfall auf.

In klinischen Studien gab es erste Hinweise darauf, dass eventuell auch die Lipide **Omega-3** und **Omega-6** einen Einfluss auf die Haargesundheit haben. Haarlipide sollen womöglich nicht nur vom Haarfollikel selbst hergestellt, sondern auch aus Talg und Blut ins Haar eingebaut werden können. In welcher Dosis und ob überhaupt die Einnahme von Lipiden wie Omega-3- und Omega-6-Supplementen auf das Haarwachstum einen signifikanten Einfluss haben kann, ist noch in größeren Studien zu untersuchen und beweisen.

SILIZIUM: SEIN ODER LIEBER SEIN LASSEN?

In unserem Körper ist Silizium reichlich vorhanden. Es soll die Zellen beim Knochenaufbau und bei der Bildung von Bindegewebe unterstützen. Dennoch ist noch unklar, ob es als ein essenzieller Nährstoff für den Menschen zu bewerten ist. Das heißt, wir wissen bis dato zu wenig darüber, was ein Mangel an Silizium für unseren Zellstoffwechsel genau bedeutet. Im Gegensatz zu den essenziellen Mineralien wie Zink oder Eisen, deren Fehlen das Haarwachstum stören kann, wird das im Falle von Silizium von Forschenden unterschiedlich bewertet und ist Gegenstand ihrer Untersuchungen. Allgemein ist ein Mangel an Silizium eher unwahrscheinlich, da es in vielen Lebensmitteln vorkommt, auch im Trinkwasser oder sogar in Bier. Würde die zusätzliche Einnahme von Silizium die Haarstruktur verbessern – ohne vorhandenen Mangel –, und wie hoch dürfte die Dosis dabei sein? Um darüber valide Aussagen zu treffen, ist noch mehr Forschung nötig.

Nahrungsmittel als Quelle für Silizium

MINERALSTOFF	NAHRUNGSMITTEL
Silizium	– Vollkornprodukte (Hafer, Gerste, Hirse, brauner Reis) – Hülsenfrüchte (Bohnen, Linsen, Erbsen) – Nüsse – Samen (Mandeln, Sonnenblumenkerne, Sesam, Leinsamen) – Grünes Blattgemüse – Karotten – Sellerie – Spargel – Brokkoli – Obst (Erdbeeren, Äpfel, Bananen, Himbeeren)

ZWISCHENFAZIT: DIE GUTE MISCHUNG MACHT'S

Eine bewusste Ernährung, die neben Eiweißen, Vitaminen und Spurenelementen auch pflanzliche Öle enthält, tut unserem Körper insgesamt gut, und dagegen haben die Haare nichts einzuwenden. Vor allem Eiweiß dient als Quelle für die Bausteine, aus denen das Haarkeratin und die Haarfarbe hergestellt werden.

Die Gruppe der B-Vitamine ist wichtig für alle Organe, bei denen die Zellteilung und das Zellwachstum auf Hochtouren läuft. Aufgrund dessen liegt es nahe, dass sie ebenfalls beim Haarwuchs in ausreichender Menge gefragt sind. Am meisten wissen wir über die Bedeutung der B-Vitamine B3, Biotin (B7),

Folsäure (B9) und B12. Sie helfen den wachsenden Haarzellen beim hochaktiven Stoffwechsel.

Bei den Spurenelementen stehen besonders die Diven Eisen und Zink an vorderster Front. Ein Mangel daran kann eine Ursache für Haarausfall sein. Selen macht vor allem bei einer Überdosierung negative Schlagzeilen, wenig ist über Haarausfall durch Selenmangel bekannt. Ein Kupfermangel wirkt sich vor allem auf die Haarfarbe und die Stabilität der Haarstruktur aus.

Die Gruppe der fettlöslichen Vitamine wird, was die Haare betrifft, von Vitamin D angeführt. Einige Forscherinnen und Forscher sprechen Vitamin D eine nicht ganz unwichtige Rolle beim Haarwachstum zu.

Die Newcomer in der Haararena sind die Lipide wie Coenzym Q10, Omega-3 und Omega-6. In Zukunft hören wir bestimmt noch mehr hinsichtlich ihrer Haarbedeutung. Eine polnische Forscherin hat einige Daten zu Haarstammzellen und ihrem Einfluss auf die Haarregenration zusammengefasst, sie empfiehlt eine Stammzellen schützende Ernährung. Bei ihr stehen vor allem antioxidative Nahrungsmittel auf dem Speiseplan: Grüner Tee, Kohlsorten wie Brokkoli, Nüsse und Saaten, Ingwer, Kurkuma, Fisch, Shiitake- und Maitake-Pilze sowie Beeren (Blaubeeren, Brombeeren, Himbeeren).

Für unsere Haare ist – alles zusammengenommen – eine mediterrane Ernährung sinnvoll, die aus pflanzlichen und tierischen Produkten besteht. Lassen wir tierisches Eiweiß weg, dann müssen wir bewusst zu pflanzlichen Eiweiß-Lieferanten greifen, und das möglichst bunt und abwechslungsreich. Haare lieben täglich frisches Gemüse, Obst, Nüsse, Samen, Vollkornprodukte und Hülsenfrüchte. Besonders gekeimte Samen, fermentiertes Gemüse, eingeweichte Vollkornflocken und Vollkornbrot mit Sauerteig sollten auf dem Speiseplan stehen. Aus diesen Zutaten gelingt das Extrahieren der Spurenelemente

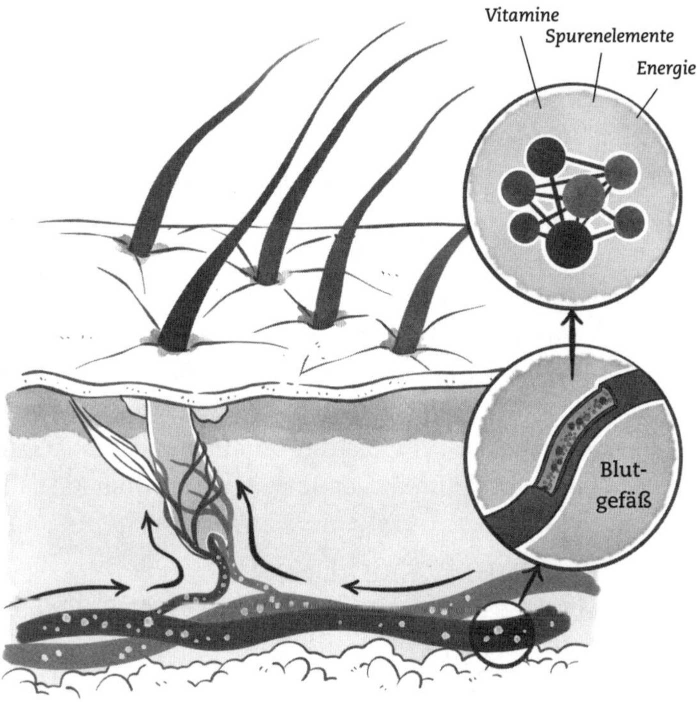

Haargesundheit von innen: Nährstoffe, Energie, Durchblutung

im Darm am besten. Abwechslung ist geboten bei Eiweiß aus Pflanzen. Ich rate zu einer Ausgewogenheit bei den Quellen, etwa Hülsenfrüchten, Soja oder Quinoa im Wechsel. Tanninhaltige Getränke wie Kaffee oder Schwarztee sind keine Übeltäter, können aber Spielverderber bei der Aufnahme von Spurenelementen sein. Die Wachmacher können wir in Maßen genießen, aber am besten mit genügend Abstand zum Essen trinken.

Mir ist bewusst, dass es nicht immer einfach ist, diese gesunde und abwechslungsreiche Ernährung durchzuhalten. Wir alle haben irgendwann Phasen in unserem Leben, in denen wir uns monoton oder unbewusst ernähren. Dann ist gegen eine Vitaminkur mit einem nährstoffreichen Saft, Tropfen, Tabletten oder Kapseln für eine überschaubare Zeit und in einer vom Hersteller empfohlenen Dosis aus meiner Sicht nicht viel einzuwenden. Es sollte nur nicht dazu führen, dass Sie monatelang Nahrungsergänzungsmittel einnehmen, ohne zu wissen, woran es Ihnen eigentlich fehlt.

Vor allem wenn die Nahrungsergänzungsmittel hoch dosiert sind, kann es zu Nebenwirkungen kommen. Sollten Sie nicht so schnell mit Ihrem Arzt oder Ihrer Ärztin über eine für Sie sinnvolle Kur mit Supplementen sprechen können, weil es Ihnen an Zeit oder in der Praxis an Terminen mangelt, dann fragen Sie Ihre Apothekerin oder Ihren Apotheker um Rat.

HAARGESUNDHEIT ERHALTEN, DOCH LÄSST SICH AUF HAARGESUNDE ERNÄHRUNG TESTEN?

Ausreichend Nährstoffe und Energie sowie eine gute Durchblutung, dazu noch wenig psychischer Stress, das mögen unsere Organe und ganz besonders unsere Haare am liebsten. Haare benötigen in ihrer Wachstumsphase eine ausreichende Versorgung mit Nährstoffen, Vitaminen oder Spurenelementen. Mangelt es ihnen daran, kann das zu Haarbruch und Haarausfall führen. Ob umgekehrt eine Überdosis davon zu kräftigerem Haarwuchs führen kann, dafür fehlen bisher wissenschaftliche Belege.

Menschen, die aus verschiedensten Gründen haargesunde Nahrungsmittel weglassen, etwa aufgrund von Allergien, Unverträglichkeiten, bewusster veganer oder vegetarischer Ernährung, Diäten, einseitiger Kost (Fast-Food-Konsum), oder

Menschen, die an einer Alkoholkrankheit, Magen- oder Darmerkrankung leiden oder dauerhaft Medikamente einnehmen, können unterschiedlichste Mangelerscheinungen bekommen. Dies kann einen Einfluss auf die Haarstruktur und den Haarwuchs haben oder zu Haarausfall führen – also die Haargesundheit beeinflussen.

Allerdings macht es keinen Sinn, solche Mineralien oder Vitamine in den Haaren zu messen. Anders als in der Forensik, wenn Giftstoffe oder Drogen im Haar bestimmt werden, helfen diese kommerziell angebotenen »Haaranalysen« aus abgeschnittenen Haaren bei Fragen zu Nährstoffmangel nicht weiter. Daher empfehle ich bei Fragen zu Nährstoffmangel gezielte Blutuntersuchungen.

HAARGERECHTES FRÜHSTÜCK: WANN IST DIE BESTE ZEIT FÜR EINEN KAFFEE ODER TEE?

Sie haben schon gelesen, dass Eisen und Zink regelrechte Diven unter den Spurenelementen sind, weil sie nicht so einfach aus der Nahrung aufgenommen werden können. Gerade wenn man wenig oder kein Fleisch ist, ist es für den Körper schwieriger, Eisen und Zink aufzunehmen. Frauen, die ihre Periode bekommen, neigen je nach Stärke der Regelblutung eher zu Eisenmangel. Wer fleischarm isst, kann das in pflanzlicher Kost enthaltene Eisen und Zink nicht immer so gut aufnehmen wie dasjenige aus tierischen Produkten.

Wenn Sie wenig Fleisch essen oder ganz darauf verzichten, jedoch keinen Mangel an Eisen und Zink riskieren möchten, können Sie bereits am Morgen etwas dagegen tun. Starten Sie mit einem möglichst haargesunden Frühstück in den Tag. Für eine gute Nähstoffaufnahme spielen richtige Zeiten eine wichtige Rolle, zum Beispiel die Einweichzeit des Müslis und der Zeitpunkt für den Kaffee. Trinken Sie Ihren Kaffee möglichst eine Stunde vor dem Frühstück – wenn Sie es schaffen, früh genug aufzustehen. Um haargerecht zu frühstücken, könnten Sie ein über Nacht eingeweichtes Müsli (Overnight Oats) wählen, allerdings ohne Getränkebegleitung von Kaffee, schwarzem oder grünem Tee. Denn aus den Haferflocken sollten Sie möglichst viel Eisen und Zink aufnehmen. Dafür lassen Sie die Haferflocken über Nacht in Pflanzenmilch oder Wasser einweichen. So wird erst mal das störende Phytat vermindert. Dieser Stoff ist vor allem in Vollkornprodukten enthalten, die eigentlich eine gute Quelle für Eisen und Zink sind. Phytate verhindern allerdings die Aufnahme von Zink und Eisen im Darm, beide stecken sie in Haferflocken. Mit dem Einweichen über Nacht werden die Phytate größtenteils zerstört, und so soll das Eisen und Zink besser vom Körper angenommen werden. Aber Achtung: keine Kuhmilch dazu, denn ein hoher Calciumgehalt, der in Milch enthalten ist, kann die Eisenaufnahme hemmen. Puh, schon beim Erklären finde ich das gar nicht so einfach: Also auch keine mit Calcium angereicherte Pflanzenmilch! Wobei es Forscherinnen und Forscher gibt, die das Calcium in Milchprodukten als nicht derart hinderlich für die Eisenaufnahme aus Haferflocken einschätzen.

Alternativ könnten Sie ein belegtes Vollkornbrot aus Sauerteig frühstücken, das ebenfalls weniger Phytate enthält als Vollkornbrot ohne Sauerteig. Aber kommen wir zur Kaffeefrage und zu einer echten Herausforderung. Denn beide Spurenelemente Zink und Eisen werden durch das in Kaffee enthaltene Tannin an der Aufnahme im Darm gehindert. Auch in schwarzem und grünem Tee sind diese Tannine enthalten, doch zeigen Studien zu grünem Tee widersprüchliche Ergebnisse. Daher trinken Sie Ihren Kaffee eine Stunde bevor oder zwei Stunden nachdem Sie haargesund gefrühstückt haben. Toppen Sie Ihr Müsli mit Vitamin-C-reichen Beeren, denn Vitamin C fördert die Eisenaufnahme. Studien fanden heraus, dass eine Stunde nach dem Essen die Tannine in Kaffee und Co. wohl immer noch die Eisenaufnahme hemmen. Die meisten Untersuchungen empfehlen frühestens zwei Stunden später Kaffee zu trinken. Also lohnt es sich, auf den Espresso direkt nach dem Essen mal zu verzichten und Kaffee eher zwischen den Mahlzeiten einzubauen.

FLEISCHLOS FIT: ACHTSAM PFLANZLICH FÜR DIE SENSIBLEN HAARE

In meiner Praxis erlebe ich häufig junge Frauen und Männer, die aus Überzeugung fleischlos essen oder auf tierische Produkte verzichten. Wenn sie die weglassen, ohne zu überlegen, wie sie über pflanzliche Nahrung weiterhin genügend Vitamine, Spurenelemente und Eiweiß zu sich nehmen, kann es auf Dauer zu Mangelerscheinungen kommen. Gerade Menstruierende während der Periode, Schwangere oder Menschen, die viel Sport treiben, haben einen erhöhten Bedarf an ihnen. Bei Säuglingen, Kindern und Jugendlichen und auch Schwangeren oder Stillenden wird generell von veganer Ernährung ohne Ernährungsberatung durch qualifizierte Fachleute abgeraten. Sobald wir tierische Produkte bewusst aus unserer Speisekarte streichen oder einen erhöhten Nährstoffbedarf haben, sollten wir unsere Ernährung achtsam anpassen.

Bei rein veganer Ernährung müssen Sie Vitamin B12 gesondert zu sich nehmen, da es fast gar nicht in Pflanzen enthalten ist. Wir haben zwar einen Speicher für Vitamin B12 in unserer Leber, der leert sich allerdings mit den Jahren unter veganer Kost. Laut der Deutschen Gesellschaft für Ernährung sollten Veganer bewusst auf die Aufnahme weiterer Nährstoffe, Vitamine und Spurenelemente achten: essenzielle Aminosäuren, langkettige Fettsäuren, Vitamine B2 (Riboflavin), Vitamin D, Calcium sowie einige Spurenelemente (Eisen, Jod, Zink, Selen).

Das deckt sich mit meiner Empfehlung für eine haargesunde Ernährung, wenn Sie sich vor allem pflanzenbasiert ernähren. Für den Erhalt der Haargesundheit sollten Vegetarier und Veganer vor allem auf ausreichend Eisen, Zink, Kupfer, Selen, Vitamin B2 und B12, dazu Eiweiß sowie pflanzliche Öle achten.

Aus pflanzlicher Kost werden unter anderem Zink und Eisen nicht so gut aufgenommen, das liegt häufig an dem Phytatgehalt der pflanzlichen Lebensmittel. Wer viele Vollkornprodukte und pflanzenbasiert isst, der kann zu Zink- und Eisenmangel neigen. Durch Einweichen (z. B. bei Overnight Oats), Vollkornbrote mit Sauerteig, Fermentieren oder Keimen kann der Phytat-Gehalt gesenkt werden und die Zink- und Eisenaufnahme erleichtert werden.

Ohne viel Aufwand kann die Handvoll Nüsse in einer wechselnden Mischung aus Kürbiskernen, Walnüssen, Mandeln, Cashews und Erdnüssen einige B-Vitamine und Spurenelemente beinhalten. Wenn Sie als vegetarische Person zusätzlich Eier und Käse essen, können diese als weitere Quelle für B-Vitamine dienen. Ernähren Sie sich streng vegan, empfiehlt die Deutsche Gesellschaft für Ernährung: Sie sollten besonders abwechslungsreiche Eiweißquellen nutzen, das heißt, Ihnen wird empfohlen, pflanzliche Proteine aus unterschiedlichen Nahrungsmitteln zu beziehen. Auf Dauer sollten Sie die Fettsäuren Eicosapentaensäure (EPA) und Docosahexaensäure (DHA) über mit Algenöl angereicherte Öle zusätzlich einnehmen, da deren Umwandlung aus der n3-Fettsäure α-Linolensäure (z.B. in Leinsamen, Walnüssen, Rapsöl) bei Veganern nur ineffizient erfolgen kann.

EIN KRANKER MAGEN UND DARM MACHEN DEN HAAREN KEINE FREUDE

Ein gesunder Magen und Darm sind wichtig für eine gute Nährstoffaufnahme. Folglich können eine chronische Entzündung der Magenschleimhaut oder eine Darmerkrankung in Zusammenhang mit Haarproblemen stehen. Bei entzündlichen Darmerkrankungen wie bei Colitis ulcerosa oder Morbus Crohn kann es zu einer verminderten Nährstoffaufnahme kommen. Das kann haarrelevante Nährstoffe wie Vitamine B12, Folsäure, Vitamin D und die Spurenelemente Eisen, Zink und Selen betreffen. Wenn eine solche Erkrankung bei Ihnen vorliegt, könnte es sinnvoll sein, gezielt diese Laborwerte in Zusammenhang mit Haarauffälligkeiten zu untersuchen. Eine chronische Reizung der Magenschleimhaut (Gastritis) kann für einen Mangel an Vitamin B12, Vitamin C, Vitamin D oder Zink verantwortlich sein.

Menschen, die an Zöliakie (Glutenunverträglichkeit) leiden, neigen zu Mangel an Vitamin B12, Folsäure, Vitamin D, Eisen und Zink. Fehlen diese Nährstoffe dauerhaft und liegt ein Mangel daran vor, kann dies zu Haarbruch oder Haarausfall führen.

DIE NÄHRSTOFFDIEBE UNTER DEN MEDIKAMENTEN

Sie können noch so gesund und vielfältig essen, und doch liegt bei Ihnen ein Vitaminmangel vor?

Es gibt Medikamente, die verhindern, dass der Körper bestimmte Vitamine aus der Nahrung aufnimmt. Ein haarrelevanter **Vitamin-B12-** oder **Folsäuremangel** kann auftreten, wenn Sie Medikamente gegen eine Magenschleimhautentzündung nehmen. Bei dauerhafter Einnahme von Säureblockern, Antazida, H2-Blockern oder Protonenpumpenhemmern (z. B. Omeprazol, Pantoprazol) kann ein B12- oder Folsäure-Mangel auftreten. Dagegen hilft es, das Vitamin B12 oder Folsäure einzunehmen, solange die Magentabletten weiter gebraucht werden. Manche Diabetiker vom Typ 2 erhalten als Dauermedikation das Metformin, auch hier besteht mit der Zeit ein Risiko für einen B12-Mangel. Der Cholesterin-Senker Colestyramin kann neben Vitamin B12 unter Umständen die Aufnahme von fettlöslichen Vitaminen (E, D, K, A) beeinträchtigen.

Zu den klassischen **Eisendieben** gehören die Antazida (Medikamente gegen zu viel Magensäure). Die dauerhafte Einnahme von Schmerzmitteln wie Acetylsalicylsäure und Ibuprofen sowie anderer Nahrungsergänzungsmittel wie Calcium, Magnesium, Zink sind ebenso hinderlich für Eisen.

Es gibt auch ein paar **Zinkräuber** unter den Medikamenten, wie schon bei Eisen und Vitamin B12 sind diesmal ebenfalls die Antazida beteiligt. Außerdem können Entwässerungstabletten (Diuretika), Blutdrucksenker (ACE-Hemmer), Osteoporose-Medikamente oder Eisentabletten Störenfriede bei der Zinkaufnahme sein.

Selen ist nicht gut auf eine Gruppe von Antidepressiva zu sprechen. Sogenannte Selektive Serotonin-Wiederaufnahmehemmer wie zum Beispiel Paroxetin, Sertralin, Fluoxetin oder Citalopram zählen zu potenziellen **Selenhemmern**.

Regelmäßige Einnahme von Antibiotika und die Langzeitgabe von Medikamenten gegen Epilepsie (Antiepileptika) stören den Darm und die Darmflora bei der Bildung und Aufnahme von **Biotin**.

Mein Fazit: Biofaktoren wie Vitamine und Spurenelemente können in ein schon gewachsenes Haar aus Haarpflegeprodukten nicht nachträglich aktiv eingebaut werden. Der Haarfollikel bezieht diese über seine Blutversorgung und braucht sie vor allem in seiner Wachstumsphase. Das für uns sichtbare Haar ist nahezu wehrlos der Umwelt ausgesetzt. Es ist zwar stark und biegsam zugleich, weshalb es dank seiner guten Konstruktion einiges an Strapazen aushalten kann. Doch es ist ihm nicht möglich, Schäden selbstständig zu reparieren. Je länger ein Haar wird, desto mehr steigt damit das Risiko, zur Spitze hin brüchig zu werden.

Kapitel 7

HAARKATASTROPHEN: WARUM UNSERE HAARE BRECHEN UND WAS PFLEGEPRODUKTE TUN KÖNNEN

Unruhig saß die Patientin vor mir. Seit drei Wochen gingen ihre Haare mehr als gewöhnlich aus, seien stumpf und verknoteten sich ständig: »Schauen Sie mal, Frau Doktor, hier an der Seite, sehen Sie diese kurzen Haare, sind das abgebrochene oder hoffentlich schon nachwachsende?«

Ich nahm meine Handlupe und fuhr entlang der Haare von der Kopfhaut bis zur Spitze. Bereits im oberen Drittel sah ich ein paar aufgeraute Stellen, dort standen die Haarschüppchen in alle Richtungen ab. An der Spitze ähnelten die Haarenden einem Pinsel. Das seien alles typische Anzeichen für Haarbruch, sagte ich der Patientin. Es stellte sich heraus, dass sie beim Styling ihrer blondierten Haare seit sechs Monaten nahezu täglich ein Glätteisen, Haarschaum und -spray benutzte. Die Haare fielen nicht aus, sie brachen.

Ich empfahl ihr, die Haare weniger mit Hitze zu stressen, Haarschaum und Haarspray möglichst selten zu verwenden sowie mehr pflegende Haarprodukte zur Schadensbegrenzung anzuwenden, damit die Haare ab jetzt unbeschadet nachwachsen könnten. Die Schäden der Vergangenheit könne ich nicht rückgängig machen. Doch gegen die Bruchstellen könnten pflegende Substanzen helfen, die sich wie ein Pflaster auf eine Wunde legen. Warum die Haare nicht gleich zu Beginn vor sechs Monaten ausgefallen seien, wenn das Glätteisen doch der Übeltäter sei, wollte sie wissen. »Nun«, und ich begann ihr über unsere scheinbar glatten Haare zu erzählen, die irgendwann die Nase voll haben, wenn sich deren winzige Schüppchen nicht ernst genommen fühlen.

DIE GUTEN SCHÜPPCHEN: WARUM SIE GEBRAUCHT WERDEN

Unsere Haare erscheinen bei oberflächlicher Betrachtung wie ein glatter, glänzender Hornfaden. Ihre äußerste Schicht besteht jedoch aus vielen kleinen Schuppen. Stellen Sie sich einen geschlossenen Tannenzapfen vor, an dem Sie sanft vom dicken Anfang bis zum spitzen Ende streichen. Das fühlt sich erst mal relativ glatt an. Wenn Sie über ein langes Haar nach unten streichen, gleitet der Finger glatt darüber, aber sobald sie in umgekehrter Richtung streichen, ruckelt es wie über einer rauen Fläche.

Haare sind wie Tannenzapfen, die aus der Haut wachsen. Die Hülle unserer Haare besteht aus vielen kleinen, feinen Hornschuppen, die übereinanderliegen. Die sind so klein, dass wir sie mit dem bloßen Auge nicht sehen können. Unterbewusst wissen wir das aber, denn wie selbstverständlich kämmen wir unsere Haare von der Kopfhaut in Richtung Haarspitze und gleiten mit Kamm oder Bürste über die Haarschüppchen hinweg. So wie Regenwasser über ein Dach vom Giebel aus nach unten über die Dachziegel gleitet. Deswegen föhnen Friseure die Haare von der Kopfhaut in Richtung Haarspitze und legen zusätzlich mit den Bürstenstrichen von oben nach unten die Haarschuppen flach. Liegen die Haarschuppen glatt und unbeschädigt dem Haar an, dann geht das Kämmen leicht. Die Haare verknoten sich nicht und glänzen.

Eine intakte Schuppenschicht bewahrt unsere Haare vor dem Austrocknen. Die Schotten sind quasi dicht. Liegen die

Haarschuppen glatt an, dann verdunstet das im Haar gespeicherte Wasser nicht so leicht, und äußere Einflüsse wie Wetter und Haarkosmetik können der Haarstruktur nicht so schnell schaden. Wenn Sie Ihre Haare vor Haarbruch bewahren möchten, dann ist weniger mehr. Schonen Sie die Haarschüppchen, denn sie dienen wie ein schützendes Dach dem Haus. Verringern Sie den äußeren Stress fürs Haar, um Haarbruch zu minimieren oder ganz zu vermeiden. Abgesehen vom täglichen äußeren Haarstress liegt es viel seltener an einer inneren Ursache, die dem Haarbruch zugrunde liegt.

WAS DER TÄGLICHE STRESS MIT DEN HAAREN MACHT: VON KNÖTCHEN UND SPLISS

Der tägliche Stress fürs Haar beinhaltet letztlich alles, was seine Form und Farbe verändert. Einmal waschen, föhnen und legen bitte. Wie oft hat ein Haar dieses Prozedere im Laufe seiner Lebenszeit durchlaufen? Bereits ein kleiner, zwei Zentimeter langer Abschnitt Ihres Haares hat vielleicht – eine durchschnittliche Geschwindigkeit von einem Zentimeter pro Monat vorausgesetzt – in den letzten zwei Monaten Folgendes ausgehalten: täglich Kämmen, teilweise im nassen Zustand, ab und an etwas Haarspray oder Schaumfestiger, der wird täglich unerbittlich ausgebürstet, dazu noch zweimal pro Woche waschen und föhnen. Die Haarfarbe auffrischen – so alle vier bis sechs Wochen – kommt bei manchen Personen auch noch dazu. Wenn ich mir zwei Zentimeter anschaue, dann kann ein so kleiner Haarabschnitt bei den meisten Haargesunden schon einiges aushalten. Allerdings summiert sich dieser äußere Stress mit der Zeit vor allem in den Haarlängen, die dem schon länger als die kopfnahen Haare ausgesetzt sind.

Ein Haar aus totem Hornmaterial kann sich gegen äußere Stressoren nicht mehr aktiv wehren. Das für uns sichtbare, aus der Kopfhaut rausragende Haar ist schonungslos Wind, Wetter und Haarkosmetik über einen langen Zeitraum ausgesetzt. So wie Treibholz am Strand, das durch die Witterung porös und brüchig geworden ist. Im Englischen bezeichnet man den Prozess daher auch als »Weathering«. Das äußere Haar hat für Schäden keine eigene Reparaturwerkstatt.

Je feiner das Haar ist, desto weniger hat es dem auf Dauer entgegenzusetzen. Je länger ein Haar ist, desto mehr bekommt es über die Jahre von außen ab. Hinzu kommt, dass wir den guten biologischen Schutzfilm regelmäßig auswaschen. Schließlich fließt aus unseren Talgdrüsen das Fett am Haar entlang und könnte es wie ein natürliches Haaröl schützen. Irgendwann ist das Haar derart mitgenommen, dass es zur Spitze hin anfällig für Haarbruch wird.

Bei einem strapazierten Haar können sich die Haarschuppen aufstellen und ineinander verhaken. Die Haare verknoten somit leichter und die verhakten Haare werden beim Kämmen auseinandergerissen. Daraufhin brechen die Schuppen ab, und die verletzlichere Schicht darunter liegt frei. Vergleichbar mit einem Loch im Dach. Meist beginnt jetzt der Teufelskreis. Durch diese Lücken und Löcher dringen die schädlichen Einflüsse nun leichter zum empfindlichen Inneren des Haars vor und greifen es noch mehr an.

Nicht immer entstehen direkt Löcher in der Schuppenschicht. Häufig sind die Haarschuppen aufgestellt und liegen nicht mehr so glatt wie zuvor am Haar an. Durch die aufgestellten Schuppen fühlt sich das Haar rau an, und es verliert an Glanz. An diesen Stellen ebenso wie an denen mit lückenhafter, löchriger Schuppenschicht entweicht aus dem Haar schneller die gespeicherte Feuchtigkeit, und es bricht leichter.

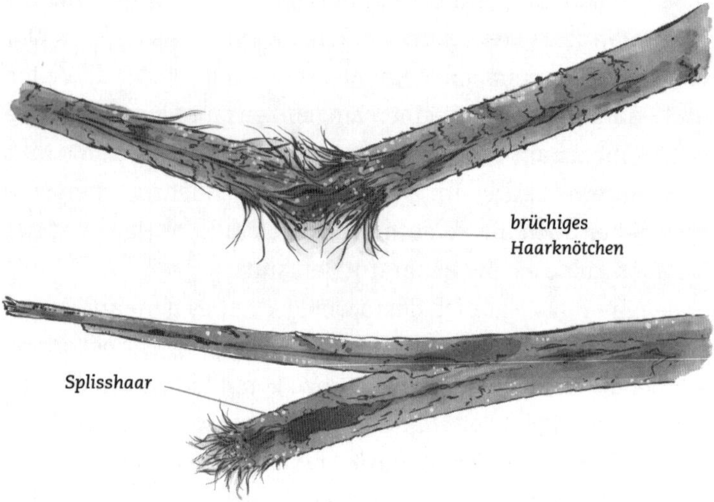

Äußerer Haarstress führt zu Haarbruch: brüchiges Haarknötchen und Splisshaar

Besonders in der unteren Hälfte der Haare entstehen daraufhin typische Bruchstellen. Bei genauem Hinsehen sind sie mit bloßem Auge als winzige weiße Knötchen am Haar erkennbar. Manchmal werden sie mit Nissen von Läusen verwechselt. Unter Vergrößerung mit einer Handlupe entpuppen sich diese Knötchen als Bruchstelle, die wie zwei ineinandergesteckte Pinsel aussieht, die typische Trichorrhexis nodosa, das sogenannte brüchige Haarknötchen. Mit dem bloßen Auge nicht erkennbar, finde ich mit der Lupe manchmal noch die ein oder andere ausgefranste Haarspitze, nachdem am Knötchen das untere Ende schon abgebrochen ist. Ein anderes Zeichen für überstrapazierte Haare ist vielen Menschen als Spliss bekannt, eine Aufspaltung der Haare an der Spitze. Sind die Splissenden bei einer Haarlänge von 40–50 Zentimetern zu finden, dann hat das Haar die letzten drei bis vier Jahre nicht so schlimmen Styling-Stress abbekommen, als wenn sich Spliss schon bei einer Haarlänge von beispielsweise 13 Zentimetern zeigt. Je näher der Haarschaden zur Kopfhaut liegt, desto stärker war der Stress, und desto früher gibt das Haar auf und spaltet sich. Daher liegt es auf der Hand, das Haar wenig zu strapazieren, damit diese äußere Schuppenschicht weiterhin die zwei darunterliegenden Schichten schützen kann.

WAS HAARE GAR NICHT MÖGEN

Als sie mir gegenübersaßen, wirkten Vater und Tochter erschöpft. Sie hatten einen lange Praxisodyssee hinter sich, waren extra angereist. Ich sei ihre letzte Hoffnung. Was sie denn zu mir führe, fragte ich. Ihre Haare, entgegnete die Tochter, keiner könne ihr helfen.

Auf den ersten Blick hatte sie lange braune Locken. Doch der Eindruck täuschte, denn bei näherer Untersuchung entpuppte sich die üppige Lockenfrisur als eine Unmenge an Kunsthaaren, die ihr bis zur Hüfte reichten. Nachdem ich mich durch die schweren Haarverlängerungen durchgekämpft hatte, sah ich ihre natürlichen Haare: unterschiedlich lange, feine, hellbraune Haare, die wie ein gestufter Igelhaarschnitt wirkten und mit Haarspray verklebt waren. Jedoch erreichten die echten Haare der 15-Jährigen an keiner Stelle mehr als fünf Zentimeter Länge. Mit einer computergestützten Haaruntersuchung konnte ich Haarausfall als Ursache ausschließen. Ihre Haare wuchsen normal, waren aber insgesamt fein. Als ich die Haare mit der Handlupe absuchte, konnte ich einige verdächtige Stellen ausmachen. Zur weiteren Untersuchung schnitt ich ein paar Haare ab und legte sie unter das Mikroskop. Selten hatte ich so viele Bruchstellen und Haarspray-Auflagerungen bereits an kurzen, gerade mal drei bis vier Zentimeter langen Haaren gesehen. Möglichst vorsichtig konfrontierte ich die 15-Jährige im Beisein des Vaters damit, dass das Problem selbst gemacht sei. Erst wollte sie mir nicht recht Glauben schenken. Doch ich erklärte ihr, dass ihre Haare von Natur aus viel zu fein für ihre Stylingprozeduren seien. Sie erzählte mir daraufhin, dass sie die Stylingtipps in den sozialen Medien gesehen und über viele Monate ausprobiert habe. Je kaputter ihre Haare wurden, desto mehr habe sie mit dem Styling versucht, Volumen durch Glätteisen, Föhnen und Haarspray reinzubekommen. Ihre Haare hielten die Art und Häufigkeit der Prozeduren nicht mal ein halbes Jahr aus, denn nach maximal fünf Monaten – das entspricht einer Haarlänge von fünf Zentimetern – war bei den Haaren Schluss.

Hat das Haar über einen längeren Zeitraum mechanischen oder chemischen Stress von außen abbekommen, wird seine äußere Schutzschicht porös, die Haarschüppchen stellen sich auf, lockern sich, und die darunterliegenden Schichten sind in Gefahr. Die äußere Schuppenschicht ist angegriffen, Schuppen fehlen, weil sie abgebrochen sind. Je öfter und intensiver ihre Haare gestylt wurden, desto anfälliger wurden sie für Haarbruch. Sind erste Lücken in der äußeren Schutzschicht entstanden, gerät das Haar in einen Teufelskreis, aus dem es ohne Hilfe nicht wieder rauskommt.

Ich besprach deshalb mit der Patientin eine schonende Haarkosmetik: Wenig Hitze beim Föhnen, kein Glätteisen mehr und beim Kämmen nicht mehr an den Haaren zu reißen. Vor allem sollte sie seltener Haarspray benutzen und es nicht rauskämmen, sondern mit Wasser rauswaschen. Haarspray verklebt die Haare. Beim anschließenden Kämmen werden die Haare auseinandergerissen und an den Klebestellen die äußeren Haarschüppchen abgerissen, die das Haar schützen sollen. Und noch einen Tipp für alle Haarspray-Verwenderinnen und -Verwender: Lungenfachärzte berichteten über einzelne Fälle, bei denen Haarspray direkt eingeatmet wurde. Wenn Haarspray in unüblicher, hoher Dosis direkt in die Lunge gelangt, könnte das – vermutlich bei gewisser Neigung – zu Atemproblemen aufgrund von Entzündungen in der Lunge führen. Besonders Menschen mit chronischen Lungenerkrankungen, Asthma oder Allergiker sollten darauf möglichst verzichten. Wenn Sie auf der sicheren Seite sein wollen, befolgen Sie die Sicherheitshinweise, die auf den Haarspray-Flaschen stehen: immer den angegebenen Abstand zum Kopf einhalten und nicht direkt einatmen, außerdem gut durchlüften. Das Gleiche gilt übrigens für die Verwendung von Trockenshampoo als Spray: Luft anhalten und nicht einatmen oder einen Mund-Nasen-Schutz (Maske) aufsetzen.

HAARSTRESSOREN LAUERN ÜBERALL

Neben dem Auskämmen von Haarspray und anderen festigenden Stylingprodukten reagieren unsere Haare empfindlich auf alles, was ihre Form und Struktur verändert. Im nassen Zustand sind sie sensibler als im trockenen, und überhaupt wünschen sie sich eher Streicheleinheiten als grobe Behandlung.

Nasse Haare sind besonders empfindlich, da sie Wasser speichern und ihre Haarschüppchen dadurch aufquellen. Wie ein Tannenzapfen in der Sonne stellen sich die Haarschüppchen durch die Nässe etwas auf – so verhaken sie sich leichter ineinander. Generell mögen Ihre Haare es auf die sanfte Tour. Nach dem Waschen gilt: bitte gedrückt, nicht gerubbelt. Wringen oder drücken Sie die nassen Haare mit einem Handtuch sanft aus, anstatt sie trocken zu rubbeln oder mit nassen Haaren ins Bett zu gehen. Denn im nassen Zustand sind sie verletzlicher und reiben zu sehr aneinander, was die Hautschüppchen aufraut.

Außerdem sind nasse Haare dehnbarer als trockene. So wie ein feuchtes Kaugummi sich leichter auseinanderziehen lässt als ein trockenes. Doch mit der Zeit leiern die Haare aus, wenn sie ständig überdehnt werden, denn nasse Haare mögen keinen Zug. Das Kämmen ist für nasse Haare der pure Stress. Beim Kämmen – ohne Conditioner – werden sie nicht nur überdehnt, auch in sich verhakte Haare können auseinandergerissen werden und dabei Bruchstellen entstehen. Nehmen Sie sich Zeit für Ihre Haare. Sanftes, erstes Entwirren der Haare kann – von unten angefangen – mit einem grobzinkigen Kamm oder mit den Fingern erfolgen. Verwenden Sie gern Hilfsmittel, die die Haare besser kämmbar machen, sodass Sie leicht durchkommen, etwa Conditioner, Haarkur, Leave-in-Spray oder Haaröl. Wenn Sie gerne föhnen, dann am besten lauwarm und in Richtung Haarspitze, nachdem Sie die Verknotungen vorsichtig und ohne an den Haaren zu reißen, gelöst haben.

Haare hassen das **Toupieren**. Dabei werden sie gegen den Strich – also von der Spitze zum Haaransatz hin – gekämmt. Auf diese Weise verhaken sie sich ineinander wie zwei Tannenzapfen, die aneinandergesteckt wurden, und es entsteht ein toupiertes Haarknäuel. Kämmen Sie später das Knäuel wieder zur Spitze hin durch, dann reißen Sie die verhakten Haarschüppchen auseinander. Dadurch brechen einige ab, und schon gibt es Lücken in der schützenden Schuppenschicht. Daher sollten Sie, um sie zu schonen, Ihre Haare möglichst selten toupieren.

Physikalische Kräfte, die auf die Haare wirken, etwa an den Haaren zerren, drücken oder quetschen, gilt es ebenso zu vermeiden. Ein enges Gummi oder eine Haarspange, die immer an der gleichen Stelle getragen werden, führen zu einem dauerhaften Abknicken der Haare, sodass die Schuppen hier leichter abbrechen. Ein strammer Zopf übt Zug auf die Haare aus, was auf lange Sicht die Haarfollikel derart ermüden kann, dass sie die Haarproduktion einstellen. Wechseln Sie aus diesem Grund häufiger die Frisur, tragen Sie ein weiches, schonendes Haarband (z. B. mit Satinstoff ummantelt), und wickeln Sie es nicht so fest. Alles, was Haare verklebt oder einquetscht, kann sie brüchig machen. »Andockstellen« von Haarverlängerungen (z. B. Extensions, Tressen) können auf Dauer Schwachstellen am Haar hervorrufen. Besonders dann, wenn die Haarsträhnen mit Klebstoff und Hitze angebracht werden und mit ihrem Gewicht daran ziehen. Wählen Sie daher leichte Ersatzhaare, die wenig Zug ausüben. Noch weniger toleriert ein Haarfollikel regelmäßiges Ausreißen. Wenn beispielsweise Augenbrauenhaare über einen längeren Zeitraum wiederholt ausgezupft werden, können sie heller und feiner nachwachsen oder sogar ganz ihr Wachstum einstellen.

Eine **Rasur** schadet den Haaren prinzipiell nicht. Sie kann jedoch Hautreizungen verursachen. Vorbeugend können Sie eine sensitive Hautpflege – möglichst ohne Alkohol und Duftstoffe – im Anschluss an die Rasur und ein paar Tage danach verwenden. Das hilft die Hautporen, aus denen die Haare kontinuierlich nachwachsen, offen und geschmeidig zu halten.

Zu viel direkte **Hitze** wie von einem heißen Föhn, Glätteisen oder Lockenstab verändert die Haareiweiße (Haarkeratine) ähnlich wie beim Eierkochen. Es entstehen Eiweißklumpen in den Haaren, die nicht mehr ihre vorherige Struktur besitzen. So bilden sich Schwachstellen im Keratingeflecht, worüber die Feuchtigkeit aus den Haaren leichter verdunsten kann und an denen die Haare brechen können.

Hohe Temperaturen sollten Sie deshalb möglichst selten an die Haare lassen. Lauwarmes Föhnen mit einem Abstand von 15 Zentimeter zum Haar und kontinuierlichen Bewegungen des Föhns kann die Haare schonend trocknen. Je lockiger oder krauser das Haar, desto anfälliger ist es beim Glätten. Das Gleiche gilt für nasse Haare, die mehr Hitzeschäden beim Glätten entwickeln als trockene Haare. Bestimmte Inhaltsstoffe in Hitzeschutzsprays (Polymere wie Acrylate und Polyquaternium) sollen die Anfälligkeit der Haareiweiße gegenüber Hitze wohl etwas verringern. Sie bilden einen das Haar ummantelnden Film, der die Hitze etwas gleichmäßiger verteilen soll und enthalten feuchtigkeitsspendende Stoffe. Sie sollen bei regelmäßiger Anwendung den hitzebedingten Stress vermindern, können ihn jedoch nicht vollends verhindern. Daher sind sie aus meiner Sicht kein Freifahrtschein für die uneingeschränkte Verwendung von Glätteisen und Co.

Im Haar selbst sind ca. 17 % Wasser gespeichert. Bei hoher Luftfeuchtigkeit können unsere Haare bis zu 35 % zusätzlich an Wasser aus der Umgebung aufnehmen. Dann kräuseln sie sich etwas mehr als gewöhnlich. Umgekehrt können Haare auch Wasser verlieren. Wenn Sie feuchte Wäsche in die Sonne legen, wird sie trocken und kann ausbleichen. Ähnlich ergeht es den Haaren in der Sonne oder bei Hitze. Haare bekommen zwar keinen Sonnenbrand, doch würde das ihnen vielleicht helfen, ein Alarmsignal zu senden, wenn sie zu viel **UV-Licht** abbekommen haben. Haben Sie nach dem sonnenreichen Urlaub schon mal hellere oder sprödere Haare bei sich festgestellt? Dann sind nicht nur einige Farbkügelchen im Haar durch die Sonne zerstört worden, sondern es sind auch ein paar Haarkeratine dabei kaputtgegangen. Außerdem hat das Haar an Feuchtigkeit verloren. Das beeinträchtigt die Haarstruktur und -stabilität. Darum freuen sich die Haare über UV-Schutz wie Schatten, Kappe oder spezielle Sonnenschutz-Sprays.

Die Haare mögen lieber Landluft als Stadtluft. Untersuchungen legen nahe, dass **Rauchen** und **Luftverschmutzung** die äußere Schutzschicht der Haare angreifen und sie anfälliger für Haarbruch machen können. Bestimme Partikel, die in stark verschmutzter Luft vorkommen wie polyzyklische aromatische Wasserstoffe (PAHs), lagern sich an den Haaren ab und attackieren ihre Struktur.

Zu viel Chemie wie **Blondieren**, **Färben** oder eine **Dauerwelle** und **Haarglättungscremes** können die Haarschichten so zerstören, dass das Haar schließlich bricht.

Über die Monate summieren sich die äußeren Einflüsse aufs Haar, selten ist es nur eine Ursache allein, die Haare strapaziert. Eine mir häufig begegnende Frage ist, ob Haarefärben ein Trigger für Haarausfall sein könnte. Eine Patientin erzählte mir, dass ihre Haare nach einer fehlgeschlagenen Färbung vor zwei Jahren ausgefallen seien und sich nicht mehr davon erholt hätten. Ich konnte sie beruhigen. Ihre Haare wuchsen gesund nach, denn sie waren durch die falsche Haarfarben-Mischung nur im äußeren, toten Hornanteil geschädigt worden. Allerdings ist das so stark geschehen, dass ein Großteil ihrer Haare abgebrochen ist. Der Haarfollikel unter der Haut wurde nicht geschädigt.

Ein chemischer Eingriff – sei es die Blondierung oder das Färben – kann die Haarstruktur je nach Art der Färbeprozedur mal mehr, mal weniger schädigen. Je öfter man die Haare färbt, desto anfälliger macht es sie, weil ihre Schutzhülle durchlässiger wird. Besonders dauerhafte Haarfarben nutzen Oxidationsmittel, damit sie im inneren Haarschaft die Farbpigmente platzieren können. Beim Eindringen ins Haar hinterlassen sie Schwachstellen. Manchmal ziehen sie auch die Haut in Mitleidenschaft. Neben anderen möglichen Inhaltsstoffen, wie beispielsweise Aminophenol, können sie die Kopfhaut reizen und zu Brennen oder Jucken führen. Eine leichte Kopfhautreizung klingt meist ein, zwei

Tage nach der Färbung wieder ab. Dauert das Jucken länger an, oder tritt der Juckreiz ein paar Tage nach dem Färben auf, kann das an einer allergischen Reaktion auf die Haarfarbe liegen. Zu den Stoffen, die für einen allergischen Ausschlag verantwortlich sein können, zählen unter anderem der schwarze Farbstoff Para-Phenylendiamin, Persulfate oder Para-Toluylendiamin.

Kontrovers diskutiert werden bisher die Studien zu Haarfarben und ihrem möglichen krebserregenden Potenzial. Die meisten Studien sprechen sich zurzeit nicht eindeutig für einen konkreten Zusammenhang zu einem erhöhten Risiko von Krebs durchs Haarefärben aus, sie widerlegen es allerdings auch nicht gänzlich. Letztlich wissen wir immer noch zu wenig darüber, welche Stoffe über unsere Kopfhaut aufgenommen werden können und was auf diesem Wege in den Körper gelangt. Einige meiner Patientinnen und Patienten verwenden zunehmend Naturfarben fürs Färben, die das Haar lediglich ummanteln, statt einzudringen, und es damit weniger strapazieren. Allerdings ist das nicht gleichbedeutend mit gesund und völlig unbedenklich, denn es gibt Berichte über Rückstände wie Blei und Arsen in Henna-basierten Haarfarben, so iranische Autoren.

Für brüchige Haare und empfindliche Kopfhaut sind pflanzliche Haarfarben meist die bessere Wahl. Nachteile sind, dass die Farbpalette kleiner ist, mehrere Färbeprozesse bis zum gewünschten Ergebnis nötig sein können oder die Haarfarbe schneller ausgewaschen wird. Innerhalb der Europäischen Union verkaufte Haarfärbemittel unterliegen der EU-Kosmetikverordnung. Das heißt, Inhaltsstoffe von Kosmetika werden von Expertinnen und Experten fortlaufend untersucht und bewertet, was uns Verbraucherinnen und Verbraucher vor riskanten Inhaltsstoffen schützen soll. Achten Sie beim Kauf auf Prüfsiegel oder Testberichte, die Produkte auf Belastungen mit Schwermetallen oder anderen Schadstoffen untersuchen. Eine Nachfrage beim Hersteller, ob das Produkt darauf geprüft wurde, kann bei Unklarheit helfen.

Nach einer europaweiten Warnung wurden in der Vergangenheit selbst ein paar belastete pflanzliche Haarfärbemittel vom Markt genommen, nachdem in ihnen Pflanzenschutzmittel gefunden worden waren. Jugendliche unter 16 Jahren sollten laut der aktuellen europäischen Kosmetikverordnung keine Haarfärbemittel anwenden, einige Friseurinnen und Friseure machen dies daher nur nach vorheriger Einwilligung der Eltern.

HAARBRUCH VON INNEN: LIEGT DAS PROBLEM UNTER DER OBERFLÄCHE?

In den meisten Fällen sind Schäden an der Haarstruktur durch äußere Stressoren bedingt. Wenn sich die Haare rau anfühlen, dann liegt das an Strukturveränderungen, die mit einer speziellen Handlupe entlang der Haare oft als Bruchstellen für mich erkennbar sind. Das genaue Aussehen der Bruchstellen und ihre Distanz zur Kopfhaut geben mir wiederum Hinweise auf die mögliche Ursache. Wenn ich Bruchstellen ganz unten an den Haarspitzen finde, dann wurden sie meist durch schädigende Haarkosmetik verursacht. Aber Bruchstellen am Haar in Kopfhautnähe können durch Mangelzustände, etwa durch eine Unterfunktion der Schilddrüse oder genetisch bedingt sein.

Tatsächlich gibt es innere Ursachen, die beim wachsenden Haar unter der Oberfläche einen so entscheidend negativen Eindruck hinterlassen, dass die Haarstruktur darunter leidet. Mangelt es dem wachsenden Haar an Bausubstanz und Energie, wird das Haar wie eine bröselige Mauer mangelhaft gebaut. So kommt ein bereits geschwächtes Haar an die

Oberfläche und ist viel empfindlicher gegenüber äußeren Behandlungen wie Kämmen, Bürsten oder anderen Stylingmaßnahmen, dass es vorschnell bricht. Ein starker und lang anhaltender Mangel an Biotin, Zink, Eiweiß sowie eine schlecht eingestellte Schilddrüse können schon unter der Haut Schwachstellen am Haar hervorrufen. Typischerweise haben die mangelhaft gebauten Haare ihre Bruchstellen bereits kurz nach dem Austritt aus der Kopfhaut. Diese Bruchstellen tauchen meist am kopfhautnahen Abschnitt der Haare in Form von weißen Knötchen oder bereits abgebrochenen Haaren auf. Die kleinen Knötchen sind bei genauem Hinsehen mit geschultem Auge, allerdings besser noch mit der Handlupe, erkennbar. Bei der Ursachensuche kann die Bestimmung der fehlenden Nährstoffe helfen.

Bei Kindern gibt es seltene genetische Erkrankungen, bei denen die Haare so brüchig herauswachsen, dass sie direkt an der Kopfhaut abbrechen. Einer meiner ersten Vorträge auf einem Kongress handelte von einem kleinen Mädchen, dessen Haare wie rasiert aussahen. Es litt an einem genetischen Defekt, der die Haare schon unter der Haut wie »Perlenketten« wachsen ließ. Die Haare wuchsen mit periodischen Einschnürungen an die Oberfläche, an denen das Haar, oben angekommen, umgehend brach. Die Form der Haare gibt der genetischen Haarerkrankung ihren Namen Monilethrix (von lat. Halskette). Genetikerinnen und Genetiker konnten den Hintergrund, ein Problem der Haarkeratin-Herstellung, ausmachen, doch eine Behandlung gibt es dafür noch nicht.

DER ERSTE GRIFF ZU SCHNELLEN HELFERN

Eine meiner Patientinnen hatte bereits alle möglichen Haarkosmetika ausprobiert, damit der Haarausfall endlich aufhöre und sich ihr Haarwuchs verbessere. Das gelang ihr trotz monatelanger Anwendung nicht. Sie verwendete ein nährendes Haarshampoo und eine vitalisierende Haarspülung (Conditioner), die sie sich extra bestellt habe, damit sie das Haarwachstum verbessern sollten. Die Produkte hatte sie mitgebracht, sie enthielten überwiegend Silikone, wie ich den Inhaltsstoffen entnahm. Silikone sorgen vor allem für ein spürbar glatteres Gefühl und sichtbaren Glanz der Haare und sind vor allem dazu da, den toten Anteil der Haare besser aussehen zu lassen. Eine Vitalisierung ist in diesem Teil der Haare nicht möglich. Deswegen konnten ihre Haarpflegeprodukte weder das Haarwachstum anregen noch den Haarausfall stoppen, sondern nur das Haaraussehen verbessern.

Viele Betroffene verwenden Pflegeprodukte, die das Haarwachstum stimulieren sollen. Abgesehen davon, dass Haarausfall viele Ursachen haben kann, die durch Haarkosmetika nicht gelöst werden können, erhoffen sich viele zumindest ein besseres Haarwachstum davon. Nur wenigen ist bekannt, dass sich der für uns sichtbare Teil der Haare vom inneren Teil der Haare deutlich unterscheidet – und die »Pflege« der Haare anderer Wege bedarf als die Anregung des Haarwachstums.

HEGEN UND PFLEGEN BIS UNTER DIE HAUT?

Bevor Sie sich das nächste Haarpflegeprodukt kaufen, sollten Sie sich immer Folgendes bewusst machen: Das Haar, das wir jeden Tag im Spiegel sehen, besteht aus abgestorbenen, keratinhaltigen Zellresten. Ähnlich wie bei einem Eisberg befindet sich der wesentliche und wachsende Anteil unserer Haare unter der Hautoberfläche. Dort liegt der lebende Anteil, den wir nicht sehen und der unser Haar aus unseren Haarzellen zusammenbaut. Wenn Sie Ihr Haarwachstum anregen wollen, kann das über Substanzen gelingen, die in den Haarfollikel und in die Kopfhaut einziehen, um ihre Wirkung zu entfachen.

Shampoos sind als Transporter für Wirkstoffe zur Haarwurzel nur bedingt geeignet. Sie werden beim Waschen im Haar verteilt, das aus der Kopfhaut rausragt, und rasch wieder ausgewaschen. Einige Substanzen dringen nicht nur besser in Ölen oder Lotionen in die Kopfhaut ein, sie dürfen auch nicht gleich wieder ausgewaschen werden. Die jeweilige Einwirkzeit eines Produkts sollte auf der Verpackung angegeben sein, wenn die darin enthaltenen Substanzen das Haarwachstum anregen sollen. Daneben spielt die Konzentration eines Wirkstoffs eine Rolle für dessen gewünschte Wirkung. In klinischen Studien sind die Zeitspanne und die nötige Konzentration messbar, die eine Substanz braucht, um tief genug in den Haarfollikel einzudringen – wenn sie es überhaupt bis dahin schafft.

Wenn also Wirkstoffe in Shampoos das Haarwachstum anregen sollen, dann muss es direkt auf die Kopfhaut einmassiert werden und eine bestimmte Zeit einwirken, anstatt nur im toten Haaranteil verteilt zu werden. Der Zeitfaktor ist allerdings nur eine Seite der Medaille. Denn der Haarfollikel ist schwierig zu durchwandern. Kurz unter der Hautpore verengt sich der obere Haarkanal. Der weitere Weg zu den tieferliegenden, vitalen Haarzellen im Wurzelbereich ist lang und schmal. Dorthin gelangen die Wirkstoffe vor allem dann, wenn sie klein genug sind, um durch den Haarkanal zu wandern. So haben sie die Chance, bis zu den lebenden Haarzellen vorzudringen, um dort etwas zu bewirken.

Wenn Substanzen auf eine behaarte Hautfläche aufgetragen werden, können sie zwei Wege gehen. Sie dringen in die Haut ein, oder sie wandern schnurstracks über eine Hautpore in den Haarfollikel. Wie Sie inzwischen wissen, eignet sich für eine Reise bis zur Haarwurzel am besten ein wachsender Anagen-Haarfollikel. Bei einem ruhenden Telogenhaar ist die Reise schnell zu Ende. Der hohe Anteil an wachsenden Kopfhaaren ist eine gute Voraussetzung für eine Reise in die Tiefen der Haarfollikel. Jetzt kommt es auf die Molekülgröße der Substanzen an. Je nach Größe bleiben die Moleküle im Haarfollikel auf einer bestimmten Höhe stecken und entfachen dann genau dort ihre Wirkung auf die umgebenden Haarzellen. Große Moleküle bleiben im oberen Haarkanal stecken, der sich nach unten hin verengt. Die kleineren Substanzen gelangen zu den tiefer liegenden, wurzelnahen Haarzellen. Oder sie sind so winzig, dass sie zwischen den Haarzellen hindurchrutschen und in das umliegende Gewebe bis in die Blutbahn gelangen. Deutsche, indische und englische Forscherinnen und Forscher fanden heraus, dass eine Molekülgröße von 400–700 Nanometer (nm) solche Substanzen eher im Haarfollikel verweilen lässt, wohingegen sehr kleine Moleküle (20–40 nm) ihn nur als Durchgangsstation nutzen und zwischen den Haarzellen durchrutschen.

Dieser Transportweg in und durch den Haarfollikel ist nicht zu unterschätzen. Unter den Hautporen fungiert ein Haarfollikel als Wächter und Vermittler zugleich. Er kann mithilfe seiner dicht angrenzenden Immunzellen krank machende Keime abwehren oder Substanzen passieren lassen, die zur Stimulierung der Haarfollikel, zur zielgerichteten Therapie von Haarerkrankungen oder für andere medizinische Zwecke genutzt werden. Denn Substanzen können über den Haarfollikel und seine Immunzellen Kontakt zum Immunsystem aufnehmen.

Sie können sich das wie folgt vorstellen: An einer Grenzkontrolle werden Sie gescannt. Der Scanner meldet ein paar Metallgegenstände, woraufhin Sie abgetastet werden. Am Ende ist alles in Ordnung, denn es handelte sich nur um ein paar

Münzen in der Hosentasche. Die entwarnende Meldung geht ins System ein, das jetzt ein Bild von Ihnen hat. So ähnlich werden Substanzen von den dicht anliegenden Abwehrzellen abgetastet und diese Informationen ans Immunsystem weitergeleitet. Dieser Haar-Transportweg könnte beispielsweise für Impfungen ohne Spritze genutzt werden.

Forscherinnen und Forscher können Wirkstoffe so verkapseln, dass sie einerseits durch die Haut direkt wandern und parallel durch den Haarfollikel. Wenn beide Transportwege beschritten werden, dringt eine Substanz besser ein. Ganz nach dem Prinzip »Doppelt hält besser«. Dafür muss ein Wirkstoff nicht nur klein genug, sondern ebenfalls fettliebend sein, damit er die anfangs fettige Fahrbahn im Haarfollikel passieren kann. Nicht jeder Wirkstoff verfügt über diese Eigenschaft. Also verkapselte ein Forschungsteam ein Medikament in einen Transporter, der außen eine fettliebende (lipophile) Hülle aufwies. Sie nahmen einen Blutdrucksenker, steckten diesen in ein Ethosom (Transporter) und trugen diese ethosomhaltige Creme auf behaarte Haut auf. Diese wirkstoffhaltigen Ethosome reicherten sich in der Haut und im Haarfollikel an und gaben nach und nach – wie in einer Art Reservoir oder Stausee – das Medikament frei. Dieses war klein genug, um durch die Hautschichten und den Haarfollikel an die umliegenden Blutgefäße und darüber in den Blutkreislauf zu gelangen. Auf diese Weise wäre es zukünftig möglich, Blutdrucksenker auf behaarte Haut zu cremen, wenn zum Beispiel Schluckschwierigkeiten bei der Tabletteneinnahme bestehen.

Abgesehen vom Nutzen eines solchen Weges birgt er auch ein Risiko. Genauso können schädliche oder gar giftige Substanzen neben dem Hautweg noch die Haarfollikelroute nehmen. Wenn eine Substanz beide Wege nehmen kann, ist die

Durchlässigkeit (Permeabilität) auf dicht behaarter Haut höher als auf unbehaarter Haut.

Die meisten Substanzen in Haarpflegeprodukten sind allerdings zu groß, um in den Haarfollikel einzudringen.

AUFGABEN VON SHAMPOOS UND CO? MEHR FÜLLE DURCH HÜLLE

Es wäre schön, wenn es so einfach wäre, mit Shampoos dichteres Haar zu bekommen. Von Herstellern werden viele Effekte ihrer Pflegeprodukte suggeriert, die unser Wunschdenken bedienen. Haare sollen genährt und aufgebaut werden, um fühlbar mehr oder vitaleres, volleres und kräftigeres Haar zu bekommen. Das klingt gut und einfach. Allerdings gibt es im Haar, das aus der Kopfhaut ragt – und ich weiß, ich wiederhole mich –, überhaupt keine lebenden Zellen. Daher können sie auch nicht derart ernährt werden. Doch vielleicht wählen Sie in Zukunft bewusster Ihre Haarkosmetika aus und überlegen, was Sie brauchen und was nicht.

Dennoch können wir Shampoos und andere Haarpflegeprodukte sehr gut einsetzen, um das Aussehen unserer (toten) Haare zu verbessern. Viele Shampoos enthalten überwiegend Stoffe, die sich außen an die Haare anlagern, wie zum Beispiel Silikone oder Proteine. Solche Inhaltsstoffe können sich außerdem im Keratingerüst der Haare verankern oder etwas Feuchtigkeit in sie einschleusen. Shampoos können die Haare griffiger und glänzender machen, indem ihre Substanzen die Haare ummanteln. Sie füllen kleinste Bruchstellen auf oder schützen sie vor äußeren Einflüssen. So wie Sie im Winter in einen dicken Wintermantel eingepackt sind und mehr äußeres Volumen haben, um besser vor dem Wetter geschützt zu sein, aber effektiv keine körpereigene Schutzschicht aufgebaut haben.

Manche Shampoos enthalten Vitamine wie Ascorbinsäure (Vitamin C) oder Tocopherol (Vitamin E). Sie schützen vor allem die im Shampoo enthaltenen Öle vor Oxidation. Panthenol oder Pantothensäure gehören zu den äußerlich pflegenden Stoffen, die Haare kämmbarer und glänzender machen. Zwischen den Schuppen der äußeren Haarschicht bleiben solche Stoffe hängen, glätten so die Oberfläche und polstern das Haar auf. Insbesondere an den Stellen, wo die normalerweise glatt anliegenden Haarschüppchen etwas abstehen. Dort angelagert, verleihen sie dem Haar kurzfristig mehr Glanz und Griffigkeit und machen es kämmbarer. Solche Produkte können spröde Stellen, Spliss und Risse im Haarkeratin wie mit einer Kittsubstanz füllen und umhüllen. Es wird so eine Art Schutzhülle um die Haare gebildet. Diese kittende Schicht hält meist bis zur nächsten Haarwäsche. Das kann bei Haarbruch, der durch schädigende Haarkosmetik entsteht, kurzfristig schützend wirken. So wie man ein Pflaster auf eine offene Wunde klebt. Die Haut darunter muss von der Tiefe aus lebenden Zellen neu gebildet werden. Das Haar kann sich aber an einer Bruchstelle trotz »Pflaster« nicht von selbst regenerieren. Ein Haar kann nur gesund nachwachsen, wenn es aus den tiefen Hautschichten ungestört an die Oberfläche wächst. Shampoos, die pflegen oder kräftigen sollen, enthalten meist Silikone oder ähnlich wirkende Pflegestoffe. In 2-in-1-Shampoos finden Sie diese, weil die Effekte von Shampoo und Haarspülung in einem Produkt kombiniert sind. Allerdings helfen solche Inhaltsstoffe weder gegen Haarausfall, noch regen sie das Haarwachstum an. Die Silikone oder anderen enthaltenen Pflegestoffe wie Pantothensäure ummanteln die Haare, lassen sie künstlich dicker wirken. Sie legen sich als feiner Film um die Haare, glätten so ein raues, geschädigtes Haar und machen die Haare leichter kämmbar.

In letzter Zeit fallen mir immer mehr Haarprodukte mit der Aufschrift »silikonfrei« auf. Silikone werden in verschiedene Arten unterschieden. Die nicht wasserlöslichen Silikone lassen sich dabei schlechter auswaschen als die wasserlöslichen. Sie können als Rückstände auf Haaren und Kopfhaut verbleiben und gerade bei schnell fettenden Haaren unvorteilhaft sein, da sie einen glänzenden Film hinterlassen. Silikone wie Dimethicone, die nicht wasserlöslich sind, empfehlen sich nicht für fettende Haare. Wasserlösliche Silikone, wie etwa PEG12-Dimethicone, werden leichter ausgewaschen. Letzteres kann nach und nach verdunsten, es wird deshalb zusätzlich als flüchtiges Silikon bezeichnet. Reste dieses wasserlöslichen Silikons sind bei der nächsten Wäsche etwas leichter auswaschbar als wie zum Beispiel Cylcomethicone. Dieses ist wiederum ein nicht wasserlösliches Silikon. Es kann ebenso verdunsten und ist häufig in Leave-in-Produkten enthalten. Solche flüchtigen Silikone können sowohl wasserlöslich wie nicht wasserslöslich sein. Oder Sie entscheiden sich für silikonfreie Pflegeprodukte. Denn diese synthetischen Polymere können über das Abwasser in die Umwelt gelangen und bauen sich nur langsam ab, insbesondere die nicht wasserslöslichen Silikone. Die möglichen Risiken für Mensch und Natur sind Gegenstand wissenschaftlicher Studien. In der Europäischen Union dürfen aktuell Cyclotetrasiloxane (D6), Cyclopentasiloxane (D5) und ab 2026 auch Octamethylcyclotetrasiloxane (D4) in Haarpflegeprodukten maximal mit 0,1% enthalten sein, da sie schwer abbaubar sind und sich in der Umwelt anreichern können. Wasserlösliche Silikone sind hingegen für eine biologische Zersetzung leichter zugänglich. Silikone sind unter den Inhaltsstoffen (INCI) auf Haarpflegeprodukten aufgeführt, die in der Europäischen Union vertrieben werden.

Beispiele für Silikone in Haarpflegeprodukten

NICHT WASSERLÖSLICHE SILIKONE	WASSERLÖSLICHE SILIKONE
Amodimethicone	Dimethicone Copolyol
Cetyldimethicone	PEG/PPG-18/18 Dimethicone
Cyclopentasiloxane (D5)	Silicone Quaterniums
Cyclohexasiloxane (D6)	
Dimethicone	
Dimethiconol	
Phenyltrimethicone Octamethylcyclotetra- siloxane (D4)	
Stearyldimethicone	
Trimethylsiloxyamodimethicone	

Mein Fazit: Die meisten Haarpflegeprodukte haben einen vorübergehenden Effekt und können das Haargefühl temporär verbessern. Natürlich gewachsenes, dickeres Haar bekommen Sie mithilfe von Pflegemitteln nicht, denn das Haarwachstum geschieht unter der Haut und nicht an den Spitzen. Daher ist die beste Strategie für gesunde Haare, sie schonend zu behandeln und von innen heraus gut zu versorgen. Silikonhaltige Pflegeprodukte erleichtern vor allem die Pflege längerer Haare und überbrücken Bruchstellen. Wasserlösliche Silikone und silikonfreie Produkte reduzieren die Belastung der Umwelt mit synthetischen, schwer abbaubaren Substanzen.

WENIGER HAARKOSMETIK IST MEHR: (TROCKEN-)SHAMPOOS UND SPÜLUNGEN

Shampoos sind vor allem da, um die Kopfhaut zu reinigen. Ich rate zu einem milden, sensitiven Shampoo mit wenigen Inhaltsstoffen. Denn für die meisten Menschen gilt: Shampoos gehören auf die Kopfhaut, Haarprodukte wie Spülungen, Kuren, Öle oder Leave-in-Produkte sind für die Haarlängen bestimmt. Für sehr feines Haar und empfindliche Kopfhaut können Sie auch mal Babyshampoo versuchen. Allerdings kann es damit auf Dauer zu spröden Haaren kommen. Babyshampoos enthalten im Gegensatz zu Erwachsenenshampoos weniger Pflegestoffe, die die Haare ummanteln und an ihnen haften bleiben. Der fehlende Conditioner-Effekt fällt besonders Menschen mit langen oder gefärbten Haaren auf. Kurze Babyhaare benötigen diese Extraportion Pflege nicht. Ein anderer Grund kann ihre milde Reinigungskraft sein. Sie sollen sanft zur Babykopfhaut sein. Deswegen gelingt es mit Babyshampoos nicht immer, alle Rückstände von Haarspray und anderen Stylingprodukten auszuwaschen.

Allerdings können weniger Pflegestoffe von Vorteil sein. Vermeiden Sie vor allem bei feinen oder schnell fettenden Haaren Shampoos und Spülungen für geschädigtes Haar, besonders am Haaransatz. Denn sie können den Eindruck von einem fettigen Haaransatz durch Auflagern der Pflegesubstanzen am Haar verstärken. Pflegende Haarkosmetika, die sich mehr Glanz, Volumen oder Anti-Haarbruch auf die Fahne schreiben, sollten vor allem in die unteren Längen der Haare eingearbeitet werden. Sie enthalten unter anderem Inhaltsstoffe wie Silikone (z. B. Dimethicon) oder kationische Tenside (Quaternium-80, Cetrimonium Chloride), die Haare beschweren können und schneller fettig aussehen lassen.

Inzwischen gibt es Alternativen auf Zuckerbasis, denn einige Hersteller verzichten bewusst auf Silikone und bewerben dies auf der Packung. Als Silikonersatz dienen darin beispielsweise pflanzliche Öle, hydrolisierte Proteine (Keratin, Soja-, Weizenprotein), Zuckerrohrextrakte oder hydrolisierte Zucker (Saccharide Isomerat). Diese Substanzen sind biologisch leichter abbaubar als nicht wasserlösliche Silikone. Doch Achtung: Auch pflanzliche Öle (z. B. Kokosöl) oder Buttersorten (z. B. Sheabutter) in Haarshampoos können feines und schnell fettendes Haar am Ansatz beschweren. Sie sind besser für trockene Kopfhaut und dickere Haare geeignet.

Daneben enthalten Shampoos meist noch eine Vielzahl anderer, die äußere Haarstruktur pflegende Stoffe, wie beispielsweise Panthenol, Aloe vera oder natürliche Verdickungsmittel (Xanthan Gum). Gerade wenn Sie täglich und häufig die Haare waschen möchten oder zu empfindlicher Kopfhaut neigen, sollten Sie besser zu sensitiven Shampoos greifen. Je kleiner deren Zutatenliste ist, desto besser. Meist ist zusätzlich vermerkt, welche Inhaltsstoffe darin bewusst weggelassen wurden, wie Parfüm, Konservierungsstoffe (z. B. Parabene) oder Farbstoffe. Denn die schützenden Hautfette werden bei jeder Haarwäsche entfernt und potenziell reizende oder allergene Stoffe dringen leichter in die Haut ein.

Bei etwas längeren Haaren ist die 1/3-zu-2/3-Regel einfach anzuwenden und gut zu merken: Shampoonieren Sie die Kopfhaut und Haare dafür im ersten Drittel. Bei längeren Haaren gehören in die unteren zwei Drittel die pflegenden Produkte wie Spülungen, Kuren, Öle und ähnliche Haarpflegeprodukte.

Zwischendurch darf als Überbrückung zur nächsten Haarwäsche ein Trockenshampoo verwendet werden. Es kommt dem Bedürfnis nach einem trockenen Haaransatz entgegen und ist vor allem bei Langhaarigen zeitsparend. Das bedeutet weniger Stress für die Haarlängen, da das Föhnen entfällt. Allerdings bietet es keinen Ersatz für eine Haarwäsche. Trockenshampoos gibt es als Puder zum Einklopfen oder in Sprayform. Die enthaltenen fettabsorbierenden Partikel saugen das Fett auf und werden dann als kleine Klümpchen aus dem Haar ausgeschüttelt oder gebürstet. Da trotzdem kleine Reste auf der Kopfhaut verbleiben können, sollten Sie es nicht mehr als zweimal hintereinander verwenden. Vor allem für die Heuschnupfen-Allergiker ist die Verwendung weniger sinnvoll. Allergieauslösenden Pollen können sich in den Haaren sammeln und sollten – vor allem nach längerem Aufenthalt im Freien – ausgewaschen werden. Ebenso ist Trockenshampoo bei entzündlichen, schuppenden Kopfhauterkrankungen wie der Schuppenflechte oder der Neurodermitis (Psoriasis, atopische Dermatitis) nicht empfehlenswert, da sich die Partikel unter die Hautschuppen mischen.

SCHUPPEN SIND NICHT GLEICH SCHUPPEN

Meist werden Schuppen mit trockener Haut assoziiert. Wenn Sie zu Schuppen auf der Kopfhaut neigen, kann das verschiedene Ursachen haben. Je nach Stärke und Ursache der Schuppung können sie auch jucken. Doch meistens bemerken Sie vor allem, dass es rieselt.

Schuppung ist nicht immer gleichbedeutend mit Trockenheit auf der Kopfhaut. Bei leicht fettender Kopfhaut, die zu Schuppen neigt, können diese farblich dem Milchschorf ähneln, den wir bei Säuglingen häufiger als Gneis auf der Kopfhaut sehen. Sehen die Schüppchen leicht gelblich aus, und fetten Ihre Haare nach ein bis zwei Tagen? Dann neigen Sie vermutlich zu **fettigen Schuppen** (seborrhoische Dermatitis oder Kopfekzem) und benötigen dafür geeignete Shampoos. Wenn Ihre Haare schnell fetten, dann ist die Gefahr gering, dass Ihre Kopfhaut austrocknet. Die Schuppen entstehen aus einem anderen Grund. Bei fettiger Kopfhaut bekommen bestimmte Hefen, die zu unserer Mikroflora auf der Kopfhaut gehören, zu viel Fett ab. Diese Hefen ernähren sich von unserem Kopfhauttalg. Bei fettender Kopfhaut gibt es Talg im Überfluss. Die Hefen sind zu gut ernährt und vermehren sich mehr als die anderen Keime. Sie verstoffwechseln die Hautfette in reizende Fettsäuren, worauf die Kopfhaut mit verstärkter Schuppenproduktion, Rötung oder Juckreiz reagiert. Abhängig von der Intensität und Dauer kann eine derartige Reizung der Kopfhaut zu Haarausfall führen oder ihn zusätzlich verstärken. Diesen Teufelskreis durchbrechen Sie mit speziellen Shampoos, die die Überzahl an Hefen wieder runterregulieren. Bei den Hefen auf der Kopfhaut handelt es sich um eine Art gutartigen Pilz. Sie sind nicht ansteckend und gehören zu unserer Kopfhautflora, schließlich ist unsere Kopfhaut nicht steril. In diesem Falle entsteht lediglich ein Ungleichgewicht in der Mikroflora unserer Kopfhaut durch zu viele Hefen. Deshalb helfen antimykotische (anti-Pilz) Shampoos, um die Mikroflora wieder auszubalancieren. Auf den Shampoos ist meist ausgewiesen, dass sie für fettige Schuppen geeignet sind. Sie enthalten Wirkstoffe wie zum Beispiel Ciclopirox-Olamin, Clotrimazol, Ketoconazol oder Piroctolamin. Auch Selendisulfid wird in solchen Shampoos eingesetzt. Nach Ansicht mancher Testinstitute können sie auf der Kopfhaut irritativ wirken. Gleichzeitig können Schüppchen an den Augenbrauen oder hinter den Nasenflügeln auftreten. Das hängt meist mit den fettigen Kopfschuppen zusammen und wird durch ein Überangebot an Talg begünstigt. Anders als oft vermutet, sind an diesen Stellen noch zusätzliche, rückfettende Hautcremes kontraproduktiv. Tragen Sie bei jeder Haarwäsche mit den wirkstoffhaltigen Shampoos etwas Schaum auf diese Hautzonen auf und lassen ihn ein paar Minuten einwirken. Reicht das nicht, gibt es die oben genannten Wirkstoffe in einer Creme fürs Gesicht.

Diese fettigen Schuppen tauchen nicht nur bei Erwachsenen auf. In der Pubertät sind die hormonell gesteuerten Talgdrüsen aktiver, und bei Jugendlichen können fettige Schuppen am Kopf oder in der T-Zone des Gesichts entstehen.

Hat sich die Schuppung verringert, dann sollten Sie langfristig auf ein silikonfreies, sensitives Shampoo umsteigen, das für die häufige Haarwäsche geeignet ist. Teilweise bleibt die Neigung zur Schuppenbildung bestehen, und sie kehren zurück. Dann hilft eine prophylaktische Anwendung des medizinischen Shampoos zum Beispiel alle zwei bis vier Wochen. Auf diese Weise balancieren Sie in größeren Abständen die Mikroflora immer wieder aus.

Einen weiteren Tipp möchte ich Ihnen geben: Gehen Sie nicht mit nassen Haaren ins Bett, denn feuchte Wärme mögen die Hefepilze fast so gerne wie das Hautfett. Stärkere Schuppen können mit ichthyol- oder salicylsäurehaltigen Shampoos angegangen werden. Sie lösen die Schuppen von der Kopfhaut und wirken antientzündlich.

Neigen Sie vor allem zu Schuppen am Hinterkopf, dann praktizieren Sie womöglich die Kopf-in-den-Nacken-Haarwäsche. Sie waschen das Shampoo raus, während Sie den Kopf nach hinten kippen, damit nichts in die Augen läuft. Bei manchen Personen bleiben auf diese Weise einige Shampooreste am Hinterkopf. Das kann die Kopfhaut reizen. Als Reaktion bildet sie vermehrt Schuppen an dieser Stelle. Waschen Sie Ihre Haare demnächst kopfüber. Am besten wechseln Sie zukünftig hin und wieder die Auswaschtaktik, damit nicht der umgekehrte Effekt am Vorderkopf eintritt. Reicht das nicht aus, dann sollten Sie die Kopfschuppen ärztlich begutachten lassen.

Wenn Sie aus anderen Gründen wie Sport- oder Styling-Präferenzen täglich bis alle zwei bis drei Tage die Haare waschen möchten, versuchen Sie nach dem Sport nur mit Wasser den Schweiß abzuspülen, und verwenden Sie ebenfalls sensitive Shampoos zum Wohle Ihrer Kopfhaut. Das sind Shampoos mit weniger Inhaltsstoffen, häufig ausgewiesen als »ohne Duftstoffe, Parabene oder Silikone«. Oder schauen Sie auf die Rückseite der Verpackung, da sehen Sie unter »INCI« (International Nomenclature of Cosmetic Ingredients), was alles im Shampoo enthalten ist. Aus medizinischer Sicht sind Shampoos, ob flüssig oder als kompakte Haarseife tendenziell besser für die Kopfhaut, je weniger Inhaltsstoffe sie besitzen.

Durch häufiges Haarewaschen kann die Kopfhautflora aus der Balance geraten. Genauso wie das bei unserer Hautflora am Körper durch zu häufiges Duschen und Reinigen passiert. Die Zusammensetzung der guten Hautkeime – Mikrobiom genannt – wurde in jüngster Vergangenheit auf der Kopfhaut näher untersucht. Welche Rolle sie bei Erkrankungen der Haare und der Kopfhaut spielt, dafür interessieren sich internationale Forschungsgruppen. Sie vermuten, dass eine Störung des Mikrobioms der Kopfhaut für die Entstehung von Kopfhauterkrankungen oder auch bei Autoimmunerkrankungen der Haare relevant sein könnte.

Wenn Sie zu sehr empfindlicher oder trockener Kopfhaut neigen, insgesamt eher trockene Haut haben und diese weißlich **trockenen Schuppen** bei sich feststellen, sollten Sie die Haare nach Möglichkeit nur ein- bis maximal zweimal die Woche waschen. Bei der Wahl Ihres Shampoos kann es sich lohnen, neben Duftstoffen bestimmte Tenside wegzulassen, die für das Schäumen sorgen. Tenside wie Natriumlaurylsulfat (Sodium Lauryl Sulfat, SLS) oder Natriumlaurylethersulfat (Sodium Laureth Sulfat, SLES) können die Kopfhaut irritieren. Für die meisten Menschen gehört das Schäumen zu einem guten Waschgefühl, aus diesem Grund enthalten die meisten Shampoos solche waschaktiven Tenside. Verwenden Sie Shampoos ohne Sulfate oder mit wenigen, dann müssen Sie sich bestenfalls an das geringere Schäumen gewöhnen. Denn Shampoos müssen nicht zwangsläufig schäumen, um die Kopfhaut gut zu reinigen. Können Sie sich damit nicht anfreunden, dann verwenden Sie sensitive Shampoos für die häufige Haarwäsche. Sie enthalten weniger Inhaltsstoffe, dafür beispielsweise mehr Glycerin oder Urea (Harnstoff), die für mehr Feuchtigkeit auf der Kopfhaut sorgen.

Es kommt also auf die Art der Schuppen an: Fettige Schuppen brauchen andere Shampoos als trockene Schuppen. Je weniger Inhaltsstoffe, desto schonender ist die Haarwäsche für die Kopfhaut. Bringen diese Maßnahmen keine Besserung, sollten Sie es dermatologisch abklären lassen.

DIE OPTIMALE HAARPFLEGE: HAARE MÖGEN ES SANFT

Längere Haare benötigen zur schonenden Entwirrung häufig mehr als nur ein Shampoo, vor allem wenn Sie silikonfreie Shampoos verwenden. Denn je leichter Sie die Haare durchkämmen können, ohne an ihnen zu reißen, desto besser für die Haarstruktur.

Haarlängen sind selten fettig oder schmutzig, für sie reicht es, wenn der restliche Schaum beim Ausspülen über sie drüberfließt. Sonst trocknen die Haare in den unteren zwei Dritteln durch häufiges Shampoonieren zu sehr aus. In den unteren zwei Dritteln der Haare können Sie Conditioner, Haarkuren oder Leave-in-Sprays kneten. Für die Spitzen eignen sich Haaröle. Wenn Sie diese aber zu kopfhautnah auftragen, beschweren sie den Ansatz und lassen hier die Haare schneller fettig aussehen. All diese Produkte sollten Sie einkneten und nicht einreiben. Haarspülungen sollten Sie 30 Sekunden im nassen Haar belassen, Haarkuren nach Packungsangaben. Die Leave-in-Sprays und auch Haaröle können ins handtuchtrockene Haar geknetet werden. Und wieder: Gerade nasse Haare mögen es sanft. Nach dem Waschen vorsichtig mit einem Handtuch drücken, nicht rubbeln. Ein grobzinkiger Kamm sollte leicht durchkommen, um das feuchte Haar vorsichtig zu entwirren.

Selbst bei den angebotenen Haarölen gibt es die Qual der Wahl. Forscherinnen und Forscher haben 22 verschiedene Studien zu Haarölen an dicken, dunklen Haaren oder sehr lockigen Haaren durchgeführt und drei Öle miteinander verglichen. Hiervon schien Kokosnussöl am besten für brüchiges Haar, gefolgt von Rizinusöl und Arganöl. Alle Öle lagerten sich am äußeren Haar an, aber keines der Öle konnte nachweislich das Haarwachstum ankurbeln. So wie im alten Ägypten die Mumie einbalsamiert wurde, die salbenden Öle machten sie nicht lebendig, sondern haltbarer. Einige Haaröle enthalten zusätzlich noch Silikone. Wenn Sie auf diese verzichten möchten, achten Sie immer auf das Kleingedruckte auf der Packung.

Mein Fazit: Abgesehen vom medizinischen Standpunkt zu Haarpflegeprodukten gilt es auch den ökologischen Gesichtspunkt und den kosmetischen zu beachten, der für Ihren Wohlfühlfaktor bei der Haarpflege verantwortlich ist. Manche Personen verwenden lieber Produkte ohne Mikroplastik, Silikone oder Duftstoffe, um die Umwelt zu schonen. Andere greifen bevorzugt zu reichhaltigeren, verwöhnenden Pflegeprodukten mit Duft und allem Drumherum. Wenn Patientinnen oder Patienten mich fragen, was die besten Pflegeprodukte sind, erstelle ich eher ein Pflegekonzept, als dass ich für ein bestimmtes Produkt werbe. Denn der Markt ist riesig und in stetem Wandel, was das Angebot betrifft. Daher geht es mir vor allem um Aufklärung und eine passende, individuelle Strategie, nach der Sie Ihre Haarpflegeprodukte auswählen. Die ist abhängig von ihrem Kopfhautzustand, ihrer Allergieneigung, Haarstruktur, möglichen Haarerkrankungen und geplanten Therapiekonzepten. Am Ende entscheiden Sie, womit Sie sich am wohlsten fühlen und was Sie am besten vertragen.

MASSIEREN JA, ZIEHEN NEIN

Dass die Durchblutung einen fördernden Einfluss auf das Haarwachstum hat, legen Studien inzwischen nahe. Je besser die Haarzwiebel – die tief in der Haut und direkt unter der

Haarwurzel sitzt – durchblutet ist, desto dicker soll das Haar gebaut werden. Wie wir wissen, kann Massieren die Durchblutung fördern. Die Frage lautet also: Wie genau eine Kopfhautmassage durchgeführt werden müsste, um einen messbaren Effekt auf das Haarwachstum oder die Haardicke zu haben? Ein US-amerikanisches Forschungsteam will in größeren Studien bei 340 Männern mit erblich bedingtem dünnem Haupthaar (androgenetische Alopezie) zumindest eine Stabilisierung des Verlaufs gesehen haben. Im Schnitt massierten sie täglich 11–20 Minuten den Kopf. Das kann auf die Dauer durchaus anstrengend werden. Eine japanische Firma hat ein Massagegerät für die Kopfhaut entwickelt, das laut ihrer Studie bei täglicher vierminütiger Anwendung die Haardicke verbessern haben soll. Allerdings ist diese an neun Männern durchgeführte Studie zu klein, um daraus eine grundsätzliche Empfehlung abzuleiten.

Die tägliche Kopfhautmassage erscheint bei gesunder Kopfhaut zumindest ein interessanter Ansatz, um die Durchblutung der Kopfhaut anzuregen, was langfristig den Haaren zugutekommen kann. Nur rubbeln sollten Sie allerdings nicht. Kneten Sie ihre Kopfhaut lieber, um die Haarstruktur und die Kopfhaut zu schonen. Darüber hinaus ist eine Massage angenehm. Gute Gefühle werden unter anderem über Botenstoffe vermittelt. Eine japanische Forschungsgruppe will einen Zusammenhang zwischen dem Wohlfühlhormon Oxytocin und den Haarzellen entdeckt haben. Es wird bei Umarmungen oder Massagen freigesetzt – ich denke da gerade an meinen Friseur und seine Kopfmassage beim Haarewaschen. Oxytocin soll – allerdings im Laborversuch – die Dirigentin des Haarwachstums, die dermale Papille, stimulieren. Ist diese gut drauf, könnte das Haar besser wachsen. Eine gut gelaunte Chefin wirkt sich auf den gesamten Betrieb aus.

Obwohl sich Artistinnen an den Haaren aufhängen können, sollten Sie Ihre Haare in ihrer zwar festen, aber doch sensiblen Verankerung in der Haut entspannen. Denn dauerhafter Zug auf Ihre Haare ist keine gute Idee. Einer meiner Patientinnen war eine zurückweichende Haargrenze aufgefallen, die Stirn wurde langsam höher, und auch an den seitlichen Partien schimmerte die Kopfhaut leicht durch. Sie hatte kräftige, volle Haare, die bis zur Hüfte reichten. Seit 15 Jahren trug sie jeden Tag einen Zopf, und ihre Haare waren darin fest zurückgebundenen. Nachts trage sie einen Haarknoten. Sie hatte keinen Haarausfall, sondern eine sogenannte Zughaarlosigkeit am Übergang von der Stirn zur behaarten Kopfhaut entwickelt (Traktionsalopezie).

Wenn Kopfhaare über einen langen Zeitraum dauerhaftem Zug ausgesetzt sind, dann lösen sich wachsende Haare vorzeitig aus der Verankerung. Haarzug kann durch das Gewicht der Haare oder bei strammen Frisuren entstehen oder durch eine Kombination aus beidem. Das kann sogar so weit führen, dass im Haarfollikel einige Zellen absterben, was am Ende zum Untergang des gesamten Haarfollikels führen kann. Stirbt ein Haarfollikel ab, kann sich kein neues Haar mehr bilden. Der Patientin riet ich, den Haaren diese Last zu nehmen und die Frisur anzupassen, damit weniger Zug auf die Haare wirke. Sie solle sich melden, wenn es schlimmer werden würde. Das tat sie aber nicht.

Haare mögen möglichst wenig physikalischen Stress wie Zug und Gewicht. Gleiches gilt für schwere Haarverlängerungen, Dreadlocks oder stramme Flechtfrisuren, die über einen langen Zeitraum getragen werden. Doch neben zu viel Gewicht gibt es auch andere Gründe, warum die Stirn höher werden kann und die Haargrenze sich nach hinten verschiebt.

TEIL 3

Haarausfall: Ein Symptom mit vielen Ursachen

Kapitel 8

VON ERSTEN LÜCKEN UND SCHIMMERNDER KOPFHAUT: DIE ANDROGENETISCHE ALOPEZIE

In meiner Sprechstunde erlebe ich seit über 25 Jahren, wie wichtig gesunde Haare für uns Menschen sind. Gerade Haarausfall führt bei Betroffenen dazu, dass sie in ihrer Verzweiflung im Handel nach frei verkäuflicher, schneller Hilfe suchen. Oft gelangen sie an Produkte, die nicht helfen, weil sie in Unkenntnis der eigentlichen Ursache angewendet werden. Dabei verlieren sie nicht nur wertvolle Zeit und Geld, sondern auch langsam die Nerven. Die Basis einer erfolgreichen Haarbehandlung ist die genaue Kenntnis der zugrunde liegenden Ursache des Haarproblems. Ist sie gefunden, kann sie in den meisten Fällen behandelt werden. Doch bis zur Klärung vergeht meist einige Zeit. Hinzu kommt, dass viele Haarprobleme nicht sofort mit einer sichtbaren Veränderung auf die Behandlung ansprechen. Haarerkrankungen sind wie ein Jumbojet, der zur Landung ansetzt und einen langen Bremsweg hat, bis er zum Stillstand kommt. Bis zur Besserung ist für die meisten eine für uns und unser Umfeld sichtbare, ungewollte Veränderung unseres Haarkleids eine starke Belastung.

WENN DIE KOPFHAUT DURCHSCHIMMERT

Jede Haargeschichte ist individuell, selbst wenn ihr dieselbe Diagnose zugrunde liegt. Ein und dieselbe Haarerkrankung kann von Mensch zu Mensch unterschiedliche Verläufe nehmen. Hinzu kommen die individuelle Haarwahrnehmung und Haarsprache. Je intensiver und bewusster diese bei Betroffenen ausgeprägt sind, desto früher nehmen sie eine Veränderung wahr und ernst. Unabhängig vom Alter warten manche teilweise lange, bis sie wegen Auffälligkeiten ihrer Haare zum Arzt gehen, und andere wiederum treibt es so um, dass sie früher kommen. Nicht selten werden sie vom Umfeld vertröstet, sie hätten ja noch genug Haare. Gerade wenn es sich um einen langsam fortschreitenden Haarverlust handelt, fällt die Veränderung manchmal selbst den Betroffenen erst beim Vergleich von Fotos auf. Mitunter reicht der Beginn bis zum Termin bei mir Jahre zurück. Es gibt sehr viele Gründe für dünner werdende Haare, Haarausfall und lichte Stellen oder durchschimmernde Kopfhaut. Doch beginnen wir mit der häufigsten Ursache für die Abnahme der Haardichte (Alopezie): die androgenetische Alopezie oder anlagebedingter Haarausfall genannt.

Weil Ausprägung und Verlauf so individuell sind, ist es oft schwierig, das Anfangsstadium und die verschiedenen Varianten zu erkennen. Gemein haben alle Varianten der androgenetischen Alopezie, dass früher oder später die Kopfhaut durchschimmert.

Daher erzähle ich Ihnen gleich ein paar Haargeschichten, denen dieselbe Ursache zugrunde liegt, die jedoch so unterschiedlich sind, dass die Betroffenen von allein nicht draufkamen.

Vielleicht erkennt sich die ein oder der andere von Ihnen ja darin wieder und lässt ein Haarproblem frühzeitiger ärztlich einschätzen als geplant. Schieben Sie es nicht auf die lange Bank. Denn in der Regel kann man etwas dagegen unternehmen, und für nahezu jede Haartherapie gilt: Je früher Sie damit anfangen, desto besser.

Allerdings steht am Anfang einer Therapie immer eine klare Diagnose. Diese erarbeite ich mir schrittweise. Als Erstes schaue ich mir an, wo genau die Haare dünner sind. Mit den Händen erfasse ich das Haarvolumen am Kopf. Meist fühlen sich die Haare bei der androgenetischen Alopezie am Oberkopf feiner und weicher an als am Hinterkopf. Dann schaue ich mir den gesamten Kopf genau an. Die Abnahme der Haardichte folgt bei der androgenetischen Alopezie einem ganz bestimmten Muster. Ein typisches Muster ist Ihnen sicherlich schon einmal unter die Augen gekommen. Denn die androgenetische Alopezie gehört zur häufigsten Ursache für Haarverlust bei Frauen und Männern. Viele Männer verstecken ihre Haarlosigkeit in der Öffentlichkeit nicht. Deshalb haben Sie vermutlich das ganze Spektrum von leichten Geheimratsecken bis zur Vollglatze bereits gesehen. Frauen zeigen sich äußerst ungern damit in der Öffentlichkeit, das ist zumindest meine Erfahrung aus der Praxis.

Die Bereiche, in denen die Haardichte abnimmt oder Haare ausfallen, entwickeln sich oft langsam über viele Monate bis Jahre. Die lichten, wenig bis kaum behaarten Areale (Alopezie) betreffen nicht gleichmäßig den gesamten Kopf, sondern manifestieren sich schwerpunktmäßig in bestimmten Regionen, in typischen Alopezie-Mustern, am oberen Kopf: Obwohl es wie eine diffuse Lichtung der Haare aussieht, breitet sich die Alopezie in besonderen Mustern und betont in der Region über den Ohren aus. Der tiefe, nackennahe Hinterkopf bleibt wie ein Haarband von Ohr zu Ohr verschont. Die Kenntnis dieser Hotspot-Regionen oder Alopezie-Muster hilft bei der Einordnung und Klärung der Diagnose.

Ähnlich wie Sie nach dem Bestreuen mit Puderzucker auf dem Backblech sehen, welches Weihnachtsplätzchen da vorher lag, erkenne ich diese Muster. Der hinterlassene Abdruck, von Puderzucker umgeben, gleicht mal einem Tannenbaum, mal einem Stern. Der Teig ist bei allen Plätzchen der gleiche, nur durchs Förmchen entsteht ein anderes Muster. Die Mustervarianten, in denen sich die Haare zu lichten beginnen, können trotz der gemeinsamen Ursache genauso unterschiedlich sein. Beginnen wir mit den Mustern, die vor allem bei Frauen anzutreffen sind.

FRAUEN MIT ERBLICHEM HAARAUSFALL: VOM SCHEITEL BIS ZUR SEITE

Im Unterschied zur Haaralterung, bei der es am gesamten Kopf langsam zu feineren und etwas kürzer wachsenden Haaren kommen kann, nimmt die Haardichte bei der androgenetischen Alopezie betont am Oberkopf ab. Alles spielt sich oberhalb der Ohren ab. In diesem Bereich dünnt sich das Haar nach und nach aus. Auf viele meiner Patientinnen wirkt das trotzdem wie ein diffuser Haarausfall. Medizinisch gesehen ist der diffuse Haarausfall allerdings etwas ganz anderes. Auf ihn gehe ich in Kapitel 10 genauer ein. Typischerweise tauchen bei erblich bedingtem Haarausfall die lichten Stellen überwiegend am Mittelscheitel auf oder werden rund um den vorderen Haaransatz gesichtet. Hier können die Haare phasenweise lockerer sitzen und sich leichter ausziehen lassen. Die Haare dünnen einem bestimmten Muster folgend aus. Das kann wie eine breitere Scheitellinie aussehen, an einen Weihnachtsbaum erinnern oder scheinbar kahle Lücken an den seitlichen Partien erkennen lassen.

Internationale Forschungsgruppen tendieren aufgrund der musterförmigen Ausprägung inzwischen dazu, den erblich bedingten Haarausfall nicht nur als androgenetische Alopezie zu bezeichnen, sondern als Muster-Haarausfall (pattern hair loss). Es sind Muster bekannt, die häufiger bei Frauen (female pattern hair loss) auftreten, und solche, die sich überwiegend bei Männern (male pattern hair loss) zeigen. Dennoch können

Frauen, wenn auch seltener, ein sogenanntes männliches Muster bekommen und umgekehrt Männer ein weibliches Muster. Das wiederum hat nichts mit der hormonellen Situation im Blut der Betroffenen zu tun, sondern liegt an den Haarfollikeln selbst.

Scheitel-Muster

Einer 42-jährigen Patientin war in den letzten elf Monaten mehr und mehr aufgefallen, dass ihre Haare zunehmend dünner würden. Vor allem der Mittelscheitel erscheine ihr mittlerweile breiter als noch vor zwei Jahren. Vergangenen Herbst habe sie phasenweise mehr Haare als gewöhnlich in der Bürste vorgefunden, das hätte sich nach kurzer Zeit wieder von allein gegeben. Bisher habe sie nie ein Haarproblem gehabt. Sie ging lange davon aus, die Haare ihres Vaters geerbt zu haben. Ihr Vater habe mit seinen 85 Jahren bis heute sehr dichte, kräftige Haare. Aber jetzt beschleiche sie das Gefühl, dass sie eher die Haare ihrer vor 10 Jahren verstorbenen Mutter geerbt habe. Diese habe bis zu ihrem 75. Lebensjahr mehr und mehr durchscheinende Kopfhaut bekommen. Die Patientin könne sich noch gut daran erinnern, dass sie mit ihrer Mutter nie persönlich über die dünner werdenden Haare gesprochen habe. Das sei ein Tabuthema gewesen. Nun wollte sie wissen, ob die Veränderung bei ihr altersbedingt sei und sie sich damit abfinden müsse. Eigentlich sei sie nicht eitel und habe lange damit gehadert, sich wegen der Haare bei mir vorzustellen. Denn vielleicht sei das typisch für das Älterwerden, sie gehe schon auf die 50 zu. Nachdem sie auf der Straße diese schlimmen Beispiele bei anderen Frauen gesehen habe, die sehr lichte Haare hatten, sei sie nun doch besorgt gewesen. Denn so wolle sie in den nächsten Jahren nicht aussehen, und deswegen habe sie sich einen Ruck gegeben und einen Termin vereinbart.

Ich schaute mir ihren Kopf von oben an und zog einen Mittelscheitel von der Stirn bis zum Nacken. Auffällig war ein deutlich breiterer Scheitel am Oberkopf im Vergleich zum Hinterkopf. Passend dazu fühlten sich die Haare hier fülliger an als vorne. Mit der Lupe erahnte ich den Grund dafür. Am oberen Mittelscheitel wuchsen viel mehr feine Haare aus den Poren heraus als am Hinterkopf. Ein klassischer Befund bei der androgenetischen Alopezie vom weiblichen Muster, bei welchem der Scheitel am Oberkopf breiter wird, am unteren Hinterkopf aber nicht.

Weihnachtsbaum-Muster

Eine andere Patientin um die 43 Jahre hatte deutlich länger gebraucht, bis sie sich wegen ihrer Haare untersuchen ließ. Sie habe 15 Jahre gewartet, zwei Kinder großgezogen und habe nie mehr als die 100 Haare verloren, die als ein Indiz für Haarausfall gelten, wie überall zu lesen sei. Trotzdem sei – und das habe sie auf Fotos kürzlich wieder mit Schrecken festgestellt – das Haar schleichend, aber stetig dünner geworden. Besonders vorne am Mittelscheitel, direkt über der Stirn, sei fast schon ein Loch entstanden, so stark schimmere dort die Kopfhaut durch. Nach jeder Schwangerschaft hätte sie den klassischen Haarausfall gehabt, wie ihn die meisten Frauen nach einer Entbindung bekämen. Allerdings seien ihre Haare nach dem zweiten Kind nicht mehr so dicht wie vor der Schwangerschaft nachgewachsen. Sie habe das Gefühl, dass ihre Haare sich nicht so gut regeneriert hätten wie bei ihren Freundinnen, deren Haardichte sich nach einer Geburt trotz des anschließenden Haarausfalls wieder erholt hätte. Die meisten Ärztinnen und Ärzte hätten ihr gesagt, das sei so bei vielen Frauen.

Bei der näheren Untersuchung sah ich unter der Lupe, dass es sich bei dem vermeintlichen Loch um ein Areal handelte, in dem vor allem viele helle und kurze Flaumhaare standen. Dieser Bereich befand sich direkt am Haaransatz mittig über der Stirn und spitzte sich schmaler werdend bis zur Mitte des Kopfes hin zu. Es lief wie der Abdruck eines Weihnachtsbaumes vom Stamm – dem von ihr an der Stirn identifizierten Loch – nach hinten über die Scheitellänge dünner zu. Dieses Muster heißt im englischen daher »Christmas Tree-Pattern«. Es ist eine Variante des weiblichen Musters bei der androgenetischen Alopezie, die überwiegend bei Frauen am Scheitel auftritt. Anders als beim Scheitel-Muster wird er nicht gleichmäßig breiter, sondern ist zur Stirn hin breiter und verjüngt sich wie ein Tannenbaum zur Spitze hin. Die nachwachsenden Haare werden in diesem Bereich mehr und mehr durch Flaumhaare ersetzt. Den betroffenen Frauen fällt meist als Erstes vorne, nahe der Stirn, auf, dass die Kopfhaut durchschimmert, und sie bekommen nach und nach den Eindruck, dass ihre mittige Stirnhaargrenze zurückweicht.

Seiten-Muster

Seit einigen Jahren falle es der jetzt 28-jährigen Frau schwerer, sich einen Zopf zu binden. Sie müsse mehr und mehr toupieren, um die seitlichen Stellen zu kaschieren, an denen die Kopfhaut durchschaue – vor und über den Ohren habe sie regelrechte Lücken entdeckt. Auf der rechten Seite sei dies stärker aufgetreten als auf der linken.

Gerade an diesen seitlichen Partien ist es wichtig, genau hinzuschauen und erste Lücken ernst zu nehmen. Neben der androgenetischen Alopezie kommen für solche Lücken noch andere Ursachen infrage. In dem Fall der Patientin erkannte ich unter der Lupe wieder – wie auch in den oben erwähnten Typen – zwischen den normalen Haaren eine erhöhte Anzahl an feinen Flaumhaaren (Vellushaare). Das heißt, in den Lücken wuchsen noch Haare, allerdings waren diese Haare zu kurz und fein, um die Kopfhaut ausreichend zu bedecken. Diese Vellushaar-Areale waren bei ihr vorrangig seitlich über den Ohren sichtbar, und sie nahm sie bei einer Zopffrisur entsprechend stärker als Problem wahr. Hinzu kam eine allerdings dezente Volumenabnahme in der Scheitelregion, die ihr kaum aufgefallen war. Nicht selten empfinden manche die eine Seite stärker betroffen als die andere. Da unser Kopf nicht symmetrisch ist, ist das gut möglich. Eine leichte Asymmetrie spricht in diesem Fall allerdings nicht gegen die Diagnose, androgenetische Alopezie vom weiblichen Muster, das sich betont an den Seiten zeigt.

Geheimratsecken-Muster

Bereits mit Ende 20 hatte die jetzt 36-jährige Frau, die in meine Praxis kam, die ersten Ansätze zu Geheimratsecken bemerkt. Die Stellen waren lange Zeit unverändert geblieben. Jetzt beobachte sie aber, dass diese Ecken sich seit einigen Monaten weiter ausdehnen würden und die Kopfhaut stärker durchschimmere. Die Haare dort würden höchstens drei Zentimeter lang wachsen. Sie sei sich nicht sicher, vielleicht seien auch mehr Haare in der Bürste. Insgesamt seien ihre Haare ebenfalls dünner geworden. Das Haargummi am Zopf gehe jetzt dreimal rum anstatt zweimal.

Als ich sie untersuchte, sah ich, dass sie an beiden Geheimratsecken kürzere und feinere Haare aufwies als an den Seiten oder am Hinterkopf. Außerdem wuchsen einige Haare am oberen Hinterkopf, überwiegend aus dem Tonsurbereich kommend, feiner und kürzer als die übrigen Haare. In diesen Regionen saßen ihre Haare lockerer und ließen sich leichter ausziehen. Sie litt an dem bei Frauen eher selten auftretendem Geheimratsecken-Muster, bei dem es ähnlich wie beim Mann auch zur Lichtung im Tonsurbereich kommen kann. Das Muster tritt zwar überwiegend bei Männern auf und zählt zum männlichen Muster. Dennoch ist das nicht als Hinweis auf eine Hormonstörung im weiblichen Körper zu verstehen, bei der zu viel männliches Hormon produziert wird. Ob Frauen eines der drei oben beschriebenen weiblichen Muster bekommen oder das männliche Geheimratsecken-Muster hängt vor allem an den Erbanlagen, vermuten verschiedene Forschungsgruppen. Andersherum tritt bei Männern häufiger das Geheimratsecken-Muster auf, doch Männer können ebenso ein Scheitel-Muster bekommen. Kategorisiert wurden diese Muster nach »männlich« oder »weiblich« nur, weil sie entsprechend häufiger beim einen oder anderen Geschlecht auftauchen.

Viele Muster – eine Ursache

Alle Frauen hatten gemein, dass sie ein Durschimmern der Kopfhaut bemerkten, das sich vor allem am Oberkopf bemerkbar machte. Am tiefen Hinterkopf waren bei allen die Haare fülliger. Die dünner werdenden Haare treten bei der androgenetischen Alopezie in – für Medizinerinnen und Mediziner gut erkennbaren – Mustern auf, die sich bei Frauen seltener als die klassischen Geheimratsecken darstellen, sondern überwiegend eine Abnahme der Haardichte in der Scheitelregion bis zu den seitlichen Partien über den Ohren zeigen. In meiner Praxis begegnen mir immer wieder Fälle, bei denen das Ausdünnen nicht an der Scheitelregion, sondern zuerst seitlich über den Ohren beginnt und sich dann später in Richtung Scheitel ausdehnt. Diesen Beginn spiegeln die meisten Einteilungen, selbst solche in Lehrbüchern, kaum wider, wie einer Medizinstudentin auffiel, während sie bei uns ein Praktikum machte (Famulatur). Das Seiten-Muster habe ich aus diesem Grund beispielhaft aus meiner Praxiserfahrung hinzugefügt, weil es in

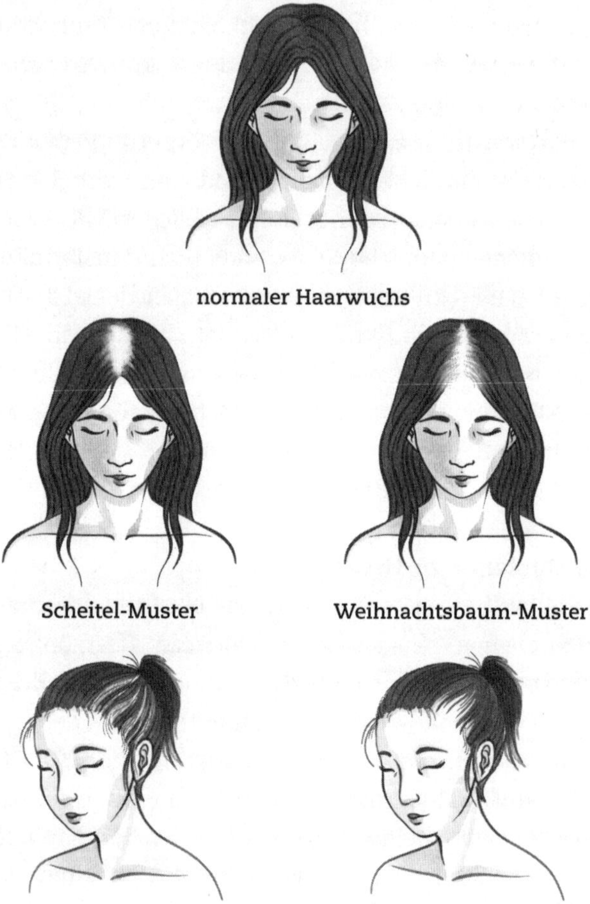

Muster der androgenetischen Alopezie bei Frauen

den Klassifikationen nicht ausdrücklich erwähnt wird, anders als das Scheitel- oder Weihnachtsbaum-Muster am Oberkopf.

Was bei allen Frauen noch übereinstimmte, war, dass in ihren Genen die Ursache für das dünner werdende Haar lag. Forscherinnen und Forscher vermuten, dass bestimmte Gene für diese typischen weiblichen Muster bei der androgenetischen Alopezie verantwortlich sind, und vermuten, dass es hier einen genbedingten Unterschied zum Geheimratsecken-Muster geben könnte. Genau identifiziert sind die Gene allerdings bei Frauen und Männern noch nicht. Behandelbar sind hingegen alle Muster der androgenetischen Alopezie. Dafür ist es wichtig, von Anfang an sicher zu sein, dass eine androgenetische Alopezie vorliegt und sie der einzige Grund für das Haarproblem ist. Die androgenetische Alopezie zählt zwar zu den häufigsten Ursachen für Haarverlust und Haarlichtung, sie kann allerdings mit anderen Ursachen zufällig zusammentreffen, die ebenfalls behandelt werden sollten. Daher rate ich von Selbstversuchen ab und von Anfang an zu einer klaren Diagnose. Sonst besteht die Gefahr, einseitig zu therapieren, und man wundert sich, warum die Strategie nicht anschlägt.

Am Anfang steht die Diagnose

Abgesehen von den sichtbaren Mustern, in denen sich die androgenetische Alopezie zeigt, ist es wichtig, andere Ursachen für Haarausfall ebenfalls zu bedenken. Es reicht nicht aus, nur von Weitem auf den Kopf zu schauen und die Muster zu erkennen. Die androgenetische Alopezie gehört zwar zur häufigsten Ursache, muss deswegen aber nicht der alleinige Grund für ein Haarproblem sein. Eine umfassende Befragung und der Ausschluss weiterer Haarerkrankungen ist daher essenziell. Beispielsweise kann neben einer androgenetischen Alopezie noch ein diffuser Haarausfall, durch einen Eisenmangel bedingt, vorliegen. Diese Ursachen sollten bei der Diagnosenstellung voneinander abgegrenzt werden.

Wie kann so etwas ablaufen? Mit einer systematischen Herangehensweise aus ausführlicher Befragung, körperlicher

Untersuchung und gegebenenfalls einer Haardiagnostik lässt sich eine klare Diagnose stellen.

Alle Frauen, die wir in den oberen Muster-Kapiteln kennengelernt haben, waren gesund, noch nicht in der Menopause und nahmen keine Medikamente. Die mitgebrachten Vorbefunde (Laborwerte) waren unauffällig, und es herrschten keine gynäkologischen Auffälligkeiten vor. Die Körperbehaarung war ebenfalls normal und wies keine Anzeichen von Vermännlichung (Hirsutismus) auf, wie in Kapitel 4 bereits beschrieben. Bei allen Frauen waren über Monate beziehungsweise über viele Jahre hinweg mehr und mehr ausgefallene Haare durch immer feinere und kürzere, nachwachsende Haare ersetzt worden. Je mehr Flaumhaare kamen, desto mehr schimmerte die Kopfhaut durch. So nahm die Menge an kräftigen Haaren bei allen Frauen vor allem am Oberkopf immer mehr ab, wo die Haare in Mustern diffus dünner wurden.

Werden die Haare in diesem Zustand nass oder zu einem Zopf gebunden, entsteht schnell der Eindruck von Lücken mit nackter Kopfhaut, obwohl auf den vermeintlichen kahlen Stellen noch Haare wachsen. Sie sind lediglich mit dem bloßen Auge kaum zu erkennen, weil sie nicht nur fein und kurz sind, sondern häufig auch etwas heller als die übrigen Haare. An diesen Lücken sah ich unter meiner Lupe viele Vellushaare. Meine Patientinnen beruhigte das erst mal, denn sie nahmen bis dahin an, dort gar keine Haare mehr zu haben. Wie viele Vellushaare auf den Arealen wachsen, kann ich unter der Lupe nicht zählen. Deswegen gibt es die Möglichkeit einer computergestützten Haaranalyse, um eine zusätzliche Aussage zum Schweregrad machen zu können oder besonders in frühen Stadien erste Anzeichen zu detektieren. Gerade wenn das Haarvolumen nicht deutlich sichtbar abgenommen hat oder kein eindeutiges Haarausfall-Muster zu erkennen ist. Denn vor allem zu Beginn ist es überwiegend ein Gefühl von Haarveränderung, das viele Patientinnen beschleicht. Andere bemerken eine deutliche Abnahme der Haardichte oder zusätzlich selbst limitierte Schübe mit mehr Haarausfall als gewohnt. In solchen Schüben treten die Haarfollikel verfrüht in die Ruhephase (Telogenphase) ein, speziell in den Musterregionen am Oberkopf, weswegen die Haare dort etwas mehr ausfallen. In diesen Haarausfallschüben ist es besonders hilfreich, mit der Diagnostik andere Ursachen abzugrenzen und sicherzustellen, dass der Haarausfall nur im Zusammenhang mit der androgenetischen Alopezie steht. Das gilt selbstverständlich ebenso für Männer mit Haarausfall.

Außerdem bietet sich die Untersuchung gut an, um Therapieerfolge zu messen. Daneben erfahre ich viel über das Haarwachstum meiner jeweiligen Patientin oder meines Patienten. Für mich stellt diese objektive und quantitative Haardiagnostik einen wichtigen Baustein dar, mit dem ich am Ende eine eindeutige Diagnose stellen und andere Ursachen ausschließen kann.

Obwohl keine weiteren Ursachen bei den oben beschriebenen Patientinnen vorlagen, waren meine Patientinnen nicht nur unzufrieden damit, dass sie unter dieser genetischen Form des Haarausfalls litten. Sie sahen sich vor ihren inneren Augen schon mit unaufhaltsam dünnen Haaren, einer Glatze oder einer Perücke in den nächsten Jahren. Die androgenetische Alopezie kann für Frauen eine immense psychologische Last darstellen, viele meinen, dagegen ließe sich nichts unternehmen. Doch dem ist nicht so. Einigen Männern geht es da ähnlich. Selbst mit für das Umfeld noch erkennbar vollem Haar kann eine Haarveränderung jeden beunruhigen, vor allem wenn diese nicht erklärbar ist oder behandelbar erscheint. Männer rechnen eher mit den klassischen Geheimratsecken, und viele kennen dieses Muster der androgenetischen Alopezie beim Mann. Doch aus der klinischen Praxis wissen wir, dass dieser Haarausfall vom weiblichen Scheitel-Muster – der so heißt, weil er überwiegend, aber nicht ausschließlich bei Frauen auftritt – auch Männer als eine Form der androgenetischen Alopezie treffen kann. Gerade weil diese Form bei Männern kaum bekannt ist, sorgt sie für Unsicherheit und Ängste bei den Betroffenen.

EIN JUNGER MANN MIT SONDERBAREN HAAREN AM OBERKOPF: ZU JUNG, UM ALT ZU SEIN

Ein junger Mann – gerade 18 Jahre alt geworden – bat mich, sein Haar zu untersuchen. Seine Kopfhaut schimmere oben bereits durch, und seine Haarstruktur habe sich seit einigen Monaten ebenfalls verändert. Die Haare am Oberkopf fühlten sich seltsam und anders an als vorher, sie seien schwieriger zu stylen und etwas heller als die übrigen Haare geworden. Seine Freunde hätten ihn schon gefragt, ob er krank sei oder ob der Abistress zu viel für ihn gewesen sei. Seitdem er mehr darauf achte, finde er tatsächlich bei der Haarwäsche einige Haare im Abfluss und in den Händen. Er verwende schon seit ein paar Monaten diverse Shampoos und Kapseln gegen Haarausfall. Aber nichts habe geholfen. Seinen Vater kenne er nur mit Vollglatze, aber die dafür typischen Geheimratsecken hätte er nicht bei sich bemerkt. Im Internet hätte er so unglaublich viel zu Haarausfall gelesen, dass er gar nicht wisse, was er da glauben solle. Das empfinde er wie ein Geschäft mit der Angst, kahl zu werden, und da möchte er sich erst mal beraten lassen. Oder könnte tatsächlich eine Krankheit dahinterstecken? Er sorge sich, eine Erkrankung zu übersehen. Außerdem möchte er nicht so schnell aussehen wie sein Vater. Er sei doch erst 18, das sei ja eigentlich zu früh, um jetzt schon an Haarausfall oder ans Altern zu denken.

Die meisten Menschen mit dünner werdenden Haaren oder Haarausfall verwenden gern vielversprechende, handelsübliche Haartabletten. Wenn aber kein bestimmter Mangel an Nährstoffen, Vitaminen oder Eiweißen vorliegt und ursächlich ist, helfen diese Supplemente nicht – genau wie bei meinem jungen Patienten. Bei ihm waren die Haare besonders im Oberkopfbereich, in der Scheitelregion, überwiegend feiner und kürzer als unten am Hinterkopf. Schaute ich von oben auf den Kopf, so war seine Haardichte am Oberkopf diffus dünner, und die Haare hatten auch eine etwas hellere Farbe im Vergleich zum Hinterkopf. Sie saßen dort lockerer und ließen sich leichter ausziehen. Unter der Lupe erkannte ich den Grund für die augenscheinlich sonderbaren Haare. Ich konnte einen erhöhten Anteil an Flaumhaaren in dem betroffenen Areal zwischen den kräftigen Terminalhaaren sehen. Zusätzlich wuchsen einige Haare dünner als die anderen Terminalhaare, sie waren vermutlich auf dem Weg zum Flaumhaar. Abgesehen davon, dass sie feiner und kürzer wuchsen, war ihre grundsätzliche Struktur in Ordnung.

Bei dem jungen Mann lag die Ursache an den Haarfollikeln selbst. Sie produzierten regional feinere und kürzere Haare. Allerdings in einem bei Männern eher selten anzutreffenden Muster, er hatte den Typ des breiter werdenden Scheitels. Dieser tritt zwar überwiegend bei Frauen auf, dieses Muster des androgenetischen Haarausfalls kann sich aber ebenfalls bei Männern zeigen. Dieses für die meisten Männer unbekannte weibliche Muster (»female pattern«) der Dichteminderung vom Scheitel-Typ führt häufig zu Verunsicherung, da sie es nicht direkt – wie das Geheimratsecken-Muster – dem anlagebedingten Haarausfall zuordnen. Sie bemerken vor allem das diffus lichter werdende Haar am Oberkopf oder eine Veränderung der Haarstruktur, was auf den Miniaturisierungsprozess an den Haarfollikeln zurückzuführen ist. Dieser Prozess kann mit entsprechenden Therapien für die androgenetische Alopezie aufgehalten und bei einem Teil der Betroffenen rückgängig gemacht werden. Genau von diesem Prozess waren auch einige Haarfollikel beim nachfolgend beschriebenen Mann betroffen, allerdings in den dafür beim Mann typischen Regionen.

TYPISCH MANN?

Seine Geheimratsecken kenne er schon seit Ende 30. Lange hätten sie sich nicht verändert. Aber jetzt mit Mitte 60 bekomme er ungewohnt strohige, krause Haare vorne zwischen den Geheimratsecken dazu, und dahinter, oben am Hinterkopf, würden die Haare lockiger, so mein Patient. Insgesamt seien die Haare lichter geworden, besonders am Oberkopf. Ob das normal und typisch Mann sei, wollte er wissen. Und wenn ja, was er dagegen tun könne. Er fühle sich jung und fit, seine Haare möchte er behalten. Wenn die weiter dünner würden, sehe er viel älter aus, als er sich fühle. Das wolle er nicht.

So wie ihm geht es den meisten Männern, die zu mir in die Praxis kommen und Rat suchen. Manche entschuldigen sich sogar dafür, dass sie kommen. Diagnostiziere ich daraufhin eine androgenetische Alopezie bei einem Mann, möchte die Mehrzahl es nicht hinnehmen und wünscht, über die Behandlungsoptionen informiert zu werden. Denn von »rettenden« und vermeintlich guten Behandlungen wimmelt es im Internet, das hätte er schon gesehen. Doch es sei für ihn schwer, die Studienlage zu überblicken und kritisch zu bewerten.

Bei diesem Mann war es zu einem Fortschreiten der androgenetischen Alopezie im Bereich zwischen den Geheimratsecken und im Tonsurbereich gekommen. Viele Menschen sehen die androgenetische Alopezie bei Männern vom Geheim-

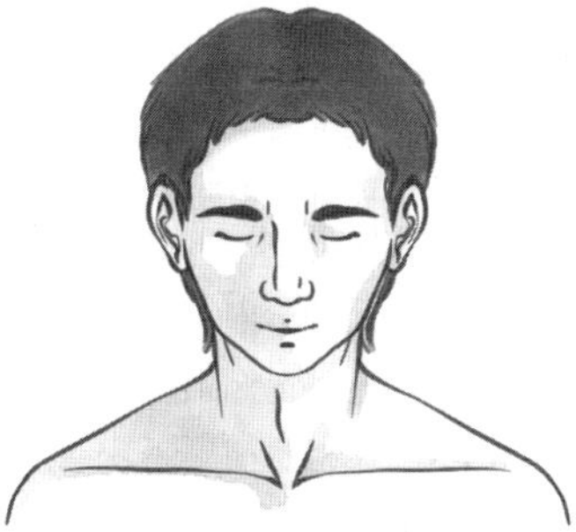

normaler Haarwuchs

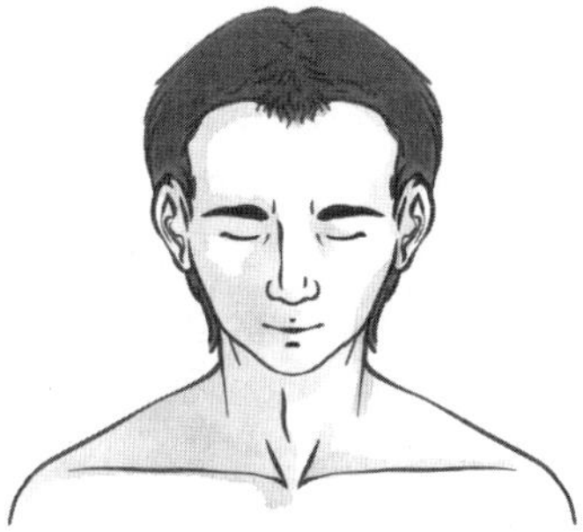

Geheimratsecken-Muster (frühes Stadium)

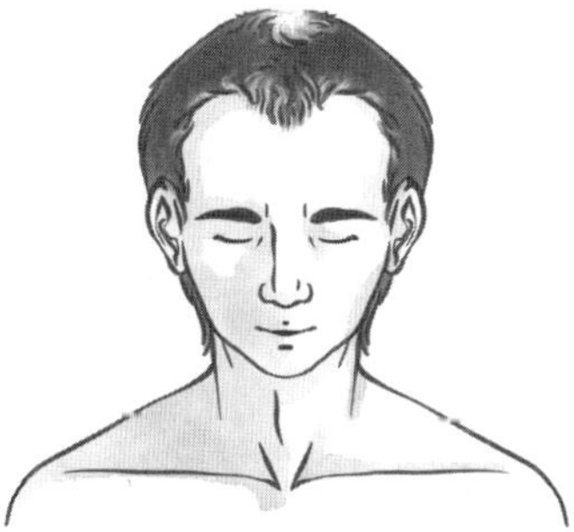

Geheimratsecken-Muster mit ausgedünnter Tonsur

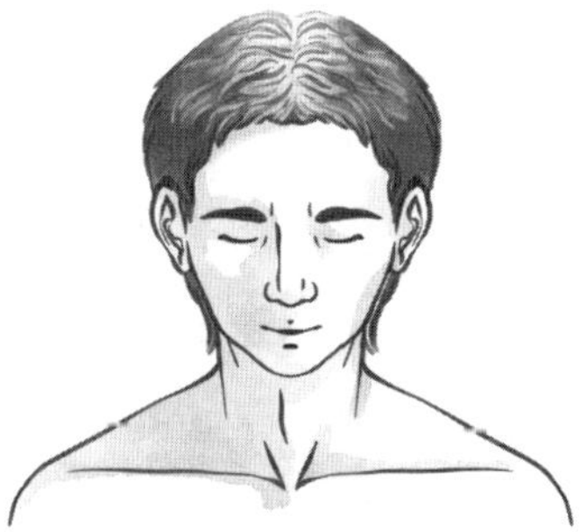

Scheitel-Muster

Muster der androgenetischen Alopezie bei Männern

ratsecken-Muster schon fast als typisch an. Wenn ich nach den Verwandten frage, wird Haarausfall oft verneint. Frage ich gezielt nach den Geheimratsecken oder der Glatze bei Vater oder Großvater wird das bejaht und als normal bezeichnet.

Das Geheimratsecken-Muster kann bei manchen Männern lange stabil bleiben, bei anderen nimmt die Haardichte zwischen den Ecken oder an der Tonsur weiter ab. Dann können diese beiden Areale vorne und hinten aufeinander zuwandern, sodass die Haardichte am gesamten Oberkopf bis zur Vollglatze abnimmt. Ein Haarkranz von Ohr zu Ohr bleibt am unteren Hinterkopf erhalten. Dieses bei Männern typische Muster der Alopezie, das an den Geheimratsecken beginnt, muss nicht in einer Vollglatze enden. Der Verlauf ist bei jedem individuell und schwer vorhersehbar. Aber nicht jeder Mann möchte abwarten und seine Lage akzeptieren. Mein Patient wollte den Verlauf nicht dem Zufall überlassen und informierte sich über die möglichen Therapien. Welche Behandlungsoptionen für Männer mit androgenetischer Alopezie zugelassen sind – unabhängig davon, ob es sich um das Scheitel- oder Geheimratsecken-Muster handelt –, das erfahren Sie im entsprechenden Kapitel weiter unten. Um die Taktik und Strategie, die zur Behandlung angewendet werden, zu verstehen, möchte ich Ihnen zunächst erklären, was den Haarfollikel so überempfindlich und gleichzeitig wachstumsmüde macht.

DER MINIATURISIERUNGSPROZESS: BACK TO THE ROOTS

Bei den zuvor beschriebenen Patientinnen und Patienten hatte das sichtbare und fühlbare Haarvolumen in bestimmten Mustern am Oberkopf abgenommen. Trotz der unterschiedlichen Verläufe und Muster hatten alle einen gemeinsamen Grund: In den Bereichen hatten sich zunehmend mehr Flaumhaare entwickelt. Betroffene Haarfollikel fahren dabei ihre Produktion zurück. Nachdem ein Haar ausgefallen ist, wächst das nachfolgende Haar kürzer und feiner nach. Im Fachjargon: Die Haarfollikel miniaturisieren. Die Terminalhaar-Produktion läuft im Rückwärtsgang, und es wachsen wie zu Beginn unseres Lebens Vellushaare aus den Haarfollikeln. Die Anzahl der Kopfhaarfollikel an sich ist nahezu unvermindert, doch der Anteil der

Flaumhaarfollikel nimmt zu und führte wie bei den zuvor beschriebenen Patientinnen und Patienten zum optischen Volumenverlust. Vergleichbar mit einem Wald, den Sie von oben aus der Luft betrachten. Je weniger dicke Bäume dort stehen und je mehr feine, kleine Bäumchen dazwischen sind, desto besser können sie den Waldboden sehen.

Warum ermüden die Haarfollikel und kehren zum Säuglingshaar zurück? Durch eine genetische Voraussetzung sind die Haarfollikel in der betroffenen Region am Oberkopf wesentlich empfindlicher als am Hinterkopf. Im Körper sind bei Betroffenen über das Blut keine krankhaft erhöhten Hormonspiegel messbar, wenn es sich um eine androgenetische Alopezie handelt. Obwohl immer noch der Mythos herumgeistert, dass Männer und auch Frauen mit Geheimratsecken zu viel Testosteron hätten, räumen Haar-Forschungsgruppen damit auf. Weder bei Frauen noch bei Männern wurde als Ursache eine im Blut messbare Störung der Hormonproduktion bei der rein anlagebedingten Alopezie gefunden. Bei einem pathologischen Überschuss der männlichen Hormone hätten Männer wie Frauen noch andere Anzeichen bekommen wie stärkeren Bartwuchs, Akne, schnellere Zunahme der Muskelmasse und gesteigerte Aggressivität.

Dennoch spielen die Hormone eine entscheidende Rolle: Die Haarfollikel reagieren in den Muster-Regionen zu empfindlich auf die zirkulierenden männlichen Hormone. Sie verkürzen in einer Art Überreaktion darauf ihre Wachstumszeit und schrumpfen. Daneben ist ein jeder Haarfollikel in der Lage, selbst Hormone zu produzieren. Es wird angenommen, dass die Haarfollikel in den betroffenen Regionen regelrecht übereifrig Hormone produzieren. So kann direkt vor Ort das hormonelle Gleichgewicht aus der Balance geraten, ohne dass wir es im Blut messen können. Außerdem wird vermutet, dass durch das hormonelle Ungleichgewicht oder Botenstoffe von den umliegenden Zellen – ähnlich wie beim Ergrauen – oxidativer Stress in Form von ROS entsteht, der wachstumshemmend auf die Haarzellen wirkt. Neben der erhöhten Sensibilität läuft bei den Haarfollikeln in den Musterregionen also noch der eigene Hormonhaushalt auf Hochtouren.

DER HAARFOLLIKEL STELLT SICH SELBST EIN BEIN: DIESE SENSIBLEN HAARE

Haarfollikel sind sensible und sehr gute Zuhörer. Sie hören ihrer Umgebung zu, indem sie Nachrichten über sogenannte Botenstoffe empfangen. Diese Botenstoffe sind Überbringer von guten oder schlechten Nachrichten. Sie können von anderen Zellen aus der direkten Umgebung, von Nerven, von anderen, weiter entfernten Körperorganen oder sogar vom Gehirn stammen. Nahezu jedes Organ kann über Boten seine Nachrichten an die Haarfollikel schicken und sie beim Wachsen unterstützen, aber auch stören.

Die Botenstoffe gelangen häufig in Form von Hormonen zum Haarfollikel. Es ist also viel los am Haarfollikel, so als würde bei Ihnen stündlich der Postbote klingeln. Die Klingel, die ein Botenstoff drückt, ist der sogenannte Rezeptor am Haarfollikel, der das Signal empfängt und ins Innere der Haarzelle weitergibt. Die Tür geht auf, und die Nährstoffe oder andere Signalstoffe kommen rein. So still und unbemerkt das Haarwachstum für uns erscheint, würde man bei den Haaren unter der Haut den Ton andrehen, wäre es unfassbar laut.

In den betroffenen Kopfhautregionen sind die Haarfollikel bei der androgenetischen Alopezie erblich bedingt so extrem hellhörig, dass sie selbst bei einem normalen Geräuschpegel beleidigt das Wachstum reduzieren. Die Haarfollikel besitzen vor allem am Oberkopf mehr Klingelknöpfe oder Rezeptoren für im Blut schwimmende männliche Hormone (Testosteron). Außerdem können sie selbstständig, also vor Ort, das ankommende Testosteron in ein noch stärkeres männliches Hormon umwandeln. Das machen die Haarfollikel über ein Enzym, was wie eine Art Katalysator wirkt und direkt am Haarfollikel sitzt. Das Enzym nimmt sich das ankommende Testosteron und wandelt es um in das Hormon Dihydrotestosteron (DHT). Aus der Forschung wissen wir, dass an den Haaren das DHT mit einer fünffach stärkeren Bremse im Vergleich zum Testosteron das Haarwachstum hemmt. So als hätte die Klingel einen Verstärker, der den Klingelton um das Fünffache lauter schellen lässt.

Schuld an diesem Verstärkereffekt ist das umwandelnde Enzym, das Forscher als 5-alpha-Reduktase enttarnt haben. Es soll in erhöhter Dichte vor allem an den Haarfollikeln sitzen, die im Oberkopf stecken. Je mehr Haarfollikel besonders stark mit diesem Enzym ausgestattet sind, desto mehr produzieren sie selbst ein für sie ungünstiges Hormon: das DHT. Das Überangebot an DHT mögen die Haarfollikel am Kopf überhaupt nicht und reagieren mit verfrühtem Abbruch, also dem Ende der Wachstumszeit. Sie gehen damit früher als gewöhnlich über in die Ruhephase. Die Folge ist: Diese Haare werden nicht so lang wie ursprünglich geplant und fallen früher aus.

Um die hormonell überforderten Haarfollikel fanden Forschungsgruppen in Gewebeproben aus betroffener Kopfhaut stellenweise kleinste Entzündungen (Mikroinflammationen). Wodurch sie entstehen und ob sie direkt mit den haareigenen hormonellen Prozessen zusammenhängen, ist noch nicht genau geklärt.

Die hormonelle Aktivität ist jedoch nicht nur durch ein Enzym erklärbar. Neben der 5-alpha-Reduktase haben For-

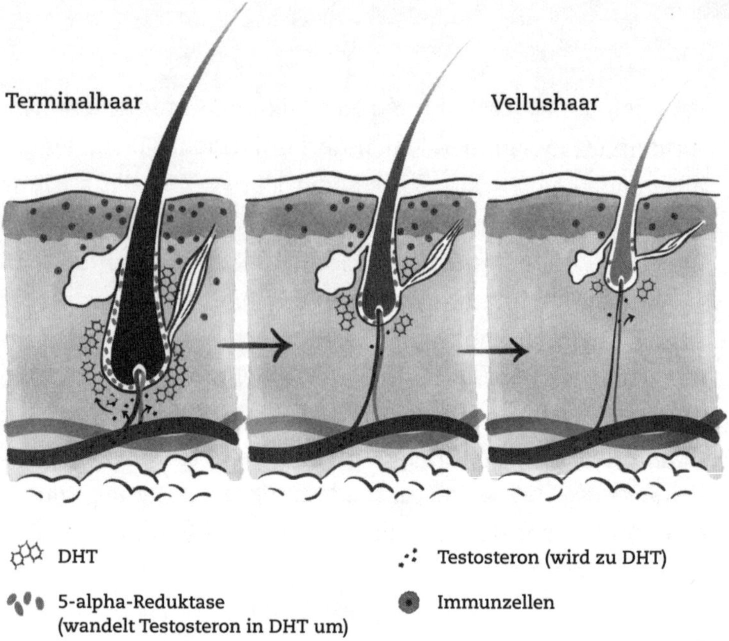

Verkleinerungsprozess des Haarfollikels (Miniaturisierung), beeinflusst durch Hormone

scherinnen und Forscher noch weitere Enzyme im Haarfollikel ausgemacht, die Hormone verstoffwechseln können. Von diesen sollen die Steroid-Sulfatase und die 3-beta-Hydroxysteroiddehydrogenase in der Lage sein, zirkulierendes DHEAS (Dihydroepiandrosteronsulfat) aus dem Blut direkt am Haarfollikel selbst über weitere Enzyme zu Testosteron und DHT zu verarbeiten. So gibt es verschiedene Wege, wie der Haarfollikel die Hormone aus dem Blut fischt und weiterverarbeitet. Diese hormonelle Überaktivität geschieht im Falle der genetisch-geprägten Haarfollikel nicht zu ihrem Vorteil, da am Ende die Konzentration an Testosteron und DHT vor Ort steigt. Sie stellen sich mit dieser überguten Enzym-Ausstattung selbst ein Bein. Die Haarfollikel bilden als Reaktion – solange dieser enzymatische Prozess aktiv ist – dauerhaft immer kürzere und feinere Haare. Sie kehren wieder zur Produktion von Flaumhaaren zurück, die sie in unserer Säuglingszeit gebildet haben.

Einige dieser sensiblen und hormonaktiven Haarfollikel lassen sich teilweise noch länger als die üblichen drei Monate Zeit, um wieder ein nachwachsendes Haar zu produzieren und das dann auch noch kürzer als der Vorgänger. Ein langsameres Nachwachsen kommt dementsprechend noch hinzu. In seltenen Fällen und bei sehr lange bestehender androgenetischer Alopezie kann es bis zum Untergang einzelner Haarfollikel kommen. Sie können dann kein Haar mehr bilden. Deswegen ist eine frühzeitige Therapie wichtig. Ziel der Therapie ist es, diese Neigung zur Miniaturisierung zu stoppen oder zu verlangsamen und im besten Fall möglichst umzukehren.

DER GENETISCHE SCHALTER: WAS KNIPST DEN HAARFOLLIKEL AN?

Nicht vorhersagbar ist, wann und für wie lange der Schalter für das genetische Programm in den Haarfollikeln angeknipst wird und seine hormonelle Empfindlichkeit und Überproduktion aus dem Gleichgewicht geraten. Die androgenetische Alopezie kann bereits früh, ab der Pubertät, beginnen oder erst im höheren Lebensalter bemerkt werden. Zwischen 30 und 50% der Frauen sind mit Erbanlagen für androgenetische Alopezie ausgestattet und entwickeln bis zu ihrem 80. Lebensjahr eine mehr oder weniger ausgeprägte Form der Haarlichtung.

Die zuvor erwähnten Krankheitsgeschichten meiner Patientinnen und Patienten in diesem Kapitel hatten zwar die gleiche Ursache, doch zeigten ihre Verläufe ein unterschiedliches Tempo und Intensität, mit der die Dichte sichtbar abnahm. In meiner langjährigen Praxis sehe ich immer wieder Betroffene, bei denen sich eine androgenetische Alopezie langsam und über viele Jahre entwickelt, und daneben solche, die Episoden von Haarausfall haben und nach mehreren Monaten bereits eine Dichteminderung bemerken. Die Gründe hierfür werden von Wissenschaftlerinnen und Wissenschaftlern ebenfalls in den Genen vermutet, so wie auch die unterschiedlichen Muster eine genetische Grundlage haben sollen. Die Entschlüsselung dieser vererbbaren Unterschiede könnte bei der Entwicklung neuer, individuellerer Therapien helfen.

Manche Frauen oder Männer bekommen mit Ende 20 die ersten Geheimratsecken. Anschließend bleibt die Haardichte einige Jahre gleich. Dann, vielleicht Mitte 30, werden die Ecken größer und im Tonsurbereich entwickeln sich feinere Haare. Wie lange diese Perioden aus Stabilität – quasi eingefrorenem Zustand – und Fortschreiten individuell dauern, können wir heutzutage nicht voraussehen. Andere bekommen Anfang 20 eine lichtere Stelle vorne am Mittelscheitel. Dann zieht sich diese Dichteabnahme in den nächsten Jahren schleichend weiter entlang über den Oberkopf. Ob und wann eine deutlich sichtbare Haarlosigkeit eintreten wird, ist individuell schwer vorherzusagen. Andere Frauen und Männer haben erst im hohen Alter höchstens kleine Geheimratsecken oder einen diskret breiteren Scheitel. Bei Frauen wie Männern kommt es letztlich zum gleichen Phänomen an den Haarfollikeln. Die Follikel verkürzen ihre Wachstumszeit, werden langsam kleiner und bilden immer kürzere Haare, bis sie wieder bei den Haaren angekommen sind, die wir als Baby hatten: Vellushaaren.

Trotzdem vermuten Genetikerinnen und Genetiker einige Unterschiede bei Frauen und Männern im verantwortlichen Erbgut. Das könnte auch die unterschiedliche Ansprechbarkeit auf Therapien erklären. Forschungsgruppen fanden in Genanalysen eine bunt durcheinandergewürfelte Vererbung bei der androgenetischen Alopezie. Gerade diese von Generation zu Generation immer wieder neue Mischung der verantwortlichen Gene soll der Grund sein, warum bei Männern und Frauen die verschiedenen Muster auftreten: ob Geheimratsecken- oder Scheitel-Muster und ob es sich schnell oder langsam ausbreitet oder warum Geschwister davon verschont bleiben oder eine Generation bei der Vererbung übersprungen wird.

Warum überwiegend Frauen und seltener Männer das Scheitel-Muster bekommen, liegt vermutlich an einer speziellen genetischen Mischung. Es verdichten sich die Hinweise, dass dieses Scheitel-Muster über eine andere Kombination an Genen vererbt wird als das Geheimratsecken-Muster, das wir vor allem bei Männern sehen, wie deutsche und chinesische Arbeitsgruppen mittels Genanalysen berichten. Die Ursache für das gehemmte Haarwachstum manifestiert sich an den Haarfollikeln selbst, hervorgerufen durch ein zunehmendes Hormonchaos vor Ort.

VERSCHONTE HAARFOLLIKEL NUTZEN: DIE HAARTRANSPLANTATION

Interessanterweise sind nicht alle Haare von diesem genetischen Programm betroffen, sondern vor allem die Haarfollikel am Oberkopf, dort, wo sich der Scheitel oder die Tonsur und die Geheimratsecken befinden.

Letztlich kann – das kennen Sie von Menschen mit einer Vollglatze – der gesamte Oberkopf betroffen sein. Nur ein Haarkranz vom Ohr über den unteren Hinterkopf bis zum anderen Ohr kann erhalten bleiben. Diese Haare sind nicht von der genetisch-bedingten Sensibilität betroffen und eignen sich deshalb für eine Haartransplantation. Die Haarfollikel werden dabei vom Hinterkopf entnommen und in die lichteren Regionen verpflanzt, um das Volumen aufzufüllen. Die von hinten nach vorne verpflanzten Haare bleiben auch in der neuen Umgebung standhaft und wachsen ohne Einschränkungen. Denn eine Haartransplantation ist ein Wiederauffüllen mit Haaren, die langfristig aufgrund ihrer genetischen Prägung von der androgenetischen Alopezie verschont bleiben. Wenngleich die Haare um sie herum am Oberkopf weiterhin das genetische Programm laufen haben, wodurch sie langsam dünner werden. Daher kann es nach einer Haartransplantation sinnvoll sein, den Oberkopf weiter mit einer entsprechenden Therapie zu behandeln, damit nicht nur die transplantierten Haare bleiben, sondern die anderen vor dem weiteren Ausfallen und Miniaturisieren geschützt werden. Dieses Bild springt den meisten meiner Patientinnen und Patienten in den Kopf, denn mit einer Vollglatze möchten die wenigsten enden, sagen sie. Da es zurzeit noch keine Vorhersagetests gibt, wer zu einem ausgeprägten Verlauf neigt und wer nicht, ist es sinnvoll, so früh wie möglich mit einer Therapie anzufangen, um das Fortschreiten zu verlangsamen oder gar zu stoppen, wenn man das möchte.

DOCH, DA KANN MAN WAS MACHEN

Häufig haben Patientinnen und Patienten aus ihrem Umfeld gehört, bei erblichem Haarausfall könne man nichts machen, schließlich hätten den viele. Oder ihnen wurde gesagt, sie hätten noch genug Haare, wo denn ihr Problem sei. Obwohl es sich um eine erbliche Veranlagung handelt und wir bis dato die verantwortlichen Gene weder exakt kennen noch diese gezielt abschalten können, gibt es ein überschaubares Therapiespektrum, das angeboten werden kann. Wenn das viele Menschen betreffe, so meinte eine meiner Patientinnen kürzlich, dann könne man vielleicht doch was machen. Da hatte sie recht.

Geschätzte 30 bis 50 % der Frauen und um die 70 bis 80 % der Männer sind während ihres Lebens in einer mehr oder minder starken Ausprägung von der androgenetischen Alopezie betroffen. Um wissenschaftlich basierte Therapien zu generieren, ist es von Vorteil, wenn dazu klinische Studien vorliegen, in denen ausreichend viele Betroffene untersucht wurden. Umso besser lässt sich die Wirksamkeit von Therapien signifikant – das heißt im medizinischen Gebrauch eindeutig und nicht zufällig – belegen. Aus diesem Grund lohnt es sich, Studien unter die Lupe zu nehmen, wenn sie einen Therapieerfolg propagieren, und ihre Aussagekraft zu berücksichtigen.

THERAPIEOPTIONEN BEI DER ANDROGENETISCHEN ALOPEZIE

Vielen meiner Patientinnen und Patienten wäre es allerdings lieber, ich fände eine innere Ursache und sie könnten ihren Haarausfall mit einer Tablettenkur behandeln. Dann wäre nach ihrer Vorstellung das Ganze bestenfalls nach kurzer Zeit erledigt. Doch bei einer genetischen Ursache lässt sich das Programm nicht einfach beenden oder ausknipsen. Bei der androgenetischen Alopezie liegt das Problem direkt vor Ort an den überempfindlichen Haarfollikeln in der Kopfhaut. Darum kann eine örtliche oder innere zielgerichtete Therapie zwar helfen, sie muss allerdings langfristig angewendet werden, um das genetische Programm in Schach zu halten. Denn noch lassen sich die Gene durch die Anwendung nicht verändern.

Diese zur Verfügung stehenden Therapien haben ein gemeinsames Ziel: das Voranschreiten des erblich bedingten Haarausfalls aufzuhalten und bis zu einem gewissen Grad die Haardichte zu verbessern. Um das zu erreichen, müssen die Haarfollikel länger in der Wachstumsphase gehalten werden und gut durchblutet sein. So fallen die Haare nicht mehr verfrüht aus und werden wieder länger. Außerdem soll der Miniaturisierungsprozess aufgehalten oder sogar umgekehrt werden, damit nach einem ausgefallenen wieder ein ebenso langes und dickes Haar nachproduziert wird. Inzwischen gibt es dafür Behandlungsempfehlungen bei Frauen und Männern, die gut untersucht sind und in einer evidenzbasierten Therapieempfehlung zusammengefasst und als erste Wahl implementiert sind.

Die Haartherapeutika richten sich dabei gegen das hormonelle Chaos, unter dem der Haarfollikel leidet, und versuchen es wieder auszubalancieren. Entweder indem direkt in die Hormonwerkstatt und die Signalwege am Haarfollikel eingegriffen wird oder indem die Durchblutung um den Haarfollikel so gesteigert wird, dass das hormonelle Ungleichgewicht nicht mehr die Hauptrolle spielt.

Basisbehandlung: Frauen haben die lokale Wahl

In Deutschland haben Frauen bisher die Wahl zwischen zwei örtlich zugelassenen Behandlungen bei einer androgenetischen Alopezie. Ich bezeichne sie als Basistherapie, weil sie zurzeit als am besten belegte und damit erste Wahl bei der androgenetischen Alopezie gelten, so auch von mehreren Autorinnen und Autoren in europäischen Empfehlungen festgehalten. Hierbei liegen für die Verwendung von örtlich eingesetztem Minoxidil bei Frauen die besseren evidenzbasierten Studien vor im Vergleich zur örtlichen Anwendung vom Medikament Alfatradiol.

Dass Minoxidil das Haarwachstum anregt, ist wie so oft in der Medizin ein Zufallsbefund. Minoxidil war ursprünglich vor mehr als zwei Jahrzehnten bei Menschen mit zu hohem Blutdruck als Blutdrucksenker eingesetzt worden. Dann fiel auf, dass die Patientinnen und Patienten unter der Einnahme der Tablette ein stärkeres Haarwachstum am Körper bekamen. Es folgten klinische Studien, in denen das Minoxidil nur örtlich in einer Tinktur auf der Kopfhaut aufgetragen wurde und tatsächlich, auch hier stimulierte es bei nur lokaler Anwendung das Haarwachstum. Vermutlich liegt das an einer verbesserten Durchblutung und damit Versorgung der Haarfollikel.

Wenn Sie sich mit ihrer Ärztin oder ihrem Arzt für die Therapie mit Minoxidil entscheiden, dann haben Sie die Auswahl zwischen verschiedenen Produkten. Sie wählen, ob Sie beispielsweise eine Lösung anwenden, die 2 % Minoxidil enthält. Diese müssen Sie zweimal täglich auf der Kopfhaut verteilen. Das kann in Form von Sprühstößen erfolgen oder mit einer Pipette, die skaliert ist. Alternativ können Sie einen 5 %-Schaum mit Minoxidil anwenden, der einmal täglich verteilt wird und auf der warmen Kopfhaut schmilzt. Patientinnen mit lockigen Haaren bevorzugen häufig die flüssige Variante, Patientinnen mit feinen, leicht fettenden Haaren eher den Schaum. Beide Präparate wirken gleich gut, ob zweimal täglich oder einmal täglich aufgetragen.

Alternativ steht für Frauen noch die Anwendung von Alfatradiol in einer alkoholischen Lösung zur Verfügung, die einmal täglich scheitelweise auf der Kopfhaut verteilt wird. Das ist ein weibliches Hormon, ein 17-alpha-Estradiol, das vor allem in der Kopfhaut an den Haarfollikeln wirkt. Es soll deren Überempfindlichkeit für die männlichen Hormone und dem hormonellen Ungleichgewicht am Haarfollikel entgegenwirken.

Obwohl eine hormonelle Therapie mit Verhütungspillen, die »gut für Haut und Haare« sein sollen, häufig eingesetzt wird, ist die Datenlage zu deren Wirksamkeit bei der rein erblich bedingten Form der Alopezie und ohne Vorliegen einer Hormonstörung zu schwach. Daher wird der Einsatz einer empfängnisverhütenden Pille ohne vorliegende hormonelle Einflussfaktoren bei Frauen mit androgenetischer Alopezie von Forschungsgruppen nicht eindeutig empfohlen.

Männer wählen zwischen äußerlich und innerlich

Wenn ich meinen Patienten das erste Mal die Therapieoptionen offenlege, dann entscheiden sich viele für eine örtliche Therapie. Männer können dabei zwischen zwei örtlichen Medikamenten wählen. Minoxidil enthält kein Hormon und kann bei Männern in einer Lösung oder in einem Schaum als örtliche Therapie angewendet werden. Allerdings haben Studien gezeigt, dass Männer eine höhere Menge davon benötigen als Frauen. Es wird empfohlen, eine 5-%-Lösung oder einen 5-%-Schaum zweimal täglich auf die Kopfhaut aufzutragen.

Alternativ dazu gibt es die Möglichkeit, den Wirkstoff Finasterid in einer 0,25%igen Lösung einmal täglich aufzusprühen. Die örtliche Therapie mit Finasterid ruft bei weniger Anwendern Nebenwirkungen hervor, verglichen mit der Anwendung von 1 mg Finasterid in Tablettenform. Denn manchen Männern ist die örtliche Anwendung zu umständlich, oder sie vertragen sie nicht. Dann entscheiden sie sich für die innere Therapie mit Finasterid.

Finasterid wirkt hemmend auf ein Enzym, die 5-alpha-Reduktase, das besonders am Haarfollikel und in der Prostata vorkommt. So kam es auch hier über Umwege zum aktuellen Anwendungsbereich: Anfang der 1990er-Jahre wurde Finasterid (5 mg) zur Behandlung der Prostata-Vergrößerung zugelassen, Ende der 1990er-Jahre dann – mit einem Fünftel der Dosis (1 mg) – zur Behandlung der androgenetischen Alopezie bei Männern. Hierzu gab es allerdings im Jahr 2018 eine wichtige Sicherheitsinformation der Hersteller von Finasterid in Absprache mit dem Bundesinstitut für Arzneimittel und Medizinprodukte in einem sogenannten Rote-Hand-Brief. Deshalb erkläre ich meinen Patienten ausführlich die möglichen Nebenwirkungen, die unter der Therapie mit Finasterid auftreten können, um gemeinsam mit Ihnen eine Risiko-Nutzen-Abwägung zu treffen. Beispielsweise mache ich sie auf Nebenwirkungen wie Einschränkung des sexuellen Verlangens (Libido) oder auf Erektionsstörungen aufmerksam. Außerdem gibt es einzelne Berichte über Betroffene, bei denen die Nebenwirkungen bis zu zehn Jahre nach Absetzen der Tabletteneinnahme noch anhielten. Weiterhin ist seit der Zulassung von mehr und mehr negativen Auswirkungen auf die Psyche berichtet worden. Daher wurde das Risiko von Depressionen und Angst unter der Rubrik Nebenwirkungen im Beipackzettel nachträglich ergänzt.

Trend zu Kombitherapien: die Regenschirmtaktik

Wenn die Basistherapien nicht das gewünschte Ergebnis erzielen, weil vielleicht das von der Genetik der Patientinnen und Patienten vordefinierte Programm gerade auf Hochtouren läuft, lassen sich die Basistherapien miteinander und mit anderen unterstützenden Behandlungen kombinieren. Je nach Ausgangslage schlage ich den Patientinnen und Patienten die Option einer Kombination aus einer Basistherapie und einer unterstützenden Therapie vor. In manchen Fällen kann – allerdings nur für kurze Zeit – eine kortisonhaltige Lösung zum Einsatz kommen, um mögliche Mikroentzündungen zu unterdrücken. Zudem ist es eine Option, zwei Basisstrategien parallel zu verfolgen, auch langfristig. Ziel einer Kombitherapie ist es immer, einen bestmöglichen Effekt auf das Haarwachstum zu erzielen und dabei synergistische Effekte der Therapien optimal auszunutzen. Es kann Sinn ergeben, Therapien nach einem multimodalen Ansatz zu wählen, weil sie das Haarwachstum über unterschiedliche Ansatzpunkte wie Durchblutungsförderung (z. B. Minoxidil) und Bio-Stimulation mit Nährstoffen und Aktivatoren (wie plättchenreiches Plasma) normalisieren und stimulieren. Diese Strategie wird als Regenschirmtaktik bezeichnet, das Abschirmen des Haarfollikels gegen die negativen Einflüsse von allen Seiten. Das soll in etwa bedeuten: Wenn die Therapien aus verschiedenen Richtungen auf unterschiedlichen Ebenen und Signalwegen wirken, dann entfalten sie möglicherweise eine bessere synergistische Wirkung als bei alleiniger Anwendung.

Am meisten hat sich in den letzten Jahren hierbei die Behandlung mit Eigenblut, dem **plättchenreichen Plasma (kurz PRP)** etabliert. Es mehren sich Studien, die die Wirksamkeit von PRP bei Männern und Frauen erläutern, etwa eine Übersichtsarbeit aus Thailand. Bei diesem Verfahren wird aus der Vene der Patientinnen und Patienten Blut entnommen, speziell aufbereitet und der helle Überstand, das Plasma, mit einer Spritze in kleinen Tröpfchen in die Kopfhaut eingebracht (injiziert). Die Wachstumsfaktoren und Botenstoffe im PRP können das Zellwachstum im Haarfollikel fördern, seine Durchblutung anregen und seine Stammzellen stimulieren. Einerseits kann so seine Wachstumsphase verlängert werden und der Übergang vom ruhenden in den wachsenden Zustand beschleunigt werden. Andererseits üben die enthaltenen antientzündlichen Botenstoffe einen beruhigenden Effekt auf kleinste Mikroentzündungen am Haarfollikel aus, die bei der androgenetischen Alopezie am gestörten Haarwachstum beteiligt sein sollen. Insgesamt kann dies zu einer besseren Regeneration im Haarfollikel führen und das Haarwachstum anregen.

Die PRP-Behandlung wird in der Regel von einem Arzt oder einer Ärztin in der Praxis durchgeführt. Die Strategien in der Anwendungshäufigkeit variieren und aus meiner Sicht sollten sie individuell immer an die Bedürfnisse der Patientin oder des Patienten und den Zustand der androgenetischen Alopezie angepasst werden. Nach einer Haartransplantation werden PRP-Sitzungen teilweise alle zwei Wochen empfohlen. Wird die

PRP-Therapie in Kombination mit einer Basistherapie begonnen, dann sollten innerhalb von vier bis sechs Wochen mindestens zwei und je nach Bedarf bis zu drei Sitzungen geplant werden, die später auch in größeren Abständen von drei bis sechs Monaten durchgeführt werden können.

PRP wird teilweise als alleinige Therapie eingesetzt, wenn andere Basistherapien nicht infrage kommen. Doch kann sie ebenso wenig das genetische Programm abschalten wie die Basistherapien und ist kostenintensiver. Allerdings ist PRP gut verträglich, gerade für Allergikerinnen und Allergiker. Bisher wird die PRP-Therapie noch nicht im Sinne einer Alternative zu den etablierten Basistherapien von Wissenschaftlerinnen und Wissenschaftlern bewertet, da sich in Studien noch keine eindeutige (signifikante) Gleichwertigkeit belegen ließ. Sollte eine PRP-Mono-Therapie langfristig gewünscht sein und sollten mehr als drei Behandlungen nötig werden, könnten für eine langfristige Therapie andere, eventuell Off-Label-Therapien oder pflanzenbasierte Methoden begleitend erwogen werden.

Von einer chinesischen Forschungsgruppe wurde etwa der Effekt von **Microneedling** über einen Zeitraum von 24 Wochen untersucht. Beim Microneedling wird ein nadelbesetzter Roller über die Kopfhaut gerollt und hinterlässt kleinste Einstiche in der Kopfhaut. Die Studienteilnehmer erhielten alle drei Wochen ein ärztlich durchgeführtes Microneedling in Kombination mit einer Basistherapie aus 5-%-Minoxidil-Schaum (zweimal täglich). Die Forscherinnen und Forscher kamen zu dem Schluss, dass die Kombination einer Basistherapie mit dem Microneedling effektiver sei als eine alleinige Basistherapie. Da es bei dieser Methode zu kleinsten Verletzungen der Kopfhaut kommt, können bei manchen Reizungen der Kopfhaut auftreten.

Die **Low-Level-Lasertherapie (LLLT)** wird von ein paar Autorinnen und Autoren als unterstützende Maßnahme bei

Basistherapien mit zum Beispiel Minoxidil und Finasterid bei Frauen und Männern eingesetzt. Außerdem wird sie begleitend zur PRP-Therapie in Praxen angeboten. Daneben gibt es Geräte – eine Art Helm – zur privaten Anwendung für zu Hause. Die Studienlage erscheint aktuell noch zu schwach, um daraus eine klare Aussage für den Einsatz von LLLT bei androgenetischer Alopezie zu treffen, meinen indische Haarforscher. Möglicherweise könnte das davon abhängen, welche Rolle die Haardichte spielt, damit das Laserlicht bis zu den Haarfollikeln vordringt. Allerdings ist der Ansatz, dass das Laserlicht in die Haut eindringt und dort die Zellen des Haarfollikels stimuliert, durchaus interessant und sollte weiter in Studien verfolgt werden. Damit auch die Langzeiteffekte und möglichen Nebenwirkungen von Laserlicht unter der Haut besser beurteilbar sind, ist es wichtig, dass weiterhin Daten ausgewertet werden. Bisher erscheint die Anwendung von LLLT in der Hautverjüngung im Gesicht als nebenwirkungsarm, wie ein plastischer Chirurg aus Qatar 2023 in einer Studie zusammenfasst.

WAS BRINGT DIE THERAPIE? WIE UND WANN DIE WIRKUNG ERKENNBAR WIRD

Abgesehen vom Angriffsziel der Therapien, sei es die hormonelle oder durchblutungsfördernde Wirkung am Haarfollikel, gibt es Therapieziele, die wir bei der dauerhaften Anwendung ins Auge fassen und zu Beginn der Behandlung definieren sollten. So wie bei einer Tour de France, bei der die Etappenziele festgelegt sind. Neben einer guten Ausrüstung mit bestem Equipment ist bei den Radfahrern vor allem Durchhaltevermögen gefragt, um die Etappen zu meistern. Ungefähr nach zwei bis drei Monaten ist das erste Etappenziel bei einer solchen Behandlung erkennbar.

Je nach Studie erzielen die zugelassenen Basistherapien mit Minoxidil oder Finasterid ein Ansprechen bei einem Großteil der Anwenderinnen und Anwender in Form einer Minderung der Anzahl ausfallender Haare zugunsten wachsender Haare. Langfristig kann eine Verbesserung der Haardichte und des Volumens bei einem Teil derer, die auf die Behandlung ansprechen, erwartet werden. Dieser prozentuale Anteil fällt je nach Studie unterschiedlich hoch aus.

Als erstes Ziel einer Therapie gilt der Stopp von Haarausfall, sofern gerade vorhanden oder schubweise auftretend, mit Stabilisierung der Haardichte. Wenn der Haarausfall aufhört, dann schreitet die androgenetische Alopezie nicht mehr so schnell fort. Denn durch die Therapie sollen die Haare länger in der Wachstumsphase gehalten werden und nicht mehr verfrüht ausfallen.

Hatten Sie zu Beginn der Therapie leichten Haarausfall, dann sollte dieser nach acht bis zwölf Wochen ab Beginn der Behandlung aufhören. Hatten Sie keinen spürbaren oder messbaren Haarausfall, bemerken sie selbst oft keinen Unterschied nach zwölf Wochen. Aus diesem Grund biete ich meinen Patienten und Patientinnen eine Kontrolluntersuchung nach drei Monaten an, um sie unter die Lupe zu nehmen. Denn es wäre schade, wenn Sie zu früh mit der Behandlung aufhören, weil Sie selbst noch keine Veränderung wahrnehmen. Aber halt! Keine Veränderung bedeutet ja keine fortschreitende Abnahme des Haarvolumens.

Meist erkenne ich bei der Dreimonatskontrolle an den betroffenen Arealen verlängerte Flaumhaare, die sich nicht mehr so leicht ausziehen lassen wie zuvor. Manche Behandelte stellen es sogar selbst an sich fest, vor allem in den gut sichtbaren Regionen wie den Geheimratsecken, dass hier der Flaum dichter und länger geworden ist. Schwieriger wird es beim breiter werdenden Scheitel-Typ. Die nachwachsenden Haare am Oberkopf erkennen Sie an sich selbst nicht so einfach. Führen Sie die Behandlung weiter, kann das bei gutem Ansprechen im weiteren Verlauf nicht nur in einer Stabilisierung resultieren, sondern möglicherweise in einer Verbesserung der Haardichte und damit des Volumens. Doch das dauert. Bedenken Sie die Geschwindigkeit von einem Zentimeter Wachstum pro Monat, mit der ein Kopfhaar wächst. Manche Haarfollikel befinden sich zudem in der Ruhephase, aus der sie erst wieder geweckt und aus der Tiefe aufgebaut werden müssen. Mit dem Neuaufbau eines Haares kann sich ein Haarfollikel bis zu drei Monate Zeit lassen.

Einen sichtbaren Effekt auf ein verbessertes Haarwachstum können Sie nach sechs bis neun Monaten deutlicher erkennen. Da dies eine lange Zeit ist, hilft es vielen Betroffenen, vorher zur Kontrolle zu kommen. Einerseits ist es gut für die Langzeitmotivation, andererseits kann Ihre Ärztin oder Ihr Arzt die Anwendung mit Ihnen prüfen und gegebenenfalls optimieren.

BEHANDLUNGEN, ÜBER DIE SIE LESEN, DIE ABER NICHT ZUGELASSEN SIND

Andere Länder, andere Sitten, so ähnlich verhält es sich bei den Off-Label-Therapien. Dabei werden als Therapieoptionen solche Medikamente einbezogen, die zwar für andere Erkrankungen, aber eben nicht speziell für die androgenetische Alopezie zugelassen sind. Die androgenetische Alopezie kommt weltweit vor. Deshalb gibt es international ein großes Interesse, über den Tellerrand hinauszublicken und Medikamente bei Frauen und Männern einzusetzen, die aus wissenschaftlicher Sicht anwendbar erscheinen, aber noch nicht zugelassen sind.

In den letzten Jahren ist eine Vielzahl solcher Therapiestrategien gegen androgenetische Alopezie in wissenschaftlichen Fachzeitschriften von verschiedenen Haar-Arbeitsgruppen aus der ganzen Welt publiziert worden. Hier gibt es einige interessante Kandidaten, die wir im Auge behalten sollten.

Diese internationalen Berichte zum Einsatz solcher Off-Label-Medikamente unterscheiden sich teilweise in der eingesetzten Dosis und der erzielten Wirkung. Häufig werden solche Medikamente herangezogen, die eine antiandrogene Wirkung haben. Das liegt daran, dass bei der androgenetischen Alopezie bei Frauen wie bei Männern ein Ungleichgewicht und eine verstärkte Empfindlichkeit am Haarfollikel zugunsten männlicher Hormone, insbesondere dem DHT, vorliegt. Allerdings gibt es zwischen Männern und Frauen gewisse Einschränkungen und Unterschiede, abhängig von der Art und dem Wirkmechanismus des Wirkstoffs. Darum unterscheidet sich die Behandlung von Männern und Frauen in manchen Aspekten. Medikamente, die männliche Hormone blockieren und damit eine starke antiandrogene Wirkung (gegen männliche Hormone) haben, dürfen nicht von Männern innerlich eingenommen werden, da sie ein Risiko zur Verweiblichung haben. Es könnte das Brustwachstum bei Männern anregen, die Körper- oder Bartbehaarung hemmen oder die Geschlechtsorgane verändern. Medikamente, die das Enzym 5-alpha-Reduktase blockieren, wie Finasterid oder Dutasterid, bringen ein hohes Risiko für Missbildungen beim ungeborenen Kind mit sich und sind daher bei Frauen vor der Menopause nur in Ausnahmefällen in Betracht zu ziehen.

Aktuell werden als interessante Off-Label-Kandidaten zur Behandlung der androgenetischen Therapie bei Frauen und Männern folgende gehandelt: Beispielsweise wurde die innerliche Einnahme von **Minoxidil als Tablette** in einer Dosis von

0,25–5 mg täglich von Autoren und Autorinnen dosisabhängig als wirksam beschrieben. Nebenwirkungen können unter anderem Herz-Kreislauf-Symptome oder verstärkter Haarwuchs der Körperbehaarung sein. Neben der durchblutungsfördernden Wirkung von Minoxidil setzen andere Strategien auf die Blockade oder Verringerung der erhöhten DHT-Spiegel am Haarfollikel. Da die inneren Therapien mit **Finasterid** (1 mg–5 mg/Tag) oder **Dutasterid** (0,5–1 mg/Tag) mögliche Nebenwirkungen bergen, geht der Trend zur örtlichen Anwendung.

In Deutschland ist nur die Dosis von 1 mg Finasterid täglich bei Männern zur Therapie der androgenetischen Alopezie zugelassen. Laut einem Urologen aus Boston soll bei langfristiger Einnahme Finasterid oder Dutasterid das Risiko für Stoffwechselerkrankungen, Leberverfettung oder Nierenprobleme ansteigen. Der Autor berichtet über ihren Einsatz bei urologischen Patienten, die höhere Dosen dieser Wirkstoffe erhalten, als auch bei androgenetischer Alopezie.

Es gibt zwar Berichte zum Einsatz von Dutasterid und Finasterid bei Frauen, allerdings dürfen Frauen, solange sie schwanger werden können, dieses Medikament nur während einer sicheren Empfängnisverhütung einnehmen. Hinzu kommen die oben erwähnten Nebenwirkungen bei Finasterid, die bei Dutasterid häufig auftreten sollen laut Gelber Liste, dem Arzneimittelverzeichnis für Deutschland.

Vermutlich werden zukünftig Behandlungen gegen Alopezie invasiver. Zum Beispiel werden Medikamente ähnlich wie bei einer Mesotherapie direkt in die Kopfhaut gespritzt. Das ist eine Technik, bei der mit kleinen Nadeln Substanzen in die Kopfhaut eingebracht werden. Je nach Studie wurden in unterschiedlichen Konzentrationen Minoxidil oder Dutasterid in die Kopfhaut injiziert, meist über drei bis sechs Monate.

Zur örtlichen Anwendung von Dutasterid schlägt eine spanische Forschungsgruppe vor, dies in verdünnter Konzentration (0,01 %) alle drei Monate direkt in die Kopfhaut zu injizieren.

Spironolacton taucht seit einigen Jahren immer wieder im Rahmen der Behandlung bei Frauen auf. Eigentlich zugelassen zur Senkung des Blutdrucks, wird es aufgrund seiner teilweise hormonellen Wirkung höchstens bei Frauen empfohlen, die kein erhöhtes Risiko für Brustkrebs haben. Es wird auch bei Akne oder Hirsutismus, einer verstärkten Behaarung vom männlichen Typ, bei Frauen eingesetzt. Das gilt insbesondere für Frauen mit erhöhten männlichen Hormonen, für die eine Therapie mit Hormonen nicht in Betracht kommt. Noch neu sind die Berichte zum Einsatz von **Bicalutamid**, das in einer spanischen Studie bei Frauen mit androgenetischer Alopezie in niedriger Dosis in Tablettenform gegeben wurde. In Deutschland ist es aktuell zur Behandlung des fortgeschrittenen Prostatakarzinoms zugelassen. Es bedarf weiterer Studien, um insbesondere das Nutzen-Risiko-Profil besser einschätzen zu können, um es letztlich empfehlen oder davon abraten zu können.

Ein weiteres Medikament erregte mit seiner Nebenwirkung auf die Haare unsere Aufmerksamkeit. Während der Anwendung von Augentropfen beim Glaukom (erhöhter Augeninnendruck) mit **Latanoprost** fiel ein verstärktes Wimpernwachstum auf. Daher entschlossen wir uns zu einer klinischen Studie. Unsere Haar-Arbeitsgruppe an der Charité-Hautklinik untersuchte die Wirkung einer Latanoprost-Lösung in den Geheimratsecken von Männern. In unserer Pilotstudie wurden nach 24 Wochen Haarwachstum und Haardichte bei täglicher örtlicher Anwendung einer 0,1-%-Lösung mit Latanoprost verbessert. Allerdings fehlen bis dato größere Studien, in denen mittels großflächigerer

Anwendung auf der Kopfhaut bei Frauen und Männern nicht nur die Wirkung, sondern auch mögliche Nebenwirkungen untersucht werden.

In der Zukunft werden wir anhand von weiteren Berichten oder aus größeren Studien ableiten, wie entscheidend die verschiedenen Off-Label-Therapien zu einer Stabilisierung oder Verbesserung der androgenetischen Alopezie beitragen und wie wir sie bestmöglich einsetzen könnten. Erfolgsberichte über neue Medikamente, Moleküle oder pflanzliche Inhaltsstoffe sehe ich immer mit einer gesunden wissenschaftlichen Skepsis. Mir erscheint es wichtig, auch vielversprechend klingende Ansätze weiterhin kritisch in Bezug auf mögliche Nebenwirkungen zu beleuchten. Nicht alles ist Gold, was glänzt. Zumal bei einer genetischen Ursache eine langfristige, gut verträgliche und nebenwirkungsarme Strategie bei der androgenetischen Alopezie bei Frauen und Männern gefragt ist. Aktuell mehren sich Erwähnungen über den Einsatz von **Exosomen** bei androgenetischer Alopezie, berichtet eine US-amerikanische Arbeitsgruppe. Allerdings beziehen sich die meisten Ergebnisse auf Experimente an Mäusen. Exosome sind kleinste Bläschen, die von verschiedenen Zellen gebildet werden können. In diese verpacken die Zellen Informationen und Zellbestandteile, um sie zu anderen Zellen zu transportieren. Wie ein kleines Päckchen, was Sie von A nach B verschicken. Allerdings ist diese Methode noch weitgehend unerforscht, auch Tumorzellen sind in der Lage, Exosome zu bilden. Bisher wird der Einsatz von Exosomen an Tumorerkrankungen untersucht. Ihre Anwendung wird bei Menschen mit androgenetischer Alopezie zurzeit in den USA seitens der FDA (Food and Drug Administration) nicht empfohlen.

Zusammenfassend hat die Studienlage zu den Off-Label-Anwendungen noch einige Schwachstellen. So fordern kanadische Forscherinnen und Forscher in einer Übersichtsarbeit zu Therapien wie Finasterid, Dutasterid oder LLLT bei Frauen und bei Männern zukünftig größere und besser designte Studien, um daraus klarere Empfehlungen für die Dosis und Therapieschemata abzuleiten.

Bei Frauen mit hormonellen Triggern, etwa erhöhten männlichen Hormonen, können neben Verhütungsmitteln oder Hormontherapien mit antiandrogener Wirkung noch andere Optionen erwogen werden. Dazu lesen Sie im Abschnitt zu hormonellen Triggern in Kapitel 9 mehr.

DIE LANGZEITSTRATEGIE BEI ANDROGENETISCHER ALOPEZIE

Nachdem sich die elegante und vitale 80-jährige Patientin auf meinen Sprechzimmerstuhl gesetzt hatte, erkundigte ich mich, wie es ihr nach den vier Monaten täglicher Anwendung des Haarwuchsmittels gehe. Da rief sie glücklich: »Blendend! Seitdem Sie mir dieses Zaubermittel zum Auftragen verschrieben haben, habe ich keinen Haarausfall mehr. Schauen Sie hier, ich glaube, da kommen schon ein paar Haare wieder nach.« Sie zeigte auf ihre Geheimratsecken, in denen dichtere Haare zu sehen waren als zu Beginn der Therapie. Und sie fügte entrüstet hinzu: »Ich kann es immer noch nicht fassen. Drei Jahre habe ich ein spezielles Shampoo verwendet und die Kapseln eingenommen und doch hat es nichts genützt, ständig bemerkte meine Friseurin: ›Also Frau Sowieso, Ihnen gehen aber ganz schön die Haare aus, die werden immer dünner.‹ – Bis jetzt.«

Bei derart gutem Ansprechen hatte ich ihr empfohlen, die Therapie mit Minoxidil (5-%-Schaum) insgesamt ein Jahr durchzuführen. Dann würden wir uns wieder sehen und schauen, ob sie diese weiterführen oder auf eine niedriger dosierte Erhaltungstherapie wechseln würde. Für die Langzeitstrategie gibt es keine Studien oder klare Konzepte, die lege ich individuell je nach Patientin oder Patient fest.

Viele Betroffenen, die in meine Praxis kommen, müssen erst mal die Diagnose einer erblich bedingten androgenetischen Alopezie verdauen. Denn einerseits ist den meisten nicht gleich klar, dass sie etwas dagegen tun können, und andererseits graut es ihnen vor einer vermeintlich lebenslangen Therapie. Daneben haben manche gehört, dass die nachgewachsenen Haare alle wieder ausfallen, wenn sie die Mittel absetzen – sogar noch stärker als zuvor.

Ganz unbegründet sind diese Sorgen nicht. Die Langzeittherapien müssen jedoch nicht zwangsweise durchgehend bis ans Lebensende durchgeführt werden.

Ich empfehle, die Therapie schrittweise zu überprüfen. Als Erstes sollte jede Haarwuchstherapie mindestens drei Monate konsequent durchgeführt werden, erst dann zeigt sich, ob sie anschlägt. Häufig erkennen die Patientinnen und Patienten das selbst kaum und kommen zur Kontrolle zu mir. Andere bemerken als erstes Zeichen, dass der Haarausfall weniger wird und nach drei Monaten gestoppt ist. Das langfristige Ziel, den Miniaturisierungsprozess zu verlangsamen, zu stoppen oder umzukehren, tritt etwas später – meist nach sechs bis neun Monaten Therapie – ein. Dann stellen einige schon fest, dass es sich nahe der Kopfhaut etwas fülliger anfühlt, oder sehen etwas dichtere Haare, beispielweise in den Geheimratsecken. Haare brauchen zwölf Monate, um zwölf Zentimeter zu wachsen, weshalb Geduld gefragt ist.

Wenn meine Patientinnen und Patienten nach zwei oder drei Jahren therapiemüde sind und keine Lust mehr haben, starten manche von sich aus einen Absetzversuch oder verringern die tägliche Anwendung auf zwei- bis dreimal pro Woche. Wird die Therapie pausiert oder beendet, kann sich circa nach vier bis acht Wochen ein Fortschreiten der androgenetischen Alopezie bemerkbar machen. Vorausgesetzt, das genetische Programm ist noch aktiv. Dann können die Symptome des Haarausfalls oder der dünner werdenden Haare wieder einsetzen wie vor Beginn der Therapie, müssen es aber nicht. Von einem übermäßigen, noch stärkeren Haarausfall als zuvor ist mir nach einem Therapieabbruch bisher weder berichtet worden, noch gibt es dafür eine wissenschaftlich nachvollziehbare Begründung. Ist das genetische Programm im Pausenmodus, dann bleibt bei manchen die Haardichte und das Haarvolumen einige Zeit lang stabil, und die Haare fallen trotz Absetzen der Therapie nicht zwingend wieder aus.

Ob Ihr genetisches Programm im Pausenmodus ist oder Sie die Therapie weiterhin benötigen, das kann ich oder Ihre Ärztin oder Arzt nicht messen oder vorhersehen, es kommt auf einen Versuch an. Das Gute daran ist: Sollte die androgenetische Alopezie sich wieder melden und Oberhand gewinnen, ist es sehr wahrscheinlich, dass dasselbe Mittel wie zuvor sie wieder in Schach halten kann. Bisher wurde nicht über Resistenzen berichtet, anders als bei Antibiotika, auf die Bakterien aufgrund von Resistenzen irgendwann nicht mehr ansprechen. Haarfollikel scheinen allerdings auf die gängigen Therapeutika bei androgenetischer Alopezie nicht resistent zu werden.

Wenn es während der Therapie dazu kommen sollte, dass sie nicht mehr so gut wirkt, kann das mehrere Gründe haben. Einer davon könnte sein, dass das genetische Programm einen Gang zulegt. Oder es ist ein neuer Faktor für den Haarausfall dazugekommen, etwa ein Nährstoffmangel. Manche Erkenntnisse wie diese stehen eher nicht im Beipackzettel, im Internet oder in Fachbüchern, sondern hat mich meine Erfahrung mit meinen langjährigen Patientinnen und Patienten gelehrt.

DER GEFÜRCHTETE SHEDDING-EFFEKT: AUGEN ZU UND DURCH

Abgesehen von den Nebenwirkungen, die je nach Wirkstoff auftreten können, ist der sogenannte »Shedding-Effekt« zu Beginn einer Minoxidil-Anwendung für einige Betroffene ein besonders gefürchtetes Problem. Kürzlich war eine Patientin in meiner Praxis, die zwar von ihrem Dermatologen bezüglich dieses Effekts vorgewarnt worden war, sich aber dennoch wegen ihres verstärkten Haarausfalls bei mir untersuchen lassen wollte. Sie wende seit fünf Wochen eine Minoxidil-Lösung gegen ihren Haarausfall an. Seit drei bis vier Wochen gingen ihre Haare vermehrt aus, das sei weder logisch noch angenehm, meinte sie. Tatsächlich kann es initial, ungefähr zwei Wochen nach Beginn der Behandlung mit Minoxidil, sein, dass Sie vermehrt Haarausfall wahrnehmen. Manche möchten aus diesem Grund die Therapie gar nicht beginnen und entscheiden sich dagegen.

Dieser Shedding-Effekt kann verständlicherweise Sorgen schüren und führt oft zum verfrühten Beenden der Therapie. Einige Anwenderinnen und Anwender hatten es, bevor sie zu mir kamen, bereits einmal mit Minoxidil probiert und entsetzt nach drei Wochen abgesetzt. Sie dachten, es verschlimmere den Haarausfall nur, und wollten nicht noch lichtere Haare bekommen. Meist reagieren sie ungläubig, wenn ich erkläre, dass dieser initiale Haarausfall eigentlich ein positiver Effekt ist und für mich sogar einen Nachweis darstellt, dass Minoxidil bei ihnen wirkt. Denn unter der Therapie mit Minoxidil können bei gutem Ansprechen mehr Haarfollikel als zuvor in die Wachstumsphase gelenkt werden. In den sich gerade neu formierenden Haarfollikeln sitzt häufig noch ein ruhendes Haar im Haarkanal. Das wird dann durch das nachwachsende Haar rausgeschubst. Es hatte sein Wachstum schon beendet, ruhte als Telogenhaar nur noch untätig und abgestorben im Haarkanal. Es wäre sowieso ausgefallen, nur etwas später. Aber das nachwachsende Haar drängelt nun von unten und braucht Platz. Unter einer Minoxidil-Therapie werden die vorhandenen Telogenhaare in einem Schwung ab Woche zwei bis circa Woche sechs der Therapie verfrüht rausgeschubst. Die Menge der Telogenhaare bleibt gleich, nur die Zeit, in der sie ausfallen, ist verkürzt. Wie im Zeitraffer wird die gleiche Menge nicht über drei Monate verteilt abgeworfen, sondern in ungefähr vier Wochen. Dennoch entstehen in dieser Zeit keine sichtbar lichten Stellen oder Lücken, aber beim Anblick der Bürste oder beim Haarewaschen sollten Sie gelassen bleiben. Der Haarausfall hört nach etwa sechs Wochen relativ schlagartig auf, wenn das Mittel wirkt. Deshalb: Augen zu und durchhalten, erklärte ich meiner Patientin. Wenn der Haarausfall in einer Woche nicht aufhöre, solle sie sich nochmals melden. Nach zwei Wochen schickte sie mir eine Nachricht, dass der Haarausfall kurz nach unserem Termin aufgehört hatte und sie schon ein paar nachwachsende Babyhaare entdeckt habe.

NATUR PUR: THERAPIEANSÄTZE AUF PFLANZLICHER BASIS

Es gibt einige interessante Stoffe aus der Natur, die möglicherweise das Haarwachstum unterstützen können. Inwieweit sie wachstumshemmende Prozesse am Haarfollikel aufhalten können, wurde noch nicht ausreichend in guten Studien direkt am Menschen gezeigt (in vivo). Wenn Wirkstoffe das Haarwachstum von außen anregen sollen, dann müssen sie von der Hautoberfläche ihren Weg in den Haarfollikel finden. Aus

Experimenten an Haarfollikeln, die im Labor mit pflanzlichen Wirkstoffen behandelt wurden, gibt es zwar einige Hinweise darauf, dass sie vielversprechende Kandidaten für künftige Therapieansätze sein könnten. Entscheidend ist es jedoch, ob diese Wirkstoffe dahin kommen, wo sie wirken sollen: zum Haarfollikel. Örtlich anzuwendende Substanzen können zu groß und zu störrisch sein, um durch den engen Kopfhaarkanal nach unten zu wandern. Untersuchungen an Minoxidil und Coffein konnten zeigen, dass beide Substanzen tatsächlich bevorzugt den Weg durch den Haarfollikel nehmen. Gleiches könnte für pflanzliche Wirkstoffe gelten, was in Studien weiter untersucht werden sollte.

Für die stimulierende Wirkung von äußerlich aufgetragenem Minoxidil gibt es ausreichend Studien, um es in die erste Wahl bei der androgenetischen Alopezie einzubeziehen. Weniger eindeutig erschien Wissenschaftlerinnen und Wissenschaftlern die Daten zur örtlichen Anwendung von Coffein, die dessen haarwachstumsfördernde Wirkung beim Menschen belegen sollen. In einer Übersichtsarbeit halten es Forscherinnen und Forscher zwar bei Coffein für möglich, bemängeln aber die Studiendurchführung und fordern sogenannte evidenzbasierte Ergebnisse. Das sind Studien, die auch einer harten Prüfung standhalten. Interessant sind Ergebnisse einer Studie, in der Haarfollikel Männern mit erblichem Haarausfall entnommen wurden und in einer Kulturschale mit coffeinhaltiger Flüssigkeit gebadet wurden. Die Haarfollikel fuhren daraufhin Rezeptoren hoch, die vor allem zur Stressabwehr von Zellen benutzt werden. So ähnlich wie Forscher aus dieser Gruppe bereits im Labor, also in vitro und damit nicht direkt am Menschen, eine Verlängerung der Wachstumsphase von Haaren sehen konnten, deuten weitere Ergebnisse darauf hin, dass Coffein stimulierende Effekte am

Haarfollikel haben könnte. Zumindest wenn es im Kulturwasser enthalten war. Die Forscher geben zu bedenken, dass es auf die Menge an Coffein ankommt. Je nach Dosis an Coffein kann es auf manche Stoffwechselprozesse in Zellen hemmend wirken und eine gegenteilige Wirkung entfalten, beispielsweise auf den Austausch von Calcium zwischen Zellen. Die Anwendung von Coffein sollte daher in einer Konzentration, Menge und Häufigkeit erfolgen, die in Studien am Menschen untersucht worden sind. Nach dem Motto »Die Dosis macht das Gift«.

Mittel, die gegen Haarausfall helfen sollen, sind keine One-Size-Fits-All-Therapeutika. Dafür sind die Ursachen für Haarausfall viel zu unterschiedlich. Meist werden pflanzliche Moleküle zur allgemeinen Förderung des Haarwachstums bei einsetzenden Alterungsprozessen oder zur Behandlung der androgenetischen Alopezie in Betracht gezogen.

Allgemein wachstumsfördernd könnten aus meiner Sicht solche Moleküle sein, die die Durchblutung oder den Stoffwechsel am Haarfollikel anregen. Dieses Ziel kann über mehrere Wege erreicht werden. Denn der Haarfollikel hat viele Antennen, Enzyme, Botenstoffe und Signalwege, die beim Haarwachstum eine Rolle spielen. Viele Wege führen nach Rom.

Beispielsweise könnte eine Aktivierung von Signalwegen, die in der Zelle für Vitalität und Teilungsfreudigkeit sorgen, über eine Beeinflussung des Moleküls cAMP (zyklisches Adenosinmonophosphat) gelingen. Es regt in der Zelle den Stoffwechsel an, was wiederum das Wachstum von Haarzellen verbessern kann. Neben örtlich anzuwendendem Coffein sollen innerlich eingenommene marine Extrakte (Meerestier- und Algenextrakte) die dermale Papille an der Haarwurzel über eine Stimulierung von cAMP aktivieren. Wenn Präparate innerlich eingenommen werden, sollte nachgewiesen sein, dass sie über die Blutbahn tatsächlich am Kopfhaarfollikel landen und dort ihre Effekte entfachen.

Ein anderer Ansatz wären pflanzenbasierte Wirkstoffe, die am Haarfollikel gegen die verstärkte Empfindlichkeit gegenüber Androgenen wirken könnten, indem sie über eine Blockade der 5-alpha-Reduktase die Konzentration an DHT am Haarfollikel senken. Wir erinnern uns: DHT war das männliche Hormon Dihydrotestosteron, das am Haarfollikel aus Testosteron umgewandelt wurde und auf das der Follikel empfindlich reagiert. Zu den DHT-Blockierern sollen unter anderem Kürbiskernöl und Sägepalmextrakt zählen.

Antioxidative Eigenschaften werden Rosmarinöl und Melatonin zugeschrieben, die die Konzentration von reaktiven Sauerstoffspezies (engl. Reactive Oxygen Species, ROS) im Haarfollikel reduzieren sollen. ROS können sich durch verschiedene Stressoren anreichern und auf Haarzellen und deren Pigmentierung hemmend wirken, wie ich bereits in Kapitel 4 zum Ergrauen der Haare sowie in Kapitel 5 und 8 im Zusammenhang mit Haarausfall näher erklärt habe.

Eine Übersicht zu pflanzlichen Ansätzen gibt ein kanadisches Haarforschungsteam in seiner Arbeit aus dem Jahr 2022. Aus über 3879 Studien wählte die Forschungsgruppe nur die aus, die ihren wissenschaftlichen Auswahlkriterien standhielten und die sie als relevant erachteten. Einschränkend ist zu sagen, dass die meisten Untersuchungen an Männern mit androgenetischer Alopezie stattfanden. Diese unten aufgeführten Wirkstoffe umfassen deswegen nicht alle auf dem Markt angebotenen pflanzlichen Therapeutika und die dazu verfügbaren Test- oder Studienergebnisse. Auch kann ich in diesem Buch aufgrund des sehr umfangreichen und stetig steigenden Angebotes nicht auf alle verfügbaren oder angebotenen pflanzlichen Produkte eingehen. Die Nennung erfolgt in alphabetischer Reihenfolge.

Pflanzliche Wirkstoffe zur örtlichen Anwendung

PFLANZLICHER WIRKSTOFF	EFFEKTE
Cannabidiol (CBD)	In einer Beobachtung zeigte Hanföl mit 10.78 % CBD (und 0.21 % THC) bei einer Anwendung ca. 3–4 g/Tag für 6 Monate bei 28 Männern und 7 Frauen (keine Kontrollgruppe) eine leichte Verbesserung des Haarwachstums nach 6 Monaten (THC = Tetrahydrocannabinol).
Coffein	Zweimal tägliches Auftragen von 2 ml einer coffeinhaltigen Lösung (0,2 %) zeigte im Vergleich zur Anwendung von zweimal täglichem Auftragen von 1 ml einer 5 %igen Minoxidil-Lösung keinen Unterschied. Nach 6 Monaten nahm in beiden Gruppen der Anteil wachsender Haare (Anagenhaare) zu (210 Männer). Zu ähnlichen Ergebnissen kam eine Studie, in der bei Männern eine Kombinationslösung aus 5 % Minoxidil, 1,5 % Azelainsäure und 1 % Coffein angewendet wurde. Es gibt aus experimentellen Untersuchungen, bei denen im Labor menschliche Haarfollikeln in einer Lösung gebadet wurden, Hinweise darauf, dass weibliche Haarfollikel etwas sensitiver auf die Wirkung von Coffein reagieren sollen als männliche Haare, das heißt, besser darauf anspringen.

PFLANZLICHER WIRKSTOFF	EFFEKTE
Equisetum debile/ Schachtelhalme	Das Extrakt aus Schachtelhalmen hemmte die Aktivität der 5-alpha-Reduktase an Haarzellen in der Zellkultur, wie eine thailändische und österreichische Haarforschungsgruppe 2017 berichtet.
Kürbiskernöl Niosome	Eine thailändische Arbeitsgruppe stellte 2022 Ergebnisse aus ihren Versuchen an Modellhaut im Labor (in-vitro) und an 22 Frauen und 20 Männern (in-vivo) mit Kürbiskernöl vor, dem sie eine Hemmung der 5-alpha-Reduktase am Haarfollikel zusprechen. Sie sahen bei 2-mal täglicher Anwendung einer Lotion, die mit Kürbiskernöl beladene Niosomen enthielt, nach 8 Wochen eine leichte Verbesserung des Anteils wachsender Haare im Verhältnis zu den ausfallenden Haaren. Niosome sind kleinste, künstlich hergestellte Trägermoleküle, die mit Wirkstoffen beladen werden können, vergleichbar mit Nanopartikeln.
Melatonin	Eine abendlich aufgetragene 0,0033 %-haltige Melatonin-Lotion zeigte in einer Anwendungsbeobachtung eine Zunahme der Haardichte nach 3 bis 6 Monaten (35 Männer).

PFLANZLICHER WIRKSTOFF	EFFEKTE
Procyanidin	Das 2-mal tägliche Auftragen von 2 ml einer 0,7 %igen Procyanidin-Lotion ergab eine leichte Zunahme der Haardichte nach 6 Monaten verglichen mit der Placebogruppe (43 Männern).
Rosmarinöl	Eine Gruppe erhielt zweimal täglich 1 ml Rosmarinöl-Lotion (3,7 mg/ml 1,8-cineole) und wurde verglichen mit einer Gruppe, die 2-mal täglich 1 ml einer 2-%-Minoxidil-Lösung erhielt: An beiden Gruppen wurde nach 6 Monaten Anwendung eine leichte Zunahme der Haardichte festgestellt (100 Männer; Kritikpunkt: Minoxidil-Dosis war zu niedrig für Männer, sie brauchen 5 % Lösung 2-mal täglich).
Roter Ginseng	Bisher wurde 10 %iger roter Ginseng nur an Mäusen untersucht, der nach örtlicher Anwendung deren Haarwachstum stimulierte.
Serenoa repens/ Sägepalmextrakt	Ein Gel mit 200 mg Sägepalmextrakt und 50 mg β-Sitosterol wurde bei 2-mal täglichem Auftragen und gegen ein Placebo angewendet. Nach 21 Tagen war eine Verbesserung zu sehen (19 Männer). Zu ähnlichen Ergebnissen kommt eine Studie mit Sägepalmserum und Lotion nach 24 Wochen an 50 Männern.

Pflanzliche Wirkstoffe zur Einnahme

PFLANZLICHER WIRKSTOFF	EFFEKTE
Kürbiskernöl	Kürbiskernöl-Kapseln mit einer Tagesdosis von 400 mg (2 x 200 mg) über 24 Wochen an 76 Männern gegen Placebo, Verbesserung der Haardichte.
Marine Proteine	Extrakte aus Meerestieren, ein mariner Proteinkomplex, Nahrungsergänzungsmittel als Tablette gegen Placebo zeigte nach 6 Monaten eine leichte Verbesserung der Haardichte (60 Männer). Achtung: Nehmen Sie marine Proteine bitte nicht bei Allergie auf Krustentiere zu sich.
Serenoa repens/ Sägepalmextrakt	Die tägliche Einnahme von Sägepalmextrakt (320 mg Serenoa repens) wurde mit der täglichen Einnahme von 1 mg Finasterid über 24 Monate verglichen (100 Männer). Insgesamt schnitt die Finasterid-Gruppe besser ab, wobei die Autoren eine Verbesserung der Haardichte auch bei Sägepalmextrakt sahen.

Mein Fazit: Auch wenn es im Internet und in den sozialen Medien immer wieder Empfehlungen dieser Art gibt: Es bringt nichts, sich Kaffeesatz oder eine Tasse Kaffee auf den Kopf zu schütten oder Rosmarinwasser zu kochen und auf die Haare zu sprühen. Die oben erwähnten Studienergebnisse sind mit einer bestimmten Dosis, Menge und Häufigkeit eines bestimmten Rosmarinextrakts oder Kürbiskernöls erzielt worden. Außerdem dringen einige Substanzen in einer Ölgrundlage besser in den Haarfollikel ein als in einer wässrigen Lösung und umgekehrt. Dennoch ist es faszinierend, zu sehen, wie viel Potenzial in Pflanzen steckt, und es ist wichtig, weiter daran zu forschen.

Wenn Sie sich für eine der oben genannten pflanzlichen Therapien entscheiden, die es bereits auf dem Markt gibt, dann sollten Sie sich an die Dosierungsempfehlung der Hersteller halten, damit die angegebene Wirkung eintritt. Bleiben Sie bitte kritisch, wenn ein Wirkstoff etwas verspricht. Prüfen Sie genau, was versprochen wird und ob es in Studien am Menschen belegt wurde.

Insgesamt sind die oben berichteten Ergebnisse interessant, doch letztlich ist die wissenschaftliche Datenlage aktuell noch zu schwach, um pflanzliche Wirkstoffe als erste Wahl in die Therapieoptionen bei androgenetischer Alopezie einzubeziehen. Dennoch bieten die bisherigen Ergebnisse die Möglichkeit, diese Wirkstoffe versuchsweise in etablierte Therapien im Sinne einer multimodalen Strategie (Regenschirmtaktik) zu integrieren. Allerdings lässt das Studiendesign, die geringe Anzahl der Teilnehmenden und die wenigen Daten zu Frauen noch keine verlässliche Aussage über ihre Wirksamkeit bei allen Betroffenen zu. Es ist eine gute Basis, aber es geht besser. Größere Studien mit standardisierten Haarwachstumsmessmethoden wie dem computerassistierten Fototrichogramm (Haaranalyse) und der Vergleich mit Placebogruppen könnten uns zukünftig die ein oder andere Therapie noch fundierter empfehlen lassen.

Kapitel 9

HORMONE AUS DER BALANCE

Haarfollikel lieben ein hormonelles Gleichgewicht um sich herum. Denn verändern sich die im Blut zirkulierenden Hormone, reagieren die meisten Haarfollikel sensibel darauf. Aber nicht alle Haarfollikel sprechen gleichermaßen auf eine hormonelle Veränderung an. Unsere Körperhaare reagieren an bestimmten Körperstellen stärker auf die hormonellen Umschwünge.

Wir kennen es aus der Pubertät, da wachsen die sexualhormonabhängigen Körperhaare an bestimmten Körperstellen wie im Genital- oder Achselbereich länger und dicker. Im Gegensatz dazu kurbeln die Kopfhaare schon ab dem zweiten Lebensjahr das Längenwachstum an. Die Flaumbehaarung aus dem Säuglingsalter wird durch längeres Kopfhaar ersetzt. Beim Kleinkind werden die Haarfollikel von anderen Signalen – also nicht bereits von Pubertätshormonen – dazu motiviert.

Später im Leben können unsere Kopfhaare weiterhin durch Hormone beeinflusst werden. So verlängert sich beispielsweise vor allem in der zweiten Schwangerschaftshälfte die Wachstumsphase der Kopfhaare werdender Mütter. Vermutlich geschieht das aufgrund des guten Angebots an weiblichen Hormonen (Östrogene). Besonders die Kopfhaarfollikel scheinen Östrogene zu mögen und lassen sich von ihnen zum Wachsen motivieren. In der Schwangerschaft verbleiben mehr Haare in der wachsenden Phase als ursprünglich geplant. Das Ausfallen und damit der regulär geplante Eintritt in die Telogenphase (Ruhephase) wird gewissermaßen herausgezögert durch die Schwangerschaftshormone. Nach der Entbindung fallen die

Schwangerschaftshormone ab, und den Haaren fehlt das vorherige hormonelle Angebot. Nachdem sie das bemerkt haben, beginnen sie wieder in ihren früheren Rhythmus zurückzukehren. Dann treten die Haare, deren Wachstumszeit in der Schwangerschaft verlängert wurde, in die Ruhephase über und fallen aus. Da dieser Hormonentzug einige Haare trifft, macht sich das als Haarausfall ein paar Wochen nach der Entbindung bemerkbar.

HAARE UND HORMONSTÖRUNGEN

Zwar kann die klassische, rein androgenetische Alopezie (also ohne messbare Hormonstörungen) bei Frauen bereits in jungen Jahren auftreten, doch gibt es auch andere Gründe, die gerade bei jungen Frauen eine Abnahme der Haardichte verursachen können. Einer dieser Gründe traf auf diese Frau zu, die in meiner Praxis vorstellig wurde: Erst dachte ich, die 27-Jährige käme zu mir wegen ihrer Akne, die ich deutlich im Gesicht erkennen konnte. Doch als sie ihre Kopfbedeckung abnahm, wurde mir klar, was sie zu mir führte. Zwischen ihren knapp schulterlangen, dunklen, lockigen Haaren schimmerte am gesamten Oberkopf ihre Kopfhaut deutlich durch. Sie kam gleich auf den Punkt. Seit der Pubertät habe sie eine Erkrankung, bei der es zu Zysten an den Eierstöcken (Ovarien) kommt: Die polyzystischen Ovarien oder das Polyzystische Ovar-Syndrom (kurz: PCOS) kann bei bis zu 15 % der Frauen im Alter von 15–25 Jahren auftreten und von Frau zu Frau unterschiedlich verlaufen. Die Periode meiner Patientin sei von Beginn an unregelmäßig gekommen. Erst habe sie gedacht, das gebe sich schon, aber dann ließ sie es untersuchen. Es habe etwas gedauert, bis die Diagnose damals klar war, weil bei ihr im Ultraschall nicht sofort Zysten an den Eierstöcken sichtbar waren.

Denn die Zysten, nach denen die Erkrankung benannt ist, treten nicht unbedingt bei jeder Frau mit PCOS auf. Die typischen Zysten an den Eierstöcken bei einer Ultraschalluntersuchung auszumachen, scheint zudem schwierig zu sein. Bei einer anderen, hier kurz erwähnten Patientin sah ich ebenfalls typische Zeichen für ein PCOS. Sie hatte lichtes Kopfhaar, eine Neigung zu Akne und fettige Haut im Alter von 60 Jahren. Seit der Pubertät sei ihre Periode unregelmäßig gewesen, sie habe Adipositas (Übergewicht) und seit einigen Jahren erhöhten Blutzucker. Ich empfahl ihr eine endokrinologische (hormonelle) Abklärung, die meine Verdachtsdiagnose PCOS bestätigte. Nun hatte sie nicht nur zum ersten Mal eine Erklärung für den lebenslangen Kampf mit ihrem Gewicht, den erhöhten Blutzucker und die Haar- und Hautveränderungen, sondern bereits eine gezielte, endokrinologische Therapie begonnen.

Beim PCOS können neben einer unregelmäßigen oder ausbleibenden Periode, einem unerfüllten Kinderwunsch auch Probleme an der Haut und den Haaren auftreten. Dazu zählen beispielsweise eine Akne im Erwachsenenalter, schnell fettende Haare oder Haarausfall mit Abnahme der Haardichte bis zur beginnenden Glatzenbildung. Die männlichen Hormone können im Blut erhöht sein, und die sonst feinen Flaumhaare wachsen an anderen Körperstellen dunkler und kräftiger. Eine meiner betroffenen Patientinnen meinte zu mir einmal, es sei schrecklich, eine verkehrte Welt – oben zu wenig und unten zu viele Haare. Einige Frauen leiden an schwer zu kontrollierendem Gewicht oder an einer diabetischen Stoffwechsellage, das ist eine Neigung zu erhöhtem Blutzucker.

Aber nun zurück zur 27-jährigen Patientin, die sich wegen ihrer dünner werdenden Haare an mich gewandt hatte. Oft sei ihr gesagt worden, Haarausfall trete bei Frauen mit PCOS häufiger auf, und dagegen ließe sich nichts unternehmen. Mehr zu tun, als die Pille zu nehmen, also eine hormonelle Verhütungstablette, die sie schon länger einnehme, gebe es für sie nicht. Die Patientin habe sich damit nicht abfinden wollen und hatte frei verkäufliche Haartinkturen ausprobiert. Unter ihnen waren Lösungen mit Inhaltsstoffen wie Minoxidil 2 %, Alfatradiol oder Coffein, die sie auf die Kopfhaut aufgetragen hatte. Allerdings habe keines dieser Mittel etwas gebracht. Ich fragte genauer nach, wie lange sie diese angewendet habe. Im Schnitt habe sie die jeweilige Tinktur nach zwei Monaten abgesetzt, da sie keine Veränderung bemerkt habe. Nach einer entsprechenden Untersuchung erklärte ich ihr, dass ihre Haarprobleme durch das PCOS bedingt waren. Bei Frauen mit Hormonstörungen, die sich zuungunsten des hormonellen Gleichgewichts auswirken, verkürzen die Haare am Kopf ihre Wachstumsphase, sie wachsen kürzer und dünner, vor allem unter dem Einfluss von männlichen Hormonen. Unsere Haarfollikel in der Kopfhaut mögen kein Testosteron und reagieren mit einer Herunterregulierung des Haarwachstums darauf. Umgekehrt reagieren die Flaumhaare in den Körperzonen, wo sonst Männer stärkeren Haarwuchs haben, mit stärkerem Wachstum, was wir bei Frauen eine Behaarung vom männlichen Muster oder Hirsutismus nennen. Beim Hirsutismus treten im Gesicht (Bartregion), an den Brustwarzen, unter dem Bauchnabel oder auf der Innenseite der Oberschenkel dickere, dunklere und längere Haare auf als die üblichen Flaumhaare.

Warum sich die Körperhaare bei zu vielen im Körper zirkulierenden männlichen Hormonen anders verhalten als die Kopfhaare, das ist noch nicht genau entschlüsselt. Ein englisches Forschungsteam vermutete bereits 1994, dass es an dem Botenstoff IGF (Insulin Growth-Faktor) liegen könnte. Abhängig von der Körperstelle, an der sich der Haarfollikel befindet, soll sich die Stimulierung von IGF unterschiedlich auf die Haarzellen und ihr Wachstum auswirken. In einer späteren Publikation versuchten Teams aus Taiwan und den USA zu erklären, wie IGF das macht. Es soll die Antennen auf den Haarzellen, die für den Empfang der männlichen Hormone (Androgene) zuständig sind, empfindlicher beziehungsweise empfänglicher machen. Deshalb sollen im Blut oder Gewebe umherschwimmende Androgene ein leichteres Spiel mit der Beeinflussung der Zelle haben.

Die Patientin fühlte sich zum ersten Mal richtig ernst genommen, als ich ihr diese Vorgänge erklärte. Am Wachstumsverhalten der Kopf- und Körperhaare lässt sich ablesen, welche Laborwerte sinnvollerweise geprüft werden sollten. Die Patientin war gut vorbereitet und brachte bereits einige Laborwerte inklusive eines Hormonstatus mit. Die Werte stellten sich unter der hormonellen Therapie, die sie einnahm, über die letzten sechs Monate als unauffällig heraus. Dennoch reichte das anscheinend nicht aus, um das Kopfhaarwachstum anzukurbeln.

Eigentlich waren die von ihr selbst gewählten Haartinkturen ein guter Versuch, das Haarwachstum zu stimulieren. Die Abnahme der Haardichte bei Frauen mit PCOS ähnelt nämlich vom Muster her sehr der androgenetischen Alopezie. Örtlich anzuwendende Tinkturen mit Wirkstoffen wie Minoxidil, Alfatradiol oder Estradiol können allein oder in Kombination als Kopfhautbehandlung in das Gesamtkonzept der Therapie bei PCOS integriert werden. Allerdings können sie als örtliche Gegenspieler von einer solchen inneren Hormonstörung allein wenig ausrichten. Doch sollte der innere Hormonhaushalt unter einer medikamentösen Therapie wieder unter Kontrolle gebracht werden, können diese Wirkstoffe von außen unterstützend an der Kopfhaut helfen. Der Hormonstatus der Patientin hatte sich während der Hormonbehandlung normalisiert. Trotzdem sah sie keine Wirkung. Das lag daran, dass sie die Tinkturen zu kurz, nämlich nur für zwei Monate, angewendet hatte. Um ein Ansprechen darauf zu beurteilen, hätte sie die Anwendung mindestens drei bis vier Monate durchführen müssen, was sie nicht wusste. Für eine Verbesserung oder Stabilisierung der Haardichte braucht es noch mehr Geduld. Dieses zweite Etappenziel, das nach Erreichen des erstens Ziels (Haarausfall gestoppt) eintreten kann, wird ungefähr nach sechs Monaten erkennbar, wie bereits genauer in Kapitel 8 beschrieben.

Mein Fazit: Es gibt zur örtlichen Therapie der Haare beim Polyzystischen Ovar-Syndrom (PCOS) keine Leitlinien, meine langjährige Erfahrung zeigt mir, dass es einen Therapieversuch mit Wirkstoffen, die wir unter anderem aus der Therapie der androgenetischen Alopezie kennen, wert ist. Allerdings ist dieser individuell auf die Patientinnen zugeschnitten und wie immer bei der Behandlung von Haaren: Ihre Ausdauer ist gefragt. Zukünftig könnte bei diesen Patientinnen die Eigenblutbehandlung (PRP), integriert in das Gesamtkonzept der Therapie, erwogen werden. Möglicherweise sind unterstützend auch pflanzenbasierte Wirkstoffe, die antiandrogen wirken, von Interesse.

HORMONELLE VERHÜTUNGSMITTEL UND HAARE: GUTE UND NICHT SO GUTE HAAR-HORMON-BEZIEHUNGEN

Eine 19-jährige Frau kam gemeinsam mit ihrer Großmutter, die bereits bei mir in Behandlung war, in meine Praxis. Der Großmutter waren die dünneren Haare ihrer Enkelin aufgefallen, nachdem sie sich ein knappes Jahr lang nicht gesehen hatten. Bereits sensibilisiert aufgrund eigener Haarprobleme sprach sie ihre Enkelin darauf an. Seit einem Jahr habe diese vergleichsweise mehr Haare in der Bürste bemerkt, das aber nicht ernst genommen. Sie war davon ausgegangen, dass sich das schon geben würde und am Stress liege. Doch als ihre Oma sie darauf ansprach, erkannte sie bei genauem Hinsehen, dass ihre Haare an den Geheimratsecken lichter geworden waren. Ihre Periode verlaufe unter der Pilleneinnahme normal. Davor sei sie allerdings unregelmäßig gewesen. Mein erster Verdacht bestätigte sich nach einer eingehenden Untersuchung der jungen Frau. Die Befunde an den Haaren und ihrer Haut passten zu einer unerwünschten Nebenwirkung ihrer Verhütungspille. Nur warum wirkte sich ihre Pille negativ auf ihr Haarwachstum aus?

Das Haarwachstum wird seit unserer Geburt durch Botenstoffe und Hormone gesteuert. Diese komplexe Sprache aus hormonellen Signalen versteht unser Haarfollikel sehr gut. Dabei können diese Signale von hormonproduzierenden Organen im Körper stammen, von einem Hormonpräparat wie beispielsweise einer Verhütungspille freigesetzt werden oder vom Haar selbst produziert werden. Denn der Haarfollikel und seine Nachbarin, die Talgdrüse, sind in der Lage, Hormone und andere Botenstoffe selbst zu bilden, um so ihr nötiges Hormongleichgewicht direkt in ihrer Umgebung stabil zu halten. Daher ist es nicht verwunderlich, dass ein hormonelles Ungleichgewicht in unserem Körper sich an den Haaren widerspiegeln kann. Wenn von außen Hormone den Haarfollikel aus seinem Gleichgewicht bringen und er es von selbst nicht mehr schafft, dagegen anzusteuern, dann reagiert der Haarfollikel beleidigt. Am Kopf verlangsamt und verkürzt der Haarfollikel seine Wachstumsphase und produziert als Reaktion auf die hormonelle Disbalance kürzere und dünnere Haare.

Eine Beeinflussung des Hormonhaushalts am Haarfollikel kann – aber muss nicht – bei der Anwendung von Verhütungsmitteln wie der Pille oder der Hormonspirale auftreten. Die darin enthaltenen Hormone können sich unter bestimmten Voraussetzungen negativ auf das Haarwachstum auswirken. Die Voraussetzungen, ob und wann eine solche unerwünschte Wirkung auftritt, sind noch nicht abschließend geklärt. Es gibt Verhütungspillen oder Spiralen, bei denen im Beipackzettel als Nebenwirkung Haarausfall aufgeführt ist. Diese Nebenwirkung tritt also nur bei einem Teil der Behandelten auf, nicht zwingend bei jeder Anwenderin.

Eine hormonelle Verhütungspille besteht meist aus einer Kombination eines Östrogens, etwa Ethinylestradiol und einem Gestagen. Unter den eingesetzten Gestagenen gibt es solche, die an der Haut und den Haaren so ähnlich wirken können – aber nicht müssen – wie ein männliches Hormon. Sie werden als Gestagene mit möglicher androgener Wirkung bezeichnet. Es handelt sich dabei um eine unerwünschte Nebenwirkung dieser Gestagene, die, wie gesagt, nicht zwingend auftreten muss. Vermutlich liegt bei den Frauen, die Nebenwirkungen bekommen, eine gewisse Empfindlichkeit dafür vor. Denn nicht jede Frau bekommt davon Haarausfall oder Hautprobleme wie Akne oder fettige Haut.

Die Verhütungspille der jungen Frau bestand aus einem Östrogen und einem Gestagen mit einer solchen androgenen Wirkung. Sie hatte begonnen, dieses Präparat vor eineinhalb Jahren einzunehmen.

Einige Verhütungspillen oder manche Hormonpräparate, die bei Menstruationsbeschwerden eingesetzt werden, enthalten solche Gestagene, die eine gewisse Potenz haben, an der Haut oder an den Haaren wie ein androgenes Hormon zu wirken. Laut Gelber Liste sind das zum Beispiel Levonorgestrel und Norethisteron. Schwächer androgen wirksam sind unter anderem Gestagene wie Desogestrel, Gestoden, Norgestimat oder Lynestrenol.

Neben der Verhütungspille entscheiden sich manche Frauen für das Einsetzen einer hormonhaltigen Spirale. Diese enthalten meist das Levonorgestrel, so gibt es auch bei Hormonspiralen ein gewisses Risiko, eine Nebenwirkung wie Haarausfall zu bekommen, die – wie bei der Verhütungspille – allerdings nicht bei jeder Frau auftritt.

Entscheidend dafür, dass ich die Pille im Falle der Patientin als Ursache für den Haarausfall und das Dünnerwerden der Haare sah, war Folgendes: Der Beginn des Haarausfalls, der ihr bewusst aufgefallen war, lag ungefähr sechs Monate nach Beginn der Pilleneinnahme. Ein Haarausfall, der durch die Nebenwirkung einer Verhütungspille bedingt ist, tritt meist mit einer zeitlichen Verzögerung von einigen Monaten auf. Ob ihr schon früher Haarausfall aufgefallen war, daran konnte sie sich nicht mehr erinnern. Aber weitere Kriterien, die meine Diagnose untermauerten, kamen hinzu. So konnte ich die androgene Nebenwirkung des Gestagens in ihrer Verhütungspille gewissermaßen an ihrer Haut und ihren Haaren ablesen. Das Muster und die Art des Haarausfalls waren typisch: Die Haare waren stärker am Oberkopf betroffen als am übrigen Kopf. Das tritt klassischerweise bei einer verstärkten Wirkung von männlichen Hormonen auf. Weitere Zeichen für die androgene Wirkung hatte sie an der Haut. Sie hatte schnell fettende Haare und unreine Haut mit leichter Akne. Diese hormonelle Triggerung durch die androgene Komponente der Pille kann sich neben einer Aktivierung der Talgdrüsen auch auf die Körperbehaarung auswirken. Deswegen schaute ich mir genauer die Zonen an, in denen die Körperhaare mit verstärktem Wachstum auf androgene Stimuli reagieren. Bei dieser Patientin war das allerdings nicht eindeutig der Fall. Bis auf etwas dunklere Haare, die in einer Linie unterhalb des Bauchnabels bis zur Schambehaarung wuchsen, war kein stärkeres Wachstum der Sexualhaare zu erkennen.

Daneben gibt es Gestagene, die diese androgene Wirkung nicht entfachen können und sogar das Gegenteil bewirken, sie wirken dann antiandrogen. Sie werden beispielsweise bei Frauen mit erhöhten männlichen Hormonen eingesetzt, die unter verstärkter Körperbehaarung vom männlichen Typ oder Akne leiden. Das sind Gestagene wie Cyproteronacetat, Chlormadinonacetat, Dienogest oder Drosperinon. Darum bat ich die Patientin, mit ihrer Gynäkologin zu sprechen, ob sie die aktuelle Verhütungspille auf ein andere ohne androgen-wirkende Gestagene umstellen könnte.

An dieser Stelle möchte ich Sie bitten, in solchen Fällen nicht ohne Rücksprache mit Ihrer Gynäkologin oder Ihrem Gynäkologen eine hormonhaltige Therapie abzusetzen oder umzustellen. Bei dieser Patientin war eine Umstellung auf ein anderes Präparat problemlos möglich, und die Haare sowie die Hautprobleme besserten sich im Verlauf eines halben Jahres. Mit dieser Zeitspanne sollten Sie bei einer Änderung eines hormonellen Präparates in der Regel rechnen.

Mein Fazit: Auch wenn das Erscheinungsbild einer androgenetischen Alopezie ähnelt, sollten Sie bei Haarausfall oder einer Abnahme der Haardichte Ihre Medikamente mit Ihren behandelnden Ärzten und Ärztinnen durchgehen. Vielleicht entdecken Sie im Beipackzettel Ihres Hormonpräparates als Nebenwirkung Haarausfall. Dann ist es wichtig, erst einmal den Zusammenhang zum Haarproblem herzustellen und zu klären, ob das Präparat tatsächlich die Ursache ist.

GEGENSPIELER HORMONE

Nicht nur junge Frauen nehmen Hormone ein. Eine meiner langjährigen Patientinnen bekam trotz laufender örtlicher Behandlung mit 2-%-iger-Minoxidil-Lösung wieder Haarausfall. Meine 57-jährige Patientin war die letzten drei Jahre sehr zufrieden mit der Behandlung gewesen, denn ihre androgenetische Alopezie war darunter gut kontrolliert. Auf der Suche nach einer Ursache stieß ich in ihrer Anamnese auf die Einnahme eines Hormons, das DHEA (Dehydroepiandrosteron), das sie seit einigen Monaten einnahm. Das DHEA ist ein Vorstufenhormon, das unter anderem im Rahmen von Anti-Aging-Strategien oder zur Steigerung des Wohlbefindens eingesetzt wird. Unser Körper produziert DHEA auch selbst und kann aus dieser Vorstufe andere Hormone wie Östrogene und Androgene bilden. Die Blutspiegel von DHEA sinken mit zunehmendem Alter.

Meine Patientin beobachtete seit einigen Wochen eine Vergrößerung ihrer Geheimratsecken und Zunahme dünner Haare im Tonsurbereich. Mithilfe einer Haardiagnostik konnte ich anhand der erhobenen Haardaten einen zeitlichen und ursächlichen Zusammenhang zur Einnahme von DHEA feststellen. Ihre androgenetische Alopezie hatte sich unter der Einnahme von DHEA merklich verstärkt.

Unklar ist bisher, ob der Haarfollikel selbst Antennen (Rezeptoren) für DHEA hat. Bekannt ist jedoch, dass DHEA vom Körper in Testosteron oder Östrogen umgewandelt wird. Wird DHEA eingenommen, so kann es zu einer Steigerung dieser beiden Hormone kommen. Nicht alle, die DHEA einnehmen, bekommen davon Haarausfall. Möglicherweise reagiert ein genetisch sensibler Haarfollikel wie bei androgenetischer Alopezie empfindlicher auf ein besseres Angebot an Testosteron und stellt vor Ort daraus in einer überaktiven Weise noch ein viel stärkeres männliches Hormon her, das DHT – das wir schon aus Kapitel 8 kennen. Problematisch ist, dass wir die Konzentration dieser männlichen Hormone direkt am Haarfollikel beim Menschen nicht messen können. Zwar können wir deren Spiegel im Blut bestimmen, doch das spiegelt nicht die erhöhte Empfindlichkeit oder die hormonelle Eigenproduktion am Haarfollikel wider. Ob die Haarfollikel also direkt auf das DHEA mit einer Wachstumsbremse reagieren, ob es an ihrer Empfindlichkeit auf das erhöhte Angebot an Testosteron oder DHT liegt, ist schwer nachzuweisen. Doch legen wissenschaftliche Studien diese komplexen hormonellen Prozesse im Haarfollikel nahe. Während der Einnahme von DHEA können die Hormonspiegel im Blut aus gynäkologischer Sicht durchaus normal erscheinen. Dennoch könnte es für den sensiblen Haarfollikel ein zu großes Angebot an DHEA sein, weil er es über seine Enzyme vor Ort in Testosteron umwandeln kann. Daher war ich überzeugt, dass die örtliche Tinktur mit Minoxidil gegen das Überangebot von DHEA und dessen Nachfolgehormone nicht mehr ankam. Ich bat meine Patientin, Rücksprache mit ihrer behandelnden Ärztin zu halten und mit ihr die Dosis des DHEAs nach Möglichkeit zu reduzieren. Sollte sich meine Vermutung bewahrheiten, dann würde sich der Haarausfall bessern. Nach drei Monaten kam sie wieder in meine Praxis. Die Dosis ihres Hormonpräparates konnte auf ein niedriges Niveau reduziert werden, sie fühlte sich darunter gut und der Haarausfall hatte aufgehört. Die örtliche Minoxidil-Tinktur sollte sie fortsetzen. Bis die ausgefallenen Haare wieder nachwachsen würden, werde es einige Monate dauern. Wir planten eine Kontrolle in weiteren sechs Monaten. Als ich sie wieder sah, konnte nicht nur ich, sondern auch sie die Zunahme der Haardichte deutlich erkennen.

HAARE UND MENOPAUSE

Etwa die Hälfte der Frauen werden mit Beginn, während oder auch nach der Menopause zum ersten Mal mit Haarproblemen konfrontiert. Diese Veränderungen können von schleichenden oder schnellen Verläufen geprägt sein. Es liegt nahe, dass durch die Veränderungen der Hormonspiegel in der Menopause, die Hormonsituation am Haarfollikel aus der Balance gerät. Doch ist eine hormonelle Therapie in der Menopause wohl zu überlegen, denn sie ist weder risikolos noch für jede Frau geeignet. Deshalb ist es mir wichtig, über die Zusammenhänge von Haarproblemen und der Menopause aufzuklären, da es wie so oft auch hier keine One-Size-Fits-All-Strategie gibt, sondern immer ein individueller Ansatz gefragt ist. Aus diesem Grund stelle ich Ihnen im Folgenden repräsentative Fälle vor, um Ihnen die Bandbreite der Verläufe und der Therapiestrategien zu zeigen.

Die Haare wachsen nicht

Eine Frau Anfang 60 wollte von mir wissen, warum ihre Haare seit einigen Jahren nicht mehr wachsen würden. Außerdem hätte sich ihre Haarstruktur verändert, die Haare seien stumpf geworden. Sie hatte gestufte, hellbraun getönte Haare mit leichten Wellen bis knapp über die Schultern. Dass Haare gar nicht mehr wachsen und trotzdem bis zu den Schultern reichen, das geht rein physiologisch eigentlich nicht. Wenn Haare nicht mehr wachsen und ihre Wachstumszeit beendet haben, dann gehen sie in die Ruhephase und kapseln sich von der Nährstoffversorgung und der Haarwurzel ab. Sie stecken dann zwar noch bis zu drei Monaten tatenlos im Haarkanal, aber spätestens dann fallen sie aus. Ein Wachstumsstopp aller Haare hätte bei dieser Patientin spätestens nach drei Monaten im Ausfallen aller Haare geendet. Ich überlegte, was sie meinte, und fragte weiter nach. Früher hätte der Friseur immer viel zu schneiden gehabt. Jetzt ging sie in deutlich größeren Abständen hin, und der schneide höchstens etwas die Spitzen. Aha, es war also ein Problem der Haarlänge und des Haarwuchstempos. Ihre Haare wuchsen nicht mehr so lang und so schnell wie gewohnt. Die Erklärung für diese Veränderungen liegt im Haarfollikel selbst.

Je länger ein Haarfollikel in einer Tour das Haar produzieren kann, desto länger wird es. Entscheidend für die Haarlänge ist die maximale Dauer einer Anagenphase (Wachstumsphase). Zwar haben Kopfhaare eine vorprogrammierte Anagenphase von zwei bis acht Jahren, doch kann sich diese unter bestimmten Umständen verkürzen. Dann erreicht ein Haar nicht mehr die gewohnte Länge. Das Nachfolgehaar lebt vielleicht nur drei anstatt der gewohnten sechs Jahre. Je mehr Haare das betrifft, desto kürzer wird die Haarlänge insgesamt. In diesem Fall kann der Eindruck entstehen, dass die Haare nicht mehr wachsen. Ein zweiter Aspekt war ihr langsameres Haarwachstum. Normalerweise werden Kopfhaare mit einer Durchschnittsgeschwindigkeit von ca. 0,3 mm/ Tag produziert. Allerdings kann sich je nach Lebensphase diese Geschwindigkeit verändern, zudem verlangsamt sich das Haarwachstum mit zunehmendem Lebensalter.

Ich schaute mir ihre Haare genauer an. Insgesamt waren sie eher fein. Unter der Handlupe erkannte ich außerdem einige leere Haarfollikelöffnungen, was einen weiteren Grund für das langsamere Haarwachstum darstellte. Die Haarfollikel lassen sich länger Zeit, bis sie ein neues Haar nachproduzieren – das kann sich in leeren Hautporen widerspiegeln. Manche Haarfollikel stellen sogar ganz ihr Wachstum ein. In Richtung Spitzen sah ich einige Stellen mit Haarbruch, was ihr Gefühl der stumpfen Haare erklärte. Mit der Haardiagnostik konnte ich keine weitere Ursache ausmachen: Ihr Anteil wachsender Haare lag im Normalbereich, es fielen keine Haare vermehrt aus.

Meine Vermutung wurde so nur bestätigt. Ihre Haare wuchsen zwar, nur nicht mehr so schnell wie früher, und sie erreichten nicht mehr die gewohnte Länge und Dicke. Weil ihre Haare mit der Zeit feiner nachgewachsen waren, hielten sie den kosmetischen Prozeduren nicht mehr so lange stand wie gewohnt und begannen zur Spitze hin brüchiger zu werden.

Mit zunehmendem Alter wachsen die Kopfhaare insgesamt langsamer, feiner und kürzer. Das geschieht in einem schleichenden Prozess über viele Jahre hinweg, der sich im Rahmen der Haaralterung vollzieht. Insbesondere in und nach der Menopause bemerken allerdings einige Frauen, dass sich die Haarstruktur und das Haarwachstum verändern. Das geschieht nicht nur am Kopf, auch die Behaarung in den Achseln oder der Schamregion nimmt häufig ab.

Es wird angenommen, dass sich die Haaralterung bei einigen Frauen in der Menopause durch das zunehmende Absinken der Hormonspiegel weiter verstärken kann. Haarfollikel mögen Hormone wie Östrogen, es ist ein Teil ihres Wachstumselixiers. Jedoch vermuten Forschungsgruppen, dass mehr als nur ein Hormon das Haarwachstum steuert. Anscheinend kommt es auf die richtige Mischung aus verschiedenen Hormonen im Blut und am Haarfollikel an.

Die Patientin wollte wissen, ob eine Hormonersatztherapie dagegen helfen könne. Bisher war sie gut ohne Medikamente durch die Menopause gekommen. Inwieweit die Einnahme von Hormonen bei alterungsbedingten Haarveränderungen helfen würde, ist bisher nicht ausreichend erforscht. Daher riet ich ihr davon ab. Die Wissenschaft kann sich bis dato noch nicht genau erklären, wie genau die Hormonveränderungen in der

Menopause den Haarfollikel direkt beeinflussen und wie es zur Veränderung des Haarwachstums kommt. Auch ist es schwierig, den Alterungsprozess der Haare von den Einflüssen der Menopause zu trennen. Gleichermaßen ist unklar, ob und wie die Hormonveränderungen das Ergrauen bei Frauen beeinflussen. Interessant ist, dass manche Frauen während und nach der Menopause keine wesentliche Veränderung an ihren Haaren bemerken. So könnte eine individuelle Veranlagung hierbei eine Rolle spielen. Die Patientin war insgesamt erleichtert, dass keine Erkrankung dahintersteckte, denn die Haare wuchsen nachweislich – nur nicht mehr so lang und schnell wir früher. Sie entschloss sich deshalb, erst mal abzuwarten und bewusster auf schonende Haarkosmetik zu achten. Nach einem halben Jahr wollte sie sich wieder zur Kontrolle vorstellen. Würde sich das Haarwachstum weiter verschlechtern, würde sie gern mit mir über mögliche haarwuchsfördernde Optionen sprechen. Darunter fallen örtliche Therapien, die bei der androgenetischen Alopezie zum Einsatz kommen und zum Ziel haben die Durchblutung am Haarfollikel anzuregen und die Versorgung mit Biostimulatoren zu verbessern, wie etwa in Kapitel 8 bei den Kombitherapien beschrieben.

Im Gegensatz dazu gibt es auch Frauen, bei denen die Menopause ein Geschehen am Haar triggert, das bereits vorprogrammiert ist. Hierbei wirkt die Menopause wie jemand, der den Schalter anknipst und etwas in Gang setzt, was vorher nahezu unbemerkt im Haarfollikel schlummerte.

Volumenverlust

Manchmal wünschte ich mir, ich könnte, wie in einem Film die Vorgeschichte meiner Patientinnen und Patienten so rekonstruieren, als wäre ich dabei gewesen. Gerade bei länger andauernden Haarproblemen frage ich in meiner Sprechstunde nach Haarzuständen bis weit in die Vergangenheit zurück. So auch bei dieser Patientin. Die 55-jährige Frau mit hellgrauen, lockigen, voll wirkenden Haaren erzählte mir, dass sie seit zehn Jahren immer wieder Episoden von Haarausfall bemerkt habe. Zuerst langsam und seit einem Jahr rapide habe sich ihr Haarvolumen um geschätzte 50 % verringert. Sie habe so lange abgewartet, weil ihre Ärzte und Ärztinnen – wie der Gynäkologe und die Hausärztin –, aber ihre Familie und Freunde ebenso immer sagten, dass sie doch genug Haare habe. Außerdem sei sie gesund, habe keine Erkrankungen oder Mangelzustände. Ganz zu Beginn schrieb sie die kurzen Schübe mit Haarausfall dem saisonal bedingten Haarausfall zu, von dem sie gehört habe. Allerdings habe sie in letzter Zeit deutlicher mehr und länger Haarausfall an sich beobachtet, als sie es gewohnt sei. Jetzt dürften es bitte nicht noch weniger Haare werden. Seit einem Jahr sei sie in der Menopause, nachdem ihr mit 54 Jahren die Gebärmutter nebst Eierstöcken wegen Myomen entfernt wurde. Sie würde sich ungern einen Zopf binden, denn die Haare wären seitlich schon so dünn, dass sie die Kopfhaut nicht mehr abdecken würden. Ihr Vater habe die üblichen Geheimratsecken und schon lichtes Haupthaar, die Mutter habe ebenfalls im Alter dünne Haare bekommen.

Während der Untersuchung schienen die Haare am Oberkopf lichter als am Hinterkopf. Die Patientin hatte ausgedehnte Geheimratsecken bis zu den seitlichen Kopfpartien, in denen die Haare lockerer saßen und die durch die Lockenfrisur überdeckt waren. Mittels einer computergestützten Haardiagnostik bestätigte sich, dass die Region der Geheimratsecken über deutlich mehr Flaumhaare, also verkürzte Haare, und vermehrt ausfallende Haare verfügte, was die leicht ausziehbaren Haare dort erklärte. Das Kontrollareal am Hinterkopf wies wie erwartet normale Parameter für das Haarwachstum auf. Diese Unterschiede in den zwei Testregionen, Ober- und Hinterkopf, sind typisch für eine androgenetische Alopezie, also anlagebedingt. Hierbei ist nicht der ganze Kopf, vor allem nicht der Hinterkopf betroffen, sondern die für den anlagebedingten oder erblichen Haarausfall typischen Regionen oder Muster am oberen Kopf.

Anders als das beim saisonalen Haarverlust der Fall ist. Der tritt zu bestimmten Jahreszeiten (wie Frühjahr oder Herbst) für kurze Zeit auf und führt zu keiner Volumenabnahme in einem bestimmten Muster. Dieses Phänomen ist letztlich nicht geklärt. Forschungsteams vermuten einen Zusammenhang zur Sonneneinstrahlung, dem Gehalt an Vitamin D im Blut oder werten es als ein genetisches Überbleibsel des Fellwechsels. Inwieweit der episodische Haarausfall bei dieser Patientin zu Beginn vor zehn Jahren saisonal bedingt war, ließ sich retrospektiv nicht mehr klären.

Doch warum setzte gerade mit Beginn der Menopause dieser anlagebedingte Haarausfall bei ihr ein? Es liegt sehr nahe, dass der Haarausfall durch das rasche Eintreten der Menopause zusätzlich getriggert (verstärkt) wurde, weil den Haaren die gewohnte Menge an Hormonen recht abrupt entzogen wurde. Durch die Entfernung der Eierstöcke fiel im Körper der Patientin ein wichtiger Produktionsort für mehrere Hormone schlagartig weg. Haare mögen vor allem die weiblichen Hormone zum Wachsen. Sie werden als ein wichtiger Gegenspieler von auch am Haar vorhandenen männlichen Hormonen angesehen. Frauen haben im Blut messbare Spiegel an Östrogenen und Progesteron und niedrige Spiegel an männlichen Hormonen. Gesunde Frauen haben gewisse Spiegel von Testosteron im Blut, wenn auch deutlich niedriger als gesunde Männer. Am Haarfollikel ist das vermutlich ähnlich, nur können wir die genaue Konzentration dieser Hormone am Haarfollikel selbst nicht mit einer Blutabnahme messen.

Unbekannt ist die Rolle des Progesterons am Haar, das in der Menopause oder nach einer Entfernung der Eierstöcke absinkt. Doch gibt es einige Hinweise auf eine Verbindung zwischen den Eierstockhormonen und dem Haarwachstum. Vermutlich sinken die weiblichen Hormone nicht nur im Körper, sondern direkt vor Ort, am Haarfollikel selbst mehr und mehr ab. So nehmen die männlichen Hormone am Haarfollikel wahrscheinlich überhand, weil sie es selbst herstellen können. Das tun sie besonders intensiv bei einer erblichen Veranlagung zur androgenetischen Alopezie. Das geschieht zum Nachteil der Wachstumsphase, denn die wird bei Kopfhaaren dadurch zunehmend kürzer. Je nachdem wie schnell und stark das Absinken der Hormone und damit das Einsetzen der Menopause verläuft, kann es bei manchen Frauen ebenfalls zu spürbarem Haarausfall kommen, wie etwa bei dieser Frau. Die Haare am Oberkopf beenden als Reaktion darauf vorzeitig ihre Wachstumsphase. Die Patientin war gewissermaßen durch die operative Entfernung der Eierstöcke abrupt in die Menopause gekommen.

Sonst gesunde Frauen, die allerdings eine erbliche Veranlagung zur androgenetischen Alopezie haben, können mit dem Eintritt in die Menopause auf diese Weise zum ersten Mal die Anzeichen eines solchen Haarausfalls bemerken.

Die Abnahme der Haardichte tritt bei einer erblichen Veranlagung überwiegend in den Regionen auf, wo die Haarfollikel mit vielen Enzymen zur Hormonverarbeitung ausgestattet sind, die vor Ort für eine erhöhte Produktion männlicher Hormone sorgen können. Das kann entweder die Scheitelregion, den Oberkopf oder die Geheimratsecken bis zur Tonsur betreffen. Noch etwas haben die Haarfollikel durch die erbliche Veranlagung in diesen Regionen der Kopfhaut zu viel: Sie verfügen über mehr Rezeptoren, um das umherschwimmende männliche Hormon herauszufischen, als die Haarfollikel am

Hinterkopf. Theoretisch könnte das am Haarfollikel vorhandene Östrogen die männlichen Hormone eine Weile in Schach halten. Fällt es aber weg oder wird weniger, dann reagieren die Haarfollikel sensibler auf das männliche Hormon, vermuten Forschungsteams. Fallen die Hormonspiegel besonders rasch und stark ab, kann ein Haarfollikel sogar abrupt das Haarwachstum beenden. Das kann dann einen spürbaren Haarausfall nach sich ziehen. Die Patientin wollte allerdings nur der Haare wegen keine zusätzlichen Hormone einnehmen, da sie sonst unter keinen Beschwerden litt. Ich schlug ihr eine Behandlung mit einer örtlichen Östrogenlösung (mit Alfatradiol) vor, die gezielt in der Kopfhaut an den Haarfollikeln ihre Wirkung entfacht, um den Gegenspieler Östrogen zu erhöhen. Außerdem erhielt sie eine einmalige Behandlung mit Eigenblut-Injektionen (PRP) in die Kopfhaut, um die Haarfollikel zu Anfang der Therapie zu stimulieren. Die Wirksamkeit dieser PRP-Therapie ist allerdings bei dieser Konstellation und Diagnose nicht ausreichend untersucht. Sie kann in Erwägung gezogen werden, als unterstützender Baustein in einem Therapiekonzept, wie näher in Kapitel 8 beschrieben.

Nach drei Monaten sah ich die Patientin wieder, der Haarausfall war gestoppt. Aufgrund des guten Ansprechens wollte sie die Behandlung fortsetzen.

Kahle Stellen

Am Tag darauf traf ich auf eine Frau Mitte fünfzig, die deutliche Beschwerden in ihrer Menopause hatte. Seit einigen Monaten schlafe sie schlecht und reagiere wesentlich sensibler, als sie das von sich kenne. Jetzt habe sie auch noch Haarausfall dazubekommen. Wenn sie den Zopf nach hinten binde, dann zeigten sich an den Seiten viele kahle Stellen. Ganz zu schweigen vom Scheitel, da schimmere die Kopfhaut deutlich durch.

Nach einer gezielten Untersuchung war es klar: Der Haarausfall der Patientin entsprach vom Muster her einem Ausdünnen mit verstärktem Ausfallen am Oberkopf bis zu den seitlichen Regionen oberhalb der Ohren. Solange nicht der gesamte Kopf davon betroffen ist, spricht dieses Muster für einen anlagebedingten Haarausfall. Es wird angenommen, dass es durch absinkende Hormonspiegel in der Menopause bei manchen Patientinnen zu einem schnelleren Verlauf und Fortschreiten kommen kann als vor der Menopause. Ein Überangebot an männlichen Hormonen kann ebenfalls zu diesem Muster führen. Doch lagen bei der Patientin keine Anzeichen dafür vor, denn ihr mitgebrachter Hormonstatus war typisch für ihre Menopause und wies keine erhöhten männlichen Hormone auf. Wegen anderer Beschwerden hatte sie bereits von ihrer Gynäkologin eine Hormonersatztherapie verschrieben bekommen und fragte sich, ob diese auch gegen ihren Haarausfall helfen würde. Die Wissenschaft ist sich noch immer uneinig, ob eine innere Hormontherapie gegen die androgenetische Alopezie hilft. Doch stellt sich, wie im Falle dieser Patientin, die Menopause als Trigger für den Haarausfall heraus, kann sie helfen. Da die Patientin aufgrund der anderen Beschwerden sowieso die innerlichen Hormone nehmen wollte, entschied sie sich ebenso im Sinne der Haare zunächst für die Einnahme. Sollte die Hormonersatztherapie in den nächsten Monaten zu keiner insgesamten Verbesserung führen, würde sie sich wieder bei mir melden. Denn selbst dann gibt es noch Behandlungsoptionen, wie in meinem nächsten Fall.

Haarausfall

Nachdem die Menopause bei ihr eingesetzt hatte, begann relativ zeitnah der etwas stärkere Haarausfall der 53-jährigen Patientin. Sie habe zu Beginn keine wesentlichen körperlichen

Beschwerden festgestellt, weswegen sie zunächst keine Hormonersatztherapie nehmen wollte. Ihre Tochter riet ihr wegen der Haare zur Anwendung einer coffeinhaltigen Tinktur und einem coffeinhaltigen Shampoo. Seitdem trage sie entweder einmal täglich die Tinktur auf oder verwende das Shampoo. Sie ernähre sich gesund, nehme Supplemente wie Zink, Biotin und Vitamin C. Da die menopausalen Beschwerden nach einiger Zeit doch zunahmen, entschied sie sich vor sechs Monaten schließlich doch für eine Hormontherapie mit einem östrogenhaltigen Gel und Progesteron-Kapseln in Absprache mit ihrem Gynäkologen. Trotzdem bestehe dieser Haarausfall seit einem Jahr, der seitdem unverändert geblieben sei. Sie bemerke, dass die Haare dünner würden.

Bei der Untersuchung sah ich viele feinere, kürzere Haare im Scheitelbereich neben einigen längeren Haaren. Die seitlichen Partien über den Ohren zeigten sich außerdem ausgedünnter im Vergleich zum Hinterkopf. Die übrige Körperbehaarung war nicht auffällig. In ihrer Familie hätten die Mutter und ihre jüngere Schwester dünne Haare und ihr Bruder eine Halbglatze, der Vater Geheimratsecken. Nach entsprechender Diagnostik stellte ich das typische Muster einer Dichteabnahme und einen leicht erhöhten Anteil ausfallender Haare im Oberkopf fest, bei dem der Scheitel langsam breiter wird und die Kopfhaut durchzuschimmern beginnt. Das Muster kann sich bis zu den seitlichen Partien über den Ohren ausdehnen. Bei Frauen mit einem anlagebedingten Haarausfall ist diese Region häufig betroffen.

Der zeitliche Zusammenhang mit der Menopause legte nahe, dass sie sich auch bei dieser Frau wie ein Verstärker auf die androgenetische Alopezie auswirkte. Im Unterschied zur allgemeinen Haaralterung fallen die Haare in diesen Fällen betont am Oberkopf aus, und die Abnahme der Haardichte folgt dort einem bestimmten Muster. Warum nicht alle Frauen gleichermaßen auf den Abfall der Hormone in der Menopause reagieren, ist allerdings noch unklar. Offen ist genauso, welches Hormon dabei die Hauptrolle spielt.

Da bei dieser Patientin trotz bereits begonnener Hormonersatztherapie nach sechs Monaten keine Besserung eintrat, empfahl ich ihr eine zusätzliche Therapie mit Minoxidil. Sollte das nicht ausreichen, um den Haarausfall zu stoppen, dann würde sie sich melden, um eine weitere unterstützende Behandlung im Sinne einer Kombitherapie zu besprechen. Die Dauer und Intensität einer Haartherapie in der Menopause unterliegt keinem festen Zeitplan, sondern wird im Verlauf an die Bedürfnisse der Patientinnen angepasst. Denn die Prozesse, die am Haarfollikel das Wachstum fördern oder hemmen können, sind komplex und kommen über verschiedene Signalwege an. Daher kann eine Art Regenschirmtaktik genutzt werden, die den Haarfollikel gegen die wachstumshemmenden Einflüsse aus verschiedenen Richtungen abschirmen soll.

Rätselhafte Schmerzen am Haar

In meiner Sprechstunde begegnete ich einer Frau Mitte 50 die schon bei mehreren Ärztinnen und Ärzten gewesen war, weil sie das Gefühl plage, mit ihren Haaren stimme etwas nicht. Seit einigen Monaten fühle sich jede Bewegung ihrer Haare schmerzhaft an, und das Anfassen und Frisieren tue weh. Zu einem Knoten gebunden, wie sie ihre Haare früher trug, würde sie nicht mehr ertragen. Aus Sorge für psychisch labil gehalten zu werden, traue sie sich nicht, das mit jemanden zu besprechen. Bisher hätten die Ärzte keine Ursache gefunden und ihr ein mildes Shampoo sowie eine Psychotherapie empfohlen. Abgesehen von der beginnenden Menopause sei sie gesund, ernähre sich ausgewogen und nehme keine Medikamente.

Bei der Untersuchung fühlten sich die Haare am Scheitel feiner an und ließen sich dort leichter auszupfen als am Hinterkopf. Unter der Lupe sah die Kopfhaut unauffällig aus. Ich hatte einen Verdacht, der sich mittels der computerbasierten Haardiagnostik letztlich bestätigte: Durch die beginnende Menopause getriggert, zeigten sich erste Anzeichen eines Haarausfalls der androgenetischen Alopezie.

Als ich die Ergebnisse mit der Patientin besprach, fiel ihr rückblickend auf, dass sie nach der Haarwäsche mehr Haare als gewöhnlich in der Dusche bemerkt hatte. Da ihr Haarvolumen unverändert geblieben sei und sie keine lichten Stellen bemerkt habe, habe sie dem keine große Bedeutung beigemessen.

Es ist kaum bekannt, aber Haarausfall kann bei einigen Menschen Missempfindungen verursachen wie Kribbeln, Jucken, Piken bis hin zu Schmerzen an den Haaren. Man nennt dieses Phänomen Trichodynie, die unabhängig von der Ursache bei verstärktem Haarausfall auftreten kann. Warum nicht jeder Haarausfall von Haarschmerzen begleitet wird, ist noch unklar. Bei besonders starkem Haarausfall durch eine Chemotherapie konnte unsere damalige Arbeitsgruppe an der Hautklinik der Charité bei fast allen Betroffenen solche Missempfindungen wissenschaftlich nachweisen. Sobald der Haarausfall nachlässt, gehen die Haarschmerzen langsam zurück.

Nach dem Abwägen der verschiedenen Möglichkeiten begann die Patientin eine örtliche Tinktur mit dem Haarwachstumsstimulanz Minoxidil. Nach vier Monaten kam sie zur Kontrolluntersuchung. Ihre Haarschmerzen waren schon fast verschwunden, und die Untersuchung zeigte am Scheitel festere Haare, die auch kräftiger nachzuwachsen begannen.

Mein Fazit: Die Menopause hat viele Facetten und kann unterschiedliche Beschwerden an verschiedenen Organ- und Körpersystemen verursachen. Diese können von kaum spürbar bis extrem unangenehm ausfallen. Etwa die Hälfte der Frauen erfährt in der Menopause eine Veränderung ihres Haarwachstums. Die genauen Hintergründe dafür sind wissenschaftlich zwar noch nicht geklärt, doch einige Forschungsgruppen versuchen sie weiter zu entschlüsseln. Als ein zentraler Faktor wird das Absinken der Hormonspiegel vermutet. Wahrscheinlich neigen vor allem die Frauen, die eine Veranlagung zu erblich bedingtem Haarausfall (androgenetische Alopezie) haben, gerade in der Menopause dazu, dass die Haardichte spürbarer abnimmt, oder sie bemerken Haarausfall, der in den dafür typischen Kopfregionen messbar ist.

Wenn die Haare von Volumenverlust betroffen sind, kann das eine zusätzliche psychische Belastung zu den anderen oft unangenehmen Symptomen der Menopause darstellen. Haarveränderungen in der Menopause haben nicht den einen klassischen Verlauf, sondern es kommt ebenso wie bei den körperlichen Symptomen zu verschiedenen Ausprägungen. Dies gilt es bei der individuellen Therapieentscheidung zu berücksichtigen.

BEHANDLUNGSOPTIONEN BEI HORMONELLEN VERÄNDERUNGEN

Liegen hormonelle Veränderungen wie eine Erhöhung der männlichen Hormone, wie zum Beispiel Testosteron oder DHT im Blut bei Frauen vor, dann sollten zunächst Pro und Kontra einer inneren Therapie aus gynäkologischer oder endokrinologischer Sicht mit den Patientinnen abgewogen werden. Nicht jedes hormonelle Ungleichgewicht muss medikamentös behandelt werden. Das Gleiche gilt für Beschwerden in der Menopause, die ein ganzes Potpourri an Symptomen hervorrufen können und in ihrer Intensität von Frau zu Frau stark variieren.

Ob eine gegensteuernde medikamentöse Therapie aus Hormonen oder anderen Wirkstoffen bei Ihnen Sinn ergibt, sollten Sie gemeinsam mit Ihrer Ärztin oder Ihrem Arzt entscheiden. Meine Aufgabe als Dermatologin ist dann, den Zusammenhang der hormonellen Veränderungen zum Haarproblem herzustellen und Ihnen eine passende, meist örtliche Therapie zu empfehlen. In manchen Fällen sehen Ihre behandelnden Ärzte und Ärztinnen keine Notwendigkeit, Ihnen eine innere (systemische) Therapie anzubieten, oder Sie selbst entscheiden sich bewusst dagegen. Auch dann gibt es Möglichkeiten, je nach Hormonstatus und Ursache eine örtliche Therapie zur Verbesserung des Haarwachstums durchzuführen. Diese ist individuell festzulegen. Hierfür kommen Behandlungsoptionen in Betracht, die ebenfalls bei der androgenetischen Alopezie der Frau eingesetzt werden. Als alleinige Strategie oder integriert in ein Konzept mit innerer Therapie kann hierfür beispielsweise Minoxidil zur örtlichen Anwendung auf der Kopfhaut, ebenso Alfatradiol- oder eine Estradiol-Lösung infrage kommen, die gegebenenfalls von einer Eigenbluttherapie (PRP) oder pflanzlichen Wirkstoffen begleitet werden.

US-amerikanische und britische Übersichtsarbeiten bieten einen Überblick über die verschiedenen Therapien, die in der Vergangenheit bei Frauen weltweit off-label bei hormonell-getriggerter androgenetischer Alopezie eingesetzt wurden. Sie sind allerdings bisher nicht in Deutschland für diese Indikation zugelassen. Dazu zählen Medikamente, die antiandrogene Wirkungen haben wie Spironolacton, Cyproteronacetat, Flutamid, Finasterid oder Dutasterid. Letzteres wurde zudem örtlich versucht und in mehreren Sitzungen in einer verdünnten Lösung in die Kopfhaut gespritzt.

Beim Einsatz der oben genannten Off-Label-Therapien sollte eine sichere Empfängnisverhütung bei Frauen durchgeführt werden, solange sie im gebärfähigen Alter sind. Da die Ergebnisse der Studien ein unterschiedliches Ansprechen zeigten und die möglichen Nebenwirkungen einer Langzeiteinnahme bei jedem Präparat beachtet werden müssen, sollten erst die bewährten Therapien ausprobiert werden und die Off-Label-Ansätze weiter im Blick behalten werden. Zukünftig kristallisiert sich möglicherweise das eine oder andere Medikament heraus, bei dem die beste Dosis mit optimaler Wirkung und geringsten Nebenwirkungen gefunden wird.

Kapitel 10

WENN ALLE KOPFHAARE BETROFFEN SIND: DIFFUSER HAARAUSFALL

Verglichen mit anderen Haarerkrankungen zeichnet sich beim diffusen Haarausfall (diffuses Effluvium) kein typisches Muster auf der Kopfhaut ab. Trotzdem wird der diffuse Haarausfall häufig mit der androgenetischen Alopezie verwechselt, weil bei Letzterer die Haardichte – allerdings betont am Oberkopf – auch diffus abnimmt. Beim diffusen Haarausfall hingegen lassen sich die Haare überall am Kopf leichter ausziehen oder -kämmen. Bei schweren Formen geschieht das büschelweise, bei leichten Formen einzeln oder in Strähnen. Bei der Haarwäsche nimmt das Haarknäuel im Ausguss mehr und mehr zu. Bei kurzen Haaren finden Sie zunehmend Haare beim Waschen, die an Ihren nassen Händen kleben. Andere berichten mir von den Haaren über der Tastatur am Arbeitsplatz, an Kleidungsstücken oder auf dem hellen Fußboden. Nicht selten werden mir zum Beweis gesammelte Haarbüschel in kleinen Tüten verpackt mitgebracht. Warum machen viele Betroffene das eigentlich? Solange sie noch genug Haare haben, werden viele von ihrem Umfeld mit ihrem Haarausfall nicht ernst genommen. Dabei ist Haarausfall ein aktiver Vorgang, der bei langem Bestehen in einer sichtbaren Haarlosigkeit enden kann. Es ist darum wichtig, diese ersten Anzeichen ernst zu nehmen und nach den Gründen zu suchen. Ein diffuser Haarausfall weist auf ein inneres Problem hin und ist ein ernst zu nehmendes Symptom, hinter dem viele Ursachen stecken können.

DIFFUS UND BELASTEND

An einem sonnigen Vormittag betrat eine 72-jährige Patientin mit ernstem Blick mein Sprechzimmer. Sie hatte früher in der Modebranche unter anderem als Model gearbeitet. Ihre glatten, hellbraunen, schulterlangen Haare waren von einem überdurchschnittlich hohen Volumen. Und doch zeigte sie sich im Behandlungszimmer voller Sorge und musste um Haltung ringen, als sie von ihrem Haarausfall erzählte. Sie habe vor sechs Monaten eine Darmentzündung bekommen, wegen derer sie bis vor Kurzem immer wieder Durchfälle gekriegt habe. An Gewicht habe sie deshalb in kurzer Zeit um die 15 Kilogramm verloren. Anfangs hätten die Medikamente gegen die Autoimmunerkrankung im Darm nicht geholfen, doch seit wenigen Wochen bekomme sie ein modernes, vor Kurzem erst zugelassenes Medikament, das endlich anschlug. Gerade als es ihr besser ging, folgte das nächste Unglück. Seit zwei Monaten habe sie mehr und mehr Haarausfall bemerkt, sie finde überall Haare: auf dem Boden, auf dem Kopfkissen sogar auf dem Esstisch.

Ihre Ärztinnen und Ärzte könnten sich das nicht erklären, da diese Nebenwirkung bei dem aktuellen, neuen Medikament nicht aufgeführt sei. Doch das wolle sie am liebsten wieder absetzen wegen des starken Haarausfalls. Ihr Blutbild sei zudem in Ordnung. Bei der Untersuchung ließen sich ihre dicken, hellbraun gefärbten Haare sehr leicht am gesamten Kopf ausziehen. Ich hatte bereits eine Vermutung, die durch die anschließende Haardiagnostik bestätigt wurde: Sie litt an einem ausgeprägten diffusen Haarausfall, mit um die 25 % mehr ausfallenden Haaren (Telogenhaare) als üblich.

Unabhängig von der Menge wird ein Haarausfall, der am gesamten Kopf stattfindet – der also ohne ein bestimmtes Muster einhergeht –, medizinisch als diffuses Effluvium bezeichnet. Bei dieser Diagnose geht es nicht darum, ob und wie stark die Kopfhaut durchschimmert. Der diffuse Haarausfall bezeichnet einen aktiven Prozess des Ausfallens, der einige oder viele Haare am gesamten Kopf betreffen kann. Normalerweise verlieren wir täglich maximal um die 100 Haare über den ganzen Kopf verteilt. Doch wird das empfindliche Haarwachstum gestört, dann schalten mehr und mehr Haarfollikel ihre Wachstumsphase ab. Sie gehen gewissermaßen synchron und früher als geplant in die Ruhephase, was zu merklichem Haarausfall führt. Dann kommt es je nach Stärke und Dauer des Störfaktors zu mehr oder deutlich mehr als 100 ausfallenden Haaren täglich. Was war der Auslöser bei meiner Patientin, sollte sie das aktuelle Medikament absetzen, und würden die Haare wieder nachwachsen?

RÜCKBLICK: DIE VERGANGENHEIT AUFARBEITEN

Das Haarwachstum bei meiner Patientin wurde an vielen Kopfhaarfollikeln gleichzeitig durch einen oder mehrere innere Faktoren derart gestört, sodass diese früher als geplant in die Ruhephase übergingen. Hat sich der Haarfollikel entschlossen, in die Ruhephase zu gehen, dann gibt es kein Zurück mehr. Was bleibt, ist ein totes Ruhephasenhaar (Telogenhaar), das noch eine Weile im Haarkanal steckt, wie eine Blume ohne Wasser in der Vase. Um den Auslöser für den vermehrten Übergang vieler Haarfollikel in diese Telogenphase zu finden, musste ich in den vergangenen Monaten suchen. Interessant ist dabei eine Zeitspanne von circa drei bis vier Monaten, bevor der eigentliche Haarausfall bemerkt wurde.

Denn der Übergang vom Wachsen zum Ruhen dauert zwei bis drei Wochen, die Ruhephase an sich kann bis zu drei Monate dauern – so lange wächst das Kopfhaar nicht mehr und steckt im abgeschalteten Modus im Haarkanal. Daher können Ereignisse, die das Haarwachstum frühzeitig beendet haben, bis zu drei bis vier Monate in der Vergangenheit liegen, so auch bei dieser Patientin.

Bei ihr gab es sogar mehrere Ursachen, die die Haarfollikel in ihrem gewohnten Gleichgewicht gestört haben. Die starke, langwierige Entzündung im Darm, ebenso der rapide Gewichtsverlust und die Nebenwirkungen von Medikamenten, kamen dafür infrage. Unter ihren Medikamenten, die zu Beginn erfolglos verabreicht wurden, fand ich gleich zwei, die als Nebenwirkung Haarausfall verursachten. Einer dieser Faktoren alleingenommen hätte ein solches diffuses Effluvium begründen können. Die Parallelität und Anzahl möglicher Ursachen erklärten mir das relativ starke Ausmaß ihres Haarausfalls.

Je mehr Störenfriede zu gleicher Zeit vorhanden sind, desto intensiver zeigt sich meist der Haarausfall, weil mehr Haare gleichzeitig in die Ruhephase geschickt werden. Da die Auslöser in der Vergangenheit lagen und die Darmentzündung durch das aktuelle Medikament unter Kontrolle war, sollte sie dieses erst mal weiter nehmen. Es kam als Faktor für den Haarausfall aufgrund der zeitlichen Abfolge ohnehin nicht infrage, gleichzeitig mit dessen Einnahme begann der Haarausfall nämlich. Innerhalb von so wenigen Tagen konnten die Haare durch dieses Medikament nicht in die Ruhephase geschickt worden sein. Forschungsgruppen vermuten, dass diese Art Haarausfall über entzündliche Signalstoffe vermittelt wird, auf die unsere empfindlichen Haarzellen mit Wachstumsstopp reagieren.

Wann aber würde der Haarausfall enden, und hätte sie überhaupt eine Chance, dass die verlorenen Haare wieder nachwüchsen, wollte die Patientin wissen, denn da klebe ja die Wurzel dran. Häufig findet sich an ausgefallenen Telogenhaaren noch ein weißlich schimmernder Knubbel. Bei diesen handelt es sich um übrig gebliebene Haarzellen und nicht um die Wurzel, wie in Kapitel 2 näher erklärt. Bei diesem diffusen, telogenen Haarausfall bleibt die Haarwurzel erhalten und fällt nicht mit aus. Die gute Nachricht war, dass ihr Haarausfall in den nächsten Wochen zur Ruhe kommen würde, denn die Auslöser gehörten der Vergangenheit an und die Haare könnten wieder nachwachsen.

UNVERHOFFT UND UNERKLÄRLICH

An einem anderen Tag berichtete mir eine 41-jährige Patientin besorgt von ihrem starken Haarausfall. Vor zwei Wochen habe es aus dem Nichts heraus begonnen, und sie könne sich seitdem büschelweise die Haare ausziehen. Sicherheitshalber brachte sie zum Beweis einige Haarbüschel mit, die sie seitdem sammelte. Täglich kam etwa eine Handvoll zusammen. Sie sei gesund, nehme keine Medikamente, und in ihrer Familie leide niemand an Haarausfall. Eigentlich habe sie keinen Stress, aber seit dem Haarausfall könne sie kaum noch schlafen. Bei der Untersuchung konnte ich einige der schulterlangen Haare schmerzlos am gesamten Kopf ausziehen. Der Zupftest fiel also deutlich positiv aus. Auf der Kopfhaut suchte ich mit einer Handlupe nach Hinweisen auf eine Entzündung, doch die Kopfhaut und die Haarporen waren nicht auffällig. Die übrige Körperbehaarung erwies sich ebenfalls als unauffällig, aber auf einigen der Fingernägel erkannte ich Querrillen, also feine Einkerbungen des Nagels. Die computergestützte Haardiagnostik bestätigte meine Diagnose: diffuser Haarausfall mit einem Anteil von 45 % an Haaren im Ausfallmodus (Telogenhaare). Auch bei dieser Patientin war etwas geschehen, was die Wachstumsphase von überdurchschnittlich vielen Haaren vorzeitig beendet hatte. Nahezu gleichzeitig fielen mehr als doppelt so viele Haare früher als gewöhnlich aus.

Eine Blutuntersuchung deutete weder auf einen Mangel an Nährstoffen noch auf eine Erkrankung hin. Was könnte also ursächlich sein? Der Stressor, der dieses vorzeitige Ende des Haarwachstums auslöst, könnte um die drei Monate zurückliegen. Auf meine Nachfrage bestätigte sich das genauso bei dieser Patientin: Vor zweieinhalb Monaten hatte sie eine Bauchoperation, die einen komplizierten Verlauf nahm. Während der Operation hatte sie viel Blut verloren, die Wunde hatte sich entzündet, und wegen eines anschließenden Wundinfekts musste sie auf die Intensivstation verlegt werden. Dort bekam sie eine Reihe von Medikamenten und danach noch über drei Wochen ein Antibiotikum. Diese Kombination aus Operation, Blutverlust, Medikamenten und Entzündung hatte ihr Haarwachstum vor zweieinhalb Monaten derart abrupt gestört, dass viele wachsende Haare vorzeitig in die Ruhephase übergingen und mehrere Wochen später auszufallen begannen.

Ein solches Ereignis kann sich ebenso auf das Nagelwachstum auswirken. Das erkannte ich an den Querfurchen an ihren Nägeln. Sie können bei einschneidenden Ereignissen wie Operationen mit Blutverlust oder komplizierten Infekten ebenso wie die Haare im Wachstum gestört werden. Dann bilden sie kleine, quer verlaufende Einkerbungen.

Die Ursache lag damit in der Vergangenheit, passte zum zeitversetzten Auftreten des Haarausfalls und war außerdem an den Nägeln ablesbar. Ebenso wie bei der zuvor beschriebenen Patientin würden die Haare bald aufhören, weiter auszufallen. Auch die Nägel würden ohne Rillen nachwachsen. Um die Haare aus der ungewollten Ruhephase zu holen, erhielt die Patientin eine unterstützende Behandlung mit Eigenblut (platelet rich plasma, PRP) der Kopfhaut. Bei einem diffusen

Haarverlust wirken sich entzündliche Botenstoffe und oxidativer Stress vermutlich negativ auf den Haarfollikel aus und stören dessen Wachstum. Eine PRP-Behandlung kann antientzündlich und stimulierend wirken. Die Haarfollikel, denen bereits das Haar ausgefallen war, sollten möglichst bald wieder mit der Produktion eines neuen Haares beginnen, also wieder eine Wachstumsphase starten.

ZEITVERZÖGERT ODER ZU SCHNELL FÜR EINE RUHEPHASE

Bei diffusem Haarausfall liegt ein inneres Problem zugrunde. Ein Störenfried aus dem Blut oder aus der Haut irritiert die ausgeglichene Atmosphäre, in der der Haarfollikel lebt und sein Haar produziert. Je nach Stärke und Dauer des Störenfrieds reagieren die Haare mit leichtem oder stärkerem Haarausfall. Haben wir es mit einem leichten Vitaminmangel zu tun, sind vergleichsweise weniger Haare betroffen, die dafür nach und nach früher als geplant in die Ruhephase gehen. Hatte ein Haar vor, noch weitere zwei bis drei Jahre zu wachsen, geht es durch den Störenfried frühzeitiger in den Ruhestand und beendet sein Wachstum. Je mehr Haare das betrifft, desto mehr fallen aus, weil sie gleichzeitig und verfrüht in die Ruhephase (Telogenphase) eintreten. Es entsteht ein diffuses, telogenes Effluvium, das um drei bis vier Monate zeitversetzt zum Beginn der auslösenden Ursache einsetzt. In manchen Fällen kann der Auslöser bis zu sechs Monate zurückliegen. Vor allem dann, wenn sich dieser über mehrere Monate langsam verstärkt, wie ein schleichend zunehmender Mangel an Spurenelementen oder eine sich intensivierende chronische Entzündung. Mitunter fällt es den Betroffenen schwer, den genauen Zeitpunkt des spürbaren Haarausfalls zu erinnern.

Im Gegensatz dazu können nach Beginn einer Chemotherapie bereits nach zwei bis drei Wochen alle Haare ausfallen. Das liegt an der extremen Stärke der Medikamente, die nahezu alle lebenden Haarzellen frühzeitig zum Stillstand bringen. Die Zellen sterben nicht langsam ab, sondern abrupt und gehen schnell in den Zelltod über. Das Haar löst sich vom Haarfollikel, verliert plötzlich jegliche Nährstoffversorgung und fällt mitten in der Wachstumsphase aus. Es ist wie ein Schock für den Haarfollikel, der keine Zeit und Gelegenheit mehr hat, in die Ruhephase überzugehen. Deswegen fallen diese Haare rasch nach Beginn der Chemotherapie aus und nicht erst nach drei Monaten. Weil die Haare in diesem Fall in der Anagenphase ausfallen, wird der Haarausfall als diffuses, anagenes Effluvium bezeichnet. Da die Chemotherapeutika starke Wirkstoffe enthalten und in großer Menge auf alle Haare treffen, bleibt kaum ein Haar verschont. Nicht alle, aber viele Chemotherapeutika verursachen Haarausfall. Da es immer wieder Frauen mit Brustkrebs gibt, die aus Angst vor dem Haarausfall keine Chemotherapie machen möchten, nahmen wir das 2014 zum Anlass für eine klinische Studie. In unserer Haarforschungsgruppe untersuchten wir 28 Wochen lang den Verlauf während und nach einer Chemotherapie an 34 Frauen. Wir fanden mittels computergestützter Haarausfallsanalysen heraus, dass die Haare drei Monate nach dem Beenden der Chemotherapie wieder nachwuchsen, und zwar teilweise etwas dichter als zuvor. Eine solche wissenschaftliche Studie soll dazu beitragen, die Beratung vor einer Chemotherapie zu unterstützen. Einschränkend möchte ich aber erwähnen: Unsere Ergebnisse gelten nicht für alle Arten von Chemotherapien. Abhängig von der Krebsart (Karzinom) unterscheiden sich diese in ihrer Wirkweise und in ihrem Potenzial, Haarausfall zu verursachen. Manche Chemotherapeutika verursachen nahezu keinen Haarausfall, andere beeinträchtigen die Haarfollikel so stark, dass sie nicht wieder vollständig nachwachsen. Um einer möglichen Schädigung der Haarfollikel vorzubeugen, können bei aggressiven Chemotherapien kühlende Kopfkappen aufgesetzt werden. Auf diese Weise soll die Durchblutung der Kopfhaut und damit die Attacke auf die Haarfollikel reduziert und Haarausfall abgemildert werden.

EIN ÜBEL KOMMT SELTEN ALLEIN: WENN DER HAARVERLUST MEHR ALS EINE URSACHE HAT

Irgendetwas stimme nicht mit ihrem Haarwachstum, sagte die 33-jährige Frau, denn seit fünf Jahren würden ihre Haare besonders am Oberkopf nicht mehr so lang werden wie früher. Sie habe einen unfreiwilligen Stufenschnitt. Das sei ihr erst nach der Entbindung ihrer heute fünfjährigen Tochter aufgefallen. Der typische Haarausfall nach einer Schwangerschaft sei ihr bekannt, der hätte bei ihr ein paar Wochen nach der Entbindung geendet. Nur seien ihre Haare danach nicht mehr so lang nachgewachsen wie zuvor. Ihr Friseur habe zwar gesagt, dass da viele neue Haare nachwüchsen, das würde sich schon wieder geben. Doch empfinde sie die nachgewachsenen Haare als viel zu kurz und strohig. Bei der Haarwäsche würden seit einigen Monaten ebenfalls vermehrt kurze Haare ausfallen, die mit einem weißen Knubbel dran. Wenn die Haare weiter mit der Wurzel ausfallen würden, dann hätte sie bald keine Haare mehr auf dem Kopf.

Gynäkologisch und internistisch lagen bei ihr keine Auffälligkeiten vor. Sie nahm auch keine Medikamente regelmäßig ein. Seit vier Jahren ernähre sie sich vegetarisch.

Ich fragte genauer nach, da fiel ihr ein, dass sie zwischenzeitlich mehrfach einen Eisenmangel gehabt habe. Da Eisenmangel nicht zwingend bei vegetarischer Ernährung auftritt, eruierte ich weitere Ursachen. Sie gab an, dass sie seit der Entbindung eine stärkere Periode habe als früher. Vor drei Monaten sei der Eisenwert allerdings im Normalbereich gewesen. Ihre Laborwerte hatte sie mitgebracht. Darin fiel mir der vermeintlich normale Eisenwert auf. Der Eisenspeicherwert, genannt Ferritin, lag bei 17 ng/ml, die Normwerte reichen je nach Labor von 15 bis 250 ng/ml. Unter dem Ferritin-Wert stand klein gedruckt, dass Werte unter 30 ng/ml auf einen Eisenmangel hindeuten können. Im Blutbild hatte sie außerdem eine leichte Blutarmut, die typisch für eine chronische Unterversorgung mit Eisen ist.

Nach der Haaranalyse wurde klar, dass sie nicht nur einen Grund für ihr Haarproblem hatte. Es lag eine Mischung aus diffusem Haarausfall, der durch den Eisenmangel bedingt war, und zusätzlich eine Veranlagung zur androgenetischen Alopezie vor. Der Eisenmangel stand in zeitlichem Zusammenhang mit dem Auftreten des Haarausfalls. Die genetische Veranlagung führte bei ihr dazu, dass die Haare ihre Wachstumsphase in den für die androgenetische Alopezie typischen Regionen mit der Zeit immer mehr verkürzten. Das kann bei manchen Menschen betont am Oberkopf im Scheitelbereich sein oder sich an größer werdenden Geheimratsecken bemerkbar machen. In ihrem Fall war der Oberkopf betroffen, wo ein Großteil der Haare maximal bis zu sieben Zentimeter lang wurde. Zusätzlich führte der wiederkehrende Eisenmangel zu einer Unterversorgung der Haare am gesamten Kopf. Bei einem Mangel an Eisen geht ein Haar früher als geplant in die Ruhephase und beendet so sein Wachstum. Es entstehen mehr und mehr typische Ruhephasenhaare, die dann nach und nach ausfallen – die Haare mit besagtem weißem Knubbel dran. Das erklärte den Haarausfall der Patientin, bei dem sie die Haare mit dem weißen Ende sah. Die kurzen Haare fielen ihr vermehrt aus, weil die Haare nur eine begrenzte Zeit wuchsen. So erreichten sie nicht die ihr bekannte Haarlänge

Je mehr Haare sich vom Eisenmangel gestört fühlen, desto mehr fallen aus. Nach der Entbindung hatte sich bei ihr das Haarwachstum nicht mehr so regeneriert, weil ab ihrem 28. Lebensjahr langsam, aber stetig das genetische Programm der androgenetischen Alopezie aktiviert worden war. Ob die Schwangerschaft in ihrem Fall eine Art Trigger war und das genetische Programm angeschaltet hat oder ob – was wahrscheinlicher ist – das rein zufällig passierte, können wir aus wissenschaftlicher Sicht heute noch nicht beurteilen. Wichtig war in ihrem Fall, nicht nur den Eisenspeicher aufzufüllen und eine Strategie zu entwickeln, dass es nicht ständig zu einer Berg-und-Tal-Fahrt des Eisenvorrats kommt. Denn ein Eisenspeicherwert von um die 17 ng/ml ist vergleichbar mit einer Vorratskammer, in der Sie nur noch zwei Dosen im Regal stehen haben. Bei einem diffusen Haarausfall ist das – so sind sich inzwischen Wissenschaftlerinnen und Wissenschaftler weitgehend einig – zu wenig Eisenvorrat. Zwar wird unter Forscherinnen und Forschern noch diskutiert, welcher Zielwert für den Eisenspeicherwert Ferritin anzustreben ist, doch gehen die meisten davon aus, dass der Ferritin-Wert zwischen 40 und 70 ng/ml liegen sollte. Dann können die Haare entspannt wachsen und erreichen ihre ursprünglich geplante Länge wieder, indem sie ihre Wachstumsphase voll ausschöpfen.

Nur hätte es bei ihr nicht ausgereicht, zum wiederholten Male den Eisenmangel mit Eisentabletten nur kurzfristig zu beheben. Als langfristige Strategie empfahl ich ihr nach Erreichen des Zielwerts von 40 ng/ml, einerseits noch mehr auf eisenreiche Lebensmittel zu achten als bisher und während der Periode einen eisenreichen Saft oder Eisentabletten einzunehmen. Viele meiner Patientinnen, die zu Eisenmangel neigen, können so ihren Eisenspeicher stabilisieren. Während der Periode an die Eisensubstitution zu denken, ist im Alltag für viele häufig einfacher als an eine Einnahme in anderen größeren Abständen, etwa jede Woche, zu denken. Gerade bei dieser langfristigen Eiseneinnahme sind Laborkontrollen in Abständen notwendig, damit es nicht zu einer Eisenüberladung der Leber kommt.

Vielleicht hätte die Patientin ohne den Haarausfall durch den Eisenmangel die langsame Verkürzung ihres Haarwachstums am Oberkopf nicht so früh bemerkt. Denn in vielen Fällen geht die Abnahme der Haardichte bei der androgenetischen Alopezie eher schleichend und mit schubweisen Episoden von eher leichtem Haarausfall einher. Kommt ein akuter, chronischer oder wiederkehrender Mangel an für das Haarwachstum wichtigen Nährstoffen hinzu, dann hemmen zwei Faktoren das Haarwachstum, die parallel behandelt werden müssen.

Es ist mir wichtig, an dieser Stelle darauf hinzuweisen, dass bei Eigendiagnosen selten an die Vielschichtigkeit von möglichen Ursachen gedacht wird. So hätte sich diese Patientin gewundert, warum nach einer erfolgreichen Einnahme von Eisentabletten ihr Haarwachstum nicht wieder wie gewohnt läuft. Sicherlich ist die gute Nachricht, dass der diffuse Haarausfall, der durch den Mangel an Eisen bedingt war, ein paar Wochen nach Auffüllen des Eisenspeichers aufhören wird. Die Haare, die dadurch ausgefallen waren, würden auch wieder nachwachsen. Doch die Haare am oberen Kopf würden ohne Therapie weiter im Prozess der zunehmenden Verkürzung bleiben. Dagegen bräuchte sie eine zusätzliche Therapie. Sie entschied sich für das örtliche Anwenden von Minoxidil in Schaumgrundlage, das eine Option zur dauerhaften Behandlung der androgenetischen Alopezie der Frau ist.

HAARAUSFALL DURCH HAARPFLEGE?

Eine meiner Patientinnen hatte sich speziell gegen ihren Haarausfall einen neuen Conditioner gekauft. Sie habe ihn aber nur einmal verwendet. Denn er habe bei ihr erst recht und deutlich zu mehr Haarausfall geführt. Sie konnte die Haare in großen Strähnen ausziehen. Kann das stimmen? Ist das ein Mythos, oder können die falschen Pflegeprodukte so schnell zu einem Haarausfall führen?

Klar ist: Haare können von einen Tag auf den anderen nicht blitzschnell in die Ausfallphase übergehen, wenn Sie ganz neu einen Conditioner anwenden. Haare sind wie Faultiere, bei ihnen braucht alles seine Zeit. Es sei denn, sie werden durch einen massiven Störfaktor abrupt geschädigt, wie bei einer Chemostherapie. Bei der Benutzung eines neuen Conditioners oder einer Haarkur passiert das nicht.

Aber was erklärt den Eindruck meiner Patientin? Der Conditioner hat es den schon abgestorbenen Ruhephasen-Haaren erleichtert, sich aus dem Haarkanal zu lösen. Sie waren durch die darin enthaltenen Substanzen weniger ineinander verhakt und so einfacher und leichter auskämmbar. Diese Haare wären in den nächsten Tagen so oder so ausgefallen. Denn diese Ruhephasenhaare (Telogenhaare) haben sich schon lange davor entschieden auszufallen, sie sind schon von der Nährstoffversorgung vom noch lebenden Haarfollikel abgeschnitten. Aus dem gleichen Grund hilft es nicht, die Haare nicht mehr zu waschen. Durch eine Haarwäsche lockern sich vielleicht etwas mehr Ruhephasenhaare im Haarkanal, doch haben diese sich schon fürs Ausfallen entschieden. Die Haare zu waschen, macht oder fördert keinen Haarausfall, wie ich kürzlich wieder einer meiner Patientinnen erklärte. Aus Angst, dass ihr bei der Haarwäsche noch mehr Haare ausgehen würden, hatte sie diese acht Wochen nicht gewaschen.

MÄNNER MIT DIFFUSEM HAARAUSFALL

Am Beispiel der zuvor beschriebenen Patientin zeigt sich für mich einmal mehr, dass bei Patientinnen und Patienten neben einer androgenetischen Alopezie auch ein oder mehrere andere Gründe bestehen können, die zu Haarausfall führen können. Wenn sie über Haarausfall klagen, werden gerade Männer mit sichtbaren Geheimratsecken häufig damit vermeintlich beruhigt, dass dies erblich sei und sie sich doch damit abfinden sollten: Das sei eben typisch bei Männern. Dabei kann ein Mann, der einen verstärkten Haarausfall bemerkt, neben der androgenetischen Alopezie mit Geheimratsecken ebenso einen Mangel an Vitaminen oder Spurenelementen aufweisen, der zu einem zusätzlichen diffusen Haarausfall führt. Diese Mischung aus verschiedenen Ursachen ist beim bloßen Anblick nicht gleich erkennbar, sondern bedarf einer genauen Untersuchung der Haare.

Besonders eingeprägt hat sich mir ein Patient, den ich vor vielen Jahren in der Charité untersuchte. Er habe Haarausfall, habe bisher nur gehört, er solle sich damit abfinden oder ein Haarwuchsmittel nehmen. Das Mittel würde allerdings nicht helfen. Er wies die typischen Anzeichen einer androgenetischen Alopezie auf mit Geheimratsecken und lichtem Tonsurbereich. Bei der näheren Untersuchung ließen sich am gesamten Kopf viele Haare leicht ausziehen. Das deutete auf eine innere Ursache hin, die alle Haare am Kopf gleichermaßen betrifft. Bei der androgenetischen Alopezie hätte ich allenfalls leicht ausziehbare Haare in den Geheimratsecken und im Tonsurbereich erwartet.

Eine Haardiagnostik bestätigte das Vorliegen von zwei Ursachen: ein Mischbild aus einer androgenetischen Alopezie und einem diffusen Haarausfall. Mittels einer Blutabnahme suchte ich nach inneren Ursachen für den diffusen Haarausfall. In seinen Laborwerten fand ich eine Unterfunktion der Schilddrüse und einen Selenmangel – gleich zwei Ursachen, die einen diffusen Haarausfall bedingen können. Seine Behandlung bestand daher aus mehreren Komponenten. Einerseits der Fortsetzung der bereits begonnenen Behandlung mit seinem Haarwuchsmittel Minoxidil, was er weiterhin örtlich anwenden sollte, um das Fortschreiten der androgenetischen Alopezie zu verhindern. Denn die für ihn nicht spürbare Wirkung war bedingt durch die weiter bestehenden inneren Ursachen, gegen die die örtliche Minoxidil-Tinktur natürlich nicht helfen konnte. Die Schilddrüse wurde in Zusammenarbeit mit seinem Allgemeinarzt eingestellt und den Selenmangel sollte er mit der Einnahme von Selentabletten beheben. Nach vier Monaten sahen wir uns wieder. Die Schilddrüsenfunktion und der Selenspiegel waren wieder im Lot, der Haarausfall war gestoppt, und er freute sich über erste Anzeichen von wieder wachsenden Haaren.

BEI MÄDCHEN IST DAS IN DER PUBERTÄT SO – ODER DOCH NICHT?

Meine Freundin klang ratlos, als sie mir am Telefon erzählte, dass ihre 13-jährige Tochter seit sechs Monaten an Haarausfall leide. Nach der Haarwäsche oder dem Kämmen hätte ihre Tochter ihr öfter eine Handvoll Haare gezeigt. Das habe sie zunehmend beunruhigt. Ihre Tochter sei ansonsten gesund und habe seit ungefähr einem halben Jahr ihre Periode. Nach ein paar Wochen ging sie mit ihr zur Kinderärztin. Die habe gesagt, ein solcher Haarausfall sei bei Mädchen in der Pubertät normal und würde sich wieder geben. Deswegen hätten sie erst mal abgewartet, aber jetzt habe bei ihrer Tochter – deren Haare immer sehr voll gewesen waren, weswegen sie immer beneidet wurde – das Volumen der Haare deutlich abgenommen.

Nachdem ich erfahren hatte, dass ihre Tochter wenig Fleisch esse, empfahl ich meiner Freundin, noch mal zur Kinderärztin zu gehen, um die Blutwerte untersuchen zu lassen. Die Kinderärztin hielt zwar einen Mangelzustand bei diesem jungen Mädchen für unwahrscheinlich und vermutete eher Hormonschwankungen beim Einsetzen der Pubertät als Grund für den Haarausfall. Jedoch bekam das Mädchen ihre Periode sehr regelmäßig. Es stellte sich schließlich ein starker Vitamin-B12-Mangel, ein Zinkmangel und ein Eisenmangel heraus. Diese Mangelzustände hatten zum Haarausfall geführt. Weil sie seit einem Jahr weniger tierische Produkte aß, hatten sich ihre Speicher an Vitamin B12 und Eisen über die Monate zunehmend entleert. Ihre überwiegend pflanzliche Ernährung lieferte ihr außerdem zu wenig Zink.

Neben der Einnahme von Vitamin B12, Eisen und Zink, um die Mängel zu beheben, besprachen wir eine klare Strategie für die zukünftige Aufnahme dieser Nährstoffe. Denn ein Auf und Ab von mal mehr und mal weniger Angebot an Nährstoffen mögen die Haare nicht. Nach Absetzen der Nahrungsergänzungsmittel wäre der Mangel wieder vorprogrammiert, würde sie in ihrer Ernährung zukünftig nicht darauf achten. Sollte sie weiterhin überwiegend vegan essen, empfahl ich ihr eine langfristige, niedrig dosierte Einnahme von Vitamin B12. Denn dieses Vitamin ist nur in tierischen Produkten enthalten. Außerdem riet ich ihr, bewusster zu zink- und eisenreichen Lebensmitteln zu greifen. Bei der Kinderärztin wurde in einem größeren Abstand eine Verlaufskontrolle gemacht, und der Haarausfall gehörte der Vergangenheit an. Es ist wichtig, einen Mangelzustand nicht nur kurzfristig zu behandeln, sondern eine langfristige Strategie muss her, damit sich die Mangelzustände nicht erneut einschleichen.

DAS IST DETEKTIVARBEIT: DIE VIELFALT DER URSACHEN BEI DIFFUSEM HAARAUSFALL

Auf der Suche nach der Ursache hilft der Rückblick auf die Ereignisse der letzten drei bis maximal sechs Monate, bevor der Haarausfall begann. Was hat sich verändert, fing an, hörte wieder auf oder dauert bis jetzt an?

Die Mehrzahl meiner Patientinnen und Patienten sieht allerdings Stress als eine der Hauptursachen für ihren Haarausfall. Es ist schwierig, Stress zu messen, und so ähnlich wie bei einem Medikament, von dem auch nicht jede oder jeder eine Nebenwirkung bekommt, reagieren Menschen unterschiedlich auf ein hohes Stresslevel. Bevor der Haarausfall tatsächlich auf starken Stress geschoben wird, sollten alle anderen Faktoren, die im Folgenden genannt werden, ursächlich ausgeschlossen worden sein.

Für mich fühlt es sich immer wie Detektivarbeit an. Durch die Verzögerung, mit der der Haarausfall auftreten kann, wird es nicht leichter, den Übeltäter zu bestimmen. Ein Medikament, das seit ein paar Monaten eingenommen wird, kann beispielsweise infrage kommen. Neben Medikamenten, Blutverlust, Operationen, chronischen oder akuten Entzündungen gibt es eine Reihe von anderen Ursachen, die bei diffusem Haarausfall in Betracht gezogen werden sollten. Ein Mangel an Nährstoffen und Spurenelementen kann das Haarwachstum dahingehend ebenso negativ beeinflussen. Zu den Nährstoffen, an denen es bei diffusem Haarausfall häufiger mangeln soll, zählen Eisen, Vitamin B12 und Vitamin D, wie ein türkisches Wissenschaftlerteam schlussfolgerte. Das kann ich aus meinem klinischen Alltag bestätigen, wobei ich noch einen Zinkmangel hinzufügen würde.

Hinweise aus der Vorgeschichte, aus den Ernährungsgewohnheiten, der Medikamenteneinnahme oder bekannten Erkrankungen helfen mir, das große Spektrum an möglichen Blutwerten einzugrenzen. In einigen Fällen liegen auch mehrere Faktoren gleichzeitig vor, wie der Mangel an mehreren Nährstoffen oder eine organische Erkrankung.

Hinzu kommen als mögliche Ursachen für einen diffusen Haarausfall eine Reihe Erkrankungen innerer Organe, etwa Schilddrüsenüberfunktion, Schilddrüsenunterfunktion, Darmerkrankungen (z. B. Morbus Crohn, Zöliakie), chronische Infektionen, Leber- oder Nierenerkrankungen, Virusinfekte, Blutarmut, Autoimmunerkrankungen (z. B. Lupus erythematodes). Außerdem können strenge Diäten, den Körper schwächende Erkrankungen wie bösartige Tumorerkrankungen oder Impfungen dazu führen.

Medikamente, bei denen als Nebenwirkung Haarausfall möglich ist:

EINGESETZT ALS	WIRKSTOFFE
Blutverdünner	Heparin, Phenprocoumon, Warfarin
Psychopharmaka, Antidepressiva, Schlafmittel	Fluoxetin, Paroxetin, Sertralin
Blutdrucksenker	ACE-Hemmer (u. a. Enalapril, Lisinopril), Betablocker (u. a. Metoprolol, Atenolol)

EINGESETZT ALS	WIRKSTOFFE
Schilddrüsen-Medikament	Methimazol, Propylthiouracil
Rheuma-Medikament	Methotrexat
Cholesterinsenker	Atorvastatin, Simvastatin
Antiepileptikum	Carbamazepin, Lithium, Valproinsäure
Schmerzmittel	Ibuprofen, Naproxen
Akne-Medikamente	Isotretinoin
Rheuma-Medikament	Leflunomid

WAS HILFT BEI DIFFUSEM HAARAUSFALL?

Die beste Therapie gegen diffusen Haarausfall ist, die Ursache zu beheben, damit die Haare wieder nachwachsen können. Trotzdem: Setzen Sie bitte keine Medikamente ohne entsprechende Rücksprache ab, wenn Sie im Beipackzettel als Nebenwirkung Haarausfall lesen. Denn zuerst sollte von ärztlicher Seite ein klarer Zusammenhang zum Haarausfall bestätigt und die Möglichkeiten einer Umstellung auf ein anderes Präparat geplant werden.

Genauso empfehle ich, nicht einfach so Nahrungsergänzungsmittel einzunehmen. Lassen Sie sich ärztlich oder in einer Apotheke beraten, ob eine Einnahme für Sie sinnvoll ist. Bedenken Sie, dass es dauern kann, bis der Haarausfall aufhört, und Sie womöglich wertvolle Zeit verlieren, wenn Sie auf vermeintliche Helfer setzen. Wurden beispielsweise ein Eisenmangel, eine Schilddrüsenerkrankung oder eine starke Gewichtsabnahme in der jüngeren Vergangenheit als Auslöser für den Haarausfall ausgemacht, dann erholen sich Ihre Haare wieder. So zeitversetzt wie der Haarausfall zum Auslöser eintritt – meist vier bis zwölf Wochen später –, genauso zeitversetzt hört er wieder auf. Dann dauert es meist noch weitere vier bis acht Wochen, bis Sie die ersten nachwachsenden Haare bemerken. Die können anfangs feiner und heller sein, sodass Sie sie nicht gleich erkennen. Schließlich muss sich ein Haarfollikel, der sein Wachstum abgebrochen hat und dessen Haar ausgefallen ist, erst wieder regenerieren und ein neues Haar produzieren.

Je nach Intensität des Haarausfalls und nach erfolgter Ursachenklärung kann unterstützend eine Injektion mit Eigenblut (PRP) in die Kopfhaut zur Regeneration und Anregung des Wiederwachstums erwogen werden. In der akuten Ausfallsphase können Ihnen zudem kortisonhaltige Lösungen helfen, da Haarfollikel von Kortison in solchen Entzugssituationen etwas »beruhigt« und im Regenerationsprozess unterstützt werden können. Allerdings sind kortisonhaltige Mittel nur für eine begrenzte Zeit einzusetzen und helfen nicht ursächlich, sondern rein unterstützend. Genauso begrenzt einsetzbar zur Stimulation des Nachwachsens sind durchblutungsfördernde, äußerlich anwendbare Produkte mit Minoxidil, wie schon in Kapitel 8 aufgeführt.

Geben Sie Ihren Haaren in dieser Zeit ausreichend Nährstoffe und Proteine, ernähren Sie sich abwechslungsreich und gesund, wie im Kapitel zu den Nährstoffen in Kapitel 6 beschrieben.

Wenn Sie es im Alltag nicht schaffen, sich gesund beziehungsweise haargesund zu ernähren, können Sie unterstützend Nahrungsergänzungsmittel einnehmen. Ohne Ihren individuellen Bedarf zu kennen, halte ich Supplemente lediglich für einen begrenzten Zeitraum von ein bis drei Monaten und in frei verkäuflicher, niedriger Dosierung für sinnvoll. Nach ärztlicher oder pharmazeutischer Rücksprache können Sie auf Produkte von Herstellern ausweichen, die Nährstoffkombinationen für diffusen Haarausfall entwickelt haben. Sollte sich allerdings nach zwei bis drei Monaten der Haarausfall nicht bessern oder sich sogar innerhalb von kurzer Zeit deutlich verschlimmern und Sie einen starken Volumenverlust bemerken, sollten Sie sich erneut ärztlich untersuchen lassen.

Der Markt an Haarvitaminen und Supplementen ist riesig und eine exakte Beurteilung jedes Produktes aus wissenschaftlicher und medizinischer Sicht nicht einfach. Wichtig ist es, Supplemente begründet und zielgerecht einzusetzen. Ich halte eine Einnahme nicht für sinnvoll, wenn Sie den Grund des Haarausfalls nicht kennen.

Es gibt immer wieder Hersteller, die sich bemühen, wissenschaftliche Daten zu diesen Supplementen zu generieren. Im Angesicht der schieren Menge an auf dem Markt frei verkäuflichen Supplementen oder Lösungen zum Einnehmen oder Auftragen erhebe ich an dieser Stelle keinen Anspruch auf Vollständigkeit, denn alle Studien zu den verfügbaren Produkten zu bewerten, würde den Rahmen dieses Buchs sprengen. Ein japanisches Team erwähnte in seiner Arbeit aus dem Jahr 2002 über 1000 pflanzliche Wirkstoffe, die hinsichtlich des Haarwachstums interessant wären. Ausgewählt habe ich im Folgenden vor allem Präparate, nach denen mich meine Patientinnen und Patienten häufig fragen. Diese Produkte zielen nicht auf eine Behebung eines nachgewiesenen Nährstoffmangels ab, sondern sollen das Haarwachstum unterstützen, oder sie sollen bei einem diffusen Haarausfall helfen, der nicht krankheitsbedingt ist. Ein diffuser Haarausfall also, dessen Ursache unbekannt ist, im medizinischen Fachjargon ein sogenanntes idiopathisches, diffuses Effluvium, dem keine erkennbare Ursache zugeordnet wurde. Die Reihenfolge, in der sie im Folgenden erwähnt werden, ist keine Ranking-Liste, sondern alphabetisch geordnet. Die Suche erfolgte in der Datenbank PubMed für wissenschaftliche Zeitschriften, bei denen die eingereichten Artikel einem Auswahlprozess unterliegen. Im Gegensatz zu den Studien mit pflanzlichen Produkten, die bei androgenetischer Alopezie durchgeführt wurden, sind diese Wirkstoffe überwiegend bei Frauen mit diffusem Haarausfall ohne zugrunde liegende Ursache untersucht worden.

Haar-Supplemente zum Auftragen

HAAR-SUPPLEMENT	EFFEKTE
Basilikumextrakt	Basilikum enthält u. a. Calcium, Eisen, Vitamin A, C, D, E. Der Hersteller eines Basilikumextrakts verweist auf eigene Studien bei nicht krankheitsbedingtem Haarausfall. Der Inhaltsstoff Beta-Sitosterol soll das Hormon DHT blockieren, ein Wirkstoff, der auch bei androgenetischer Alopezie untersucht wird.

HAAR-SUPPLEMENT	EFFEKTE
Rizinus	Rizinusöl hat laut einer Übersichtsarbeit, die unterschiedliche Öle an Haaren untersuchte, vor allem eine Verbesserung der äußeren Struktur und des Glanzes bewirkt. Ein wissenschaftlich nachgewiesener Effekt auf das Haarwachstum konnte in Studien nicht gefunden werden. Die enthaltene Ricinolsäure könnte für die androgenetische Alopezie interessant sein, weil sie den Prostaglandin-Stoffwechsel beeinflussen kann, der das Haarwachstum anregen kann, so erste Vermutungen in einer Übersichtsarbeit aus Indien zu pflanzlichen Ölen.
Thiocyanat	Dieser körpereigene Inhaltsstoff konnte im Tierversuch das Haarwachstum anregen. Der Hersteller verweist auf eigene Studien am Menschen.

Haar-Supplemente zur Einnahme

HAAR-SUPPLEMENT	EFFEKTE
Cystin/Cystein (Cystin besteht aus zwei Molekülen der Aminosäure Cystein)	Einige Haar-Supplemente zur Einnahme enthalten Cystein oder Cystin. Sie kommen in vielen pflanzlichen und tierischen Nahrungsmitteln vor und dienen als Hauptbaustein bei der Haarbildung. Wie ein Ziegelstein, der zum Mauerbau gebraucht wird, wird Cystein ins Haar eingebaut. Kombi-Präparate mit Cystein oder Cystin enthalten meist noch weitere Nährstoffe oder Vitamine (z. B. Thiamin, Calcium-D-Pantothenat, Folsäure). L-Cystin ist die biologisch aktive L-Form (levo-Form, linke Form). Sie soll in Kombination mit anderen Vitaminen das Wachstum von Haarfollikelzellen anregen, wie eine deutsche Firma basierend auf ihren Zellkultur-Experimenten 2020 berichtet. Hinzu kommen einige Studien mit L-Cystin-Kombi-Präparaten (u. a. mit Biotin, Fischkollagen, Eisen, Folsäure, Hefeextrakt, Kollagen, Magnesium, Methionin, Taurin, Selen, Vitamin A, C, E, B6, Zink), die bei diffusem Haarausfall untersucht wurden. Sie sollen im Verlauf der Einnahme eine Besserung des diffusen Haarausfalls gezeigt haben, keine Placebo-Kontrollgruppe.

HAAR-SUPPLEMENT	EFFEKTE
Gerstengras	Der Gerstengras-Bestandteil Procyanidin–B3 hat nach Berichten eines japanischen Forschungsteams im Laborexperiment das Wachstum von Haarzellen anregen können. Daraus schließen sie auf eine stimulierende Wirkung beim Haarwachstum. Daneben enthält es Vitamin C, Eisen und Zink.
Hirse	Ein Hauptbestandteil von Hirse, das Miliacin, soll laut einer Studie aus Frankreich in der Zellkultur das Wachstum von Haarzellen anregen und bei diffusem Haarausfall nach zwölf Wochen die Menge an ausfallenden Haaren gesenkt haben.
Sägepalmextrakt	Hierzu gibt es mehrere Studien in Zusammenhang mit diffusem Haarausfall in unterschiedlichen Dosierungen (z. B. 100 mg täglich) als alleinige Komponente von Kapseln oder kombiniert mit anderen Vitaminen und Spurenelementen, die eine Verbesserung gesehen haben wollen, die mittels Selbstbeurteilung, Zupftest, Fotos oder Haardickenmessungen erfolgte, teilweise placebokontrolliert. Diese Studien werden in einer Übersichtsarbeit von einer kalifornischen Arbeitsgruppe vorgestellt.

Mein Fazit: Bevor pflanzliche Produkte bei diffusem Haarausfall eingesetzt werden, bedarf es eines sicheren Ausschlusses der Vielzahl an möglichen anderen Ursachen, wie etwa eines Eisenmangels oder einer Schilddrüsenerkrankung. Sollte sich tatsächlich eine Form von diffusem Haarausfall herausstellen, die zu keiner Volumenabnahme führt, die ohne erkennbaren Grund und nicht krankheitsbedingt ist, kann ihr Einsatz erwogen werden. Interessant sind diese pflanzlichen Ansätze allemal, nur sind noch viele Fragen zu ihrer Wirkweise am Haar offen. In einer Phase des Wiederwachstums nach einem Haarausfall, dessen Auslöser behoben ist, könnten sie zur eventuellen Stimulierung von nachwachsenden Haaren zum Einsatz kommen, gegebenenfalls unterstützend und kombiniert mit anderen Haarstimulatoren. Haare, die bei einem diffusen Haarausfall verloren werden, wachsen im Normalfall wieder nach, wenn die Ursache behoben wurde.

Kapitel 11

HAARLOS IN KURZER ZEIT: KREISRUNDER HAARAUSFALL

Als ich den neunjährigen Jungen mit seiner Mutter im Wartezimmer aufrief, folgten ihm verstohlene Blicke. Zwischen seinen dunklen Kopfhaaren blitzen viele kahle Stellen mit heller Kopfhaut durch. Fast 40 % seiner Kopfhaare fehlten. An den Rändern der kahlen Stellen konnte ich die Haare leicht ausziehen. Seine übrigen Körperhaare waren vorhanden, aber auf ein paar seiner Fingernägel erkannte ich unter der Lupe kleinste Einkerbungen. Niemand in seiner Familie wäre von so etwas betroffen, bemerkte die Mutter, die mit den Tränen kämpfte. Eine Laboruntersuchung beim Kinderarzt habe bis auf einen leichten Vitamin-D-Mangel und einen niedrigen Zinkspiegel nichts Auffälliges ergeben. Er trage in der Schule immer seine Kappe, das sei mit der Lehrerin so abgesprochen. Einfach sei es trotzdem nicht, er würde ständig auf den Haarausfall angesprochen.

So wie dieser Junge erleben es die meisten der Menschen, die eine für andere sichtbare Alopezie (Haarlosigkeit) bekommen. Es ist stigmatisierend und belastend. Den beiden war bereits von seinem Kinderarzt erklärt worden, dass der Junge am kreisrunden Haarausfall leide. Das konnte ich bestätigen. Die Mutter wünschte sich, noch mehr über die Ursachen und Behandlungsmöglichkeiten zu erfahren. Immer wieder erlebe ich, dass eine umfangreiche Aufklärung über die Erkrankung und die Behandlungsmöglichkeiten für die Betroffenen und ihre Familienangehörigen bereits ein erster, hilfreicher Schritt ist, besser damit umzugehen.

Der kreisrunde Haarausfall oder die Alopecia areata ist eine genetisch basierte Erkrankung, die in vielen Menschen schlummern kann und die es wahrscheinlich schon seit der Antike gibt. Der kreisrunde Haarausfall kann in jedem Lebensalter auftreten. Das Risiko, im Laufe des Lebens an Alopecia areata zu erkranken, soll bei 2 % liegen. Sie tritt unabhängig von Geschlecht und in nahezu zwei Drittel der Fälle vor dem 30. Lebensjahr auf. Aus einem bisher noch nicht geklärten Grund greift das körpereigene Abwehrsystem die Haarfollikel an und umgibt sie mit einer Entzündung. Diese findet tief unter der Haut an der Haarwurzel statt. Wissenschaftliche Untersuchungen deuten auf eine Art Überaktivität der Immunzellen hin, die genetisch bedingt ist und vererbt wird.

Es werden mehrere Gene vermutet, die für den kreisrunden Haarausfall verantwortlich sind. Über die letzten Jahre konnten einige Kandidaten von Bonner Genetikerinnen in einer großen Genanalyse, an der unser Haar-Forschungszentrum an der Charité mit anderen europäischen Forscherinnen und Forschern teilgenommen hat, identifiziert werden. Ein spezieller Gentest ließ sich allerdings bisher nicht entwickeln, weil noch nicht alle Gene entschlüsselt sind. Diese Erbanlagen in sich zu tragen ist nicht der einzige Grund dafür, dass der kreisrunde Haarausfall einen trifft. Die Erbanlagen werden auf besondere Art und Weise angeschaltet, wenn der Haarausfall losgeht. Durch einen bis heute noch nicht geklärten Verstärker oder Trigger wird das genetische Programm gestartet und die Haare vom körpereigenen Immunsystem angegriffen.

DER STRESSFAKTOR

Meine Freundin erzählte mir neulich bei einem spontanen Treffen, dass eine Kollegin kreisrunden Haarausfall habe. Es handele sich um zwei Stellen, die sie gerade noch gut überdecken könne. Trotzdem belaste sie das sehr, weil sie einige Bilder im Internet gesehen hatte, auf denen Betroffene gar keine Haare mehr hätten. Ob das an ihrem Stress liege, wollte sie wissen und schaute mich fragend an. Ich wusste, dass sie einen anspruchsvollen, stressigen Job hat und sich sorgte, ob der Haarausfall damit auch sie betreffen könnte.

Dafür dass Stress einen kreisrunden Haarausfall auslöst, gibt es zwar noch keine eindeutigen Beweise, doch versuchen Haar-Forschungsgruppen weltweit die fehlenden Glieder der Beweiskette zu entschlüsseln. Nicht jeder bekommt durch Stress einen kreisrunden Haarausfall, die genetischen Voraussetzungen müssen dafür vorliegen, erklärte ich meiner Freundin. Vermutlich spielt die Intensität des Stresslevels ebenfalls eine Rolle. Es sind bereits Signalwege bekannt, über die Stress am Haarfollikel wirken kann und die an entzündlichen Reaktionen wie beim kreisrunden Haarausfall beteiligt sein könnten, wie eine US-amerikanische Forschungsgruppe im Jahr 2018 nachweisen konnte. Ich halte das aus meiner Erfahrung mit den Betroffenen für möglich. Vor allem dann, wenn es ein sehr schockierendes Ereignis war, wie der Tod eines nahen Angehörigen oder ein schwerer Autounfall.

EIN KREISRUNDER HAARAUSFALL, DER NICHT KREISRUND IST, ABER DOCH EINER IST: EINE HAAR-HERAUSFORDERUNG

Eine 57-jährige US-Amerikanerin, die gerade nach Berlin gezogen war, hatte vor vier Monaten ihren Mann bei einem tragischen Unfall verloren, und zwei Monate später verstarb ihre Mutter an Krebs. Sie hatte danach eine große seelische Krise. Diese Ereignisse hätten ihr buchstäblich den Boden unter den

Füßen weggerissen. Vor vier Wochen habe dann plötzlich der Haarausfall begonnen, der seitdem immer stärker werde. Sie habe schon eine Reihe von Vitaminen und Sägepalmtabletten eingenommen, und örtlich verwende sie eine Minoxidil-Lösung, aber es höre einfach nicht auf. Ihr seien lediglich ein Viertel ihrer zuvor sehr vollen Haare geblieben.

Nach einer genauen Untersuchung, gefolgt von einer Haar- und Labordiagnostik konnte ich ihr schließlich bestätigen, dass sie an keinem mangelbedingten Haarausfall, sondern an einer seltenen Form eines kreisrunden Haarausfalls leide. Normalerweise kommt es bei einer Alopecia areata zu fleckförmigen, haarlosen Stellen. Bei dieser diffusen Form werden die kreisförmigen Stellen leicht übersehen, weil die Haare am gesamten Kopf stark ausfallen. Nur bei sehr genauem Hinsehen lassen sich kleinste kreisförmige Stellen auffinden.

Die Haare fallen büschelweise aus, wie nach einer starken Chemotherapie, in großen Mengen und in einem rasanten Tempo, ohne dass es einen erklärbaren Grund wie die Nebenwirkungen von Medikamenten gibt. Letztlich wirkt dieser Haarausfall wie ein diffuses Effluvium. Jedoch gilt er als Sonderform des kreisrunden Haarausfalls, weil er durch den immunologischen Angriff des eigenen Körpers bedingt ist. Nur mit einer genauen Untersuchung und einer Haardiagnostik lässt sich diese seltene Unterform einer Alopecia areata von einem diffusen Effluvium anderer Ursache abgrenzen. Die Alopecia areata diffusa ist deshalb besonders schwer zu diagnostizieren. Dies Form hat laut koreanischer Autoren eine relativ gute Prognose, wieder nachzuwachsen. Dennoch entschied sich die Patientin für eine Therapie, sie wollte nicht abwarten und hoffen, dass es sich von selbst gibt.

DER HAARFOLLIKEL LÄSST DIE TARNUNG FALLEN

Bei entsprechender genetischer Voraussetzung sollen neben Stress auch andere Faktoren diese Autoimmunattacke in Gang setzen. Im Verdacht stehen Infekte, Rauchen, Übergewicht, schlechter Schlaf sowie eine Störung des Mikrobioms der Kopfhaut oder des Darms. Allerdings erlebe ich in meiner Praxis regelmäßig Fälle, bei denen es überhaupt keinen erkennbaren Grund gibt, der als Auslöser eines Schubs mit Haarausfall ausgemacht werden kann. Forscherinnen und Forscher weltweit versuchen den Mechanismus der autoimmunologischen Entzündung am Haarfollikel zu entschlüsseln und erklären sich diesen Prozess vereinfacht ausgedrückt wie folgt: In unserer Haut und um unsere im Haarkanal sitzenden Haare herum haben wir eine Art Polizei oder Wächter: unsere Immunzellen. Sie schlagen sofort Alarm, wenn sich ein unerwünschter Eindringling Zutritt zu unseren Hautschichten oder dem Haarfollikel verschafft. Dabei kann es sich um Bakterien, Pilze oder Viren handeln, die unser Immunsystem abwehrt. Unsere Haare sieht unser Immunsystem bei seinen Patrouillen nicht, sie haben eine Art Tarnkappe auf. Bei der Alopecia areata lassen die Haarfollikel plötzlich die Tarnkappe fallen und sind »sichtbar« für die Immunabwehr. Die Abwehrzellen sind sofort zur Stelle und versuchen den vermeintlichen Feind zu attackieren. Dieses Gemenge an Immunzellen ruft eine Entzündung um den Haarfollikel hervor. Die Entzündung bewirkt einen oxidativen Stress an der Haarwurzel, ganz tief in der Haut am Haarfollikel. Weil das in den tieferen Schichten der Haut und Unterhaut passiert, sehen wir keine Rötung an der Hautoberfläche, selbst wenn es unten brodelt. Manche Betroffene berichten mir, dass sie ein Kribbeln oder einen schmerzhaften Juckreiz verspüren,

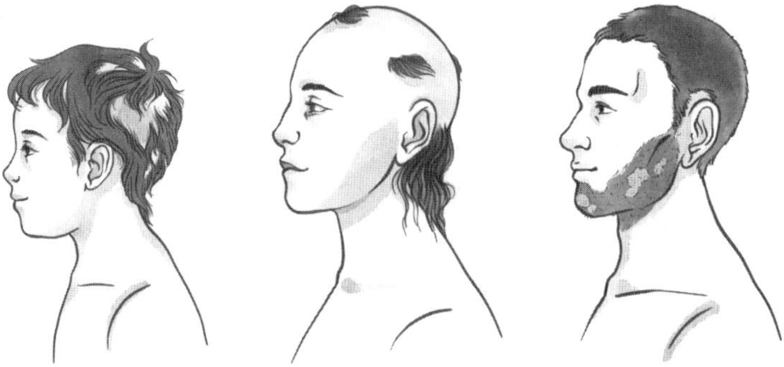

kreisrunder Haarausfall | **kompletter Haarverlust** | **kreisförmiger Barthaarverlust**

Alopecia areata circumscripta (kreisrunde Haarlosigkeit), Alopecia areata totalis (kompletter Kopfhaarverlust), Alopecia areata barbae (kreisförmiger Barthaarverlust)

bevor es an dieser Stelle zu Haarausfall kommt. Aufgrund des entzündlichen Angriffs der Immunzellen gibt der Haarfollikel sein Wachstum auf und beendet die Haarproduktion – das Haar fällt vorzeitig aus. Bisher gibt es aus der internationalen Forschungsgemeinschaft noch keine hinreichenden Erklärungen dafür, warum dieser Angriff überwiegend kreisförmige und fleckförmige Stellen entstehen lässt, was deren Ausbreitung verursacht und wie es schließlich zum Stillstand kommt.

Ob die unterschiedlichen Erscheinungsformen der Alopecia areata durch bisher unentdeckte genetische Varianten erklärbar wären, bleibt abzuwarten. Sie reichen von kleinen, oft zufällig bemerkten haarlosen Arealen (Alopecia areata circumscripta), über den Verlust aller Kopfhaare (Alopecia areata totalis) bis zum Verlust des gesamten Körperhaares (Alopecia areata universalis). In manchen Fällen können neben den Haaren auch die Nägel betroffen sein. Dabei kann es sich um kleine

Einkerbungen handeln (Tüpfelnägel) oder raue, weißliche, wie Sandpapier aussehende Nägel.

Schwierig kann die Zuordnung zum kreisrunden Haarausfall werden, wenn ein paar Wimpern oder ein Teil der Augenbraue fehlen. Das Auftreten an diesen Stellen in einer isolierten Form – ohne Beteiligung der Kopfhaare – ist wenigen geläufig. Bekannter hingegen ist, dass die Alopecia areata den Bart bei Männern betreffen kann (Alopecia areata barbae). So variabel wie ihre Ausprägung ist, so unterschiedlich verläuft sie von Mensch zu Mensch. Vor allem die kleinen Herde können spontan abheilen und nachwachsen. Dagegen kann es leider auch passieren, dass zahlreiche Therapieversuche erfolglos bleiben.

WAS TUN BEI ALOPECIA AREATA?

Eine heilende Therapie gegen kreisrunden Haarausfall wurde noch nicht entwickelt. Es gibt zwar einige Therapien, die seit Langem angewendet werden, doch ihre Wirksamkeit ist noch immer unzureichend untersucht, beklagen Forscherinnen und Forscher weltweit. Sie fordern bessere Studien auf diesem Gebiet. In den letzten Jahren haben sich dennoch einige Therapien gehalten, weil sie in der Praxis ein gewisses Ansprechen zeigen. Ziel aller Therapien ist es, den fehlgeleiteten Angriff der Immunzellen auf die Haarfollikel abzuwehren oder zu lindern.

Tief unten am Haarfollikel stört eine Entzündung seine Haarproduktion derart, dass er seinen Plan, noch ein paar Jahre zu wachsen, vorzeitig aufgibt, das Wachstum stoppt und daraufhin das Haar ausfällt. Sind die entzündungsbringenden Immunzellen vertrieben und lassen vom Haarfollikel ab, dann kann er wieder mit dem Haarwachstum beginnen. Die Haarfollikel selbst sterben beim kreisrunden Haarausfall nicht ab. Abhängig von der Intensität der autoimmunologischen Attacke fallen sie entweder abrupt in der Wachstumsphase aus oder gehen innerhalb einiger Wochen in den Ruhemodus (Telogenphase) über. Hier verharren sie vermutlich so lange, wie die Entzündung um sie herum aktiv ist.

Bei kleineren Formen mit ein oder zwei Arealen kann sogar auf eine spontane Erholung (spontanes Wiederwachstum) in den nächsten sechs bis zwölf Monaten gehofft werden. Ein Fall, in dem das Immunsystem gewissermaßen die Lust daran verliert anzugreifen und die Haarfollikel wieder in Ruhe lässt. Die Haare wachsen in diesen Fällen ohne Therapie wieder nach: erst hell und fein wie Flaumhaare, später dann wieder wie gewohnt. Passiert das nicht, oder haben Sie keine Geduld, auf ein spontanes Wiederwachstum zu hoffen, besteht das Angebot bei dieser genetischen Haarerkrankung aus bewährten, entzündungshemmenden Therapien, allen voran Kortison. Es wird in unterschiedlicher Stärke und Konzentration als Lösung, Lotion, Creme oder Schaumformulierung auf die betroffenen Stellen aufgetragen. Den Rand um die kahle Stelle, an dem Sie Haare fühlen, sollten Sie ebenfalls behandeln. Es ist wichtig, nicht nur die sichtbar haarlosen Areale, sondern auch ihre Umgebung zu therapieren, um eine mögliche entzündliche Attacke der Haare im Randbereich zu erwischen. Für die nächsten Monate wird im Rahmen eines Therapieplans festgelegt, wie lange Sie diese Therapie täglich anwenden, bevor sie nach ein paar Wochen »ausgeschlichen« wird. Das ist gleichbedeutend mit einer langsamen Dosisreduktion, damit das Kortison nicht abrupt abgesetzt wird und die verdrängten Immunzellen gleich wieder zurückkehren. In beiden zuvor beschriebenen Fällen, beim Jungen mit den kreisförmigen, haarlosen Stellen am Kopf und bei der Frau mit dem seltenen, diffusen Typ einer Alopecia areata, empfahl ich eine örtliche Therapie mit einem kortisonhaltigen Präparat. Wobei Dosis, Wirkstärke und Zeitplan jeweils an das Alter des Jungen und der Patientin angepasst waren. Unterstützend sollte der Junge über drei Monate Vitamin D und Zink einnehmen. Die Patientin hatte normale Level an Zink und Vitamin D unter der bereits begonnenen Supplementierung.

Für ein intensiviertes Vorgehen kann die Injektion mit verdünntem Kortison in den Arealen in zeitlichen Abständen von vier bis sechs Wochen begleitend erfolgen, allerdings nur bei Erwachsenen. Je nach entzündlicher Aktivität können dafür ein bis zwei Injektionen ausreichen oder drei bis fünf Injektionen notwendig sein. Die Meinungen zum Einsatz von innerlichem Kortison in Tablettenform sind unterschiedlich. Allerdings wird es überwiegend bei Erwachsenen mit einem ausgeprägten Haarverlust (z. B. Alopecia areata totalis) erwogen. Das Spektrum an Nebenwirkungen bei dieser Darreichungsform ist wesentlich größer als bei rein örtlicher Anwendung. Es gibt diverse Protokolle, die sich in Dauer und Dosis unterscheiden. Das erschwert die Vergleichbarkeit von Studien, die die Wirksamkeit von Kortison als Tablette untersuchen. Außerdem wurde über eine erhöhte Rezidiv-Rate (erneutes Auftreten mit Haarausfall) nach dem Absetzen der innerlichen Kortisontherapie berichtet. Eingenommenes Kortison hat je nach Präparat eine kurze Halbwertszeit im Körper, es wird also schnell abgebaut. Insgesamt wird Kortison zur Einnahme seltener eingesetzt als örtliche Therapien.

Für Kinder ab zwölf Jahren und für Erwachsene, die auf eine Behandlung nicht angesprochen und den Großteil ihrer Kopfhaare verloren haben, besteht darüber hinaus die Möglichkeit einer Immuntherapie mit einem Kontaktstoff. Dieser Stoff, der sonst in unserer natürlichen Umgebung nicht vorkommt und nur in darauf spezialisierte Apotheken erhältlich ist, löst bei Hautkontakt eine allergische Reaktion aus. In wöchentlichen Sitzungen wird der Kontaktstoff in steigender Konzentration mittels einer Lösung aufgetragen, die zu einer Allergie auf der Kopfhaut führt. Dies macht sich dann – wenn die richtige individuelle Konzentration gefunden wurde – als eine Rötung und leichter Juckreiz an den Auftragungsstellen bemerkbar. Das wöchentliche Auftragen wird anschließend über mehrere Wochen wiederholt, um eine dauerhafte, leichte Hautreizung an der Kopfhaut zu erzielen. Diese soll die Immunzellen von den Haarfollikeln ablenken, sie an die allergisch reagierende Hautoberfläche locken, damit sie von den Haaren ablassen. In einigen Fällen schlägt diese Kontakt-Immuntherapie nach einigen Monaten an, und die Haare wachsen wieder nach. Es handelt sich hierbei um einen experimentellen Ansatz, der aufgrund von ärztlichen Erfahrungsberichten bei Alopecia areata helfen kann. Jedoch ist es keine zugelassene Therapie, die in der Apotheke regulär verfügbar ist. Aufgrund dessen wird sie nur nach sehr ausführlicher Aufklärung in wenigen, dafür spezialisierten Haut-Polikliniken – etwa an Universitätskliniken – durchgeführt. Einer der häufig verwendeten Wirkstoffe, die diese Allergie an der Haut auslösen, ist das Diphenylcyclopropenon (DCP).

Bei Kindern unter zwölf Jahren kann alternativ zu DCP eine Reizbehandlung der Kopfhaut mit Dithranol-Creme in aufsteigender Konzentration versucht werden. Die Kopfhaut verfärbt sich darunter bräunlich, es ist zeitaufwendig und kann zu Rötung und Juckreiz führen. Aus diesem Grund wird diese Behandlung nur in seltenen Fällen als Off-Label-Therapie erwogen. Beide Ansätze, die DCP-Therapie oder die Reizung mit Dithranol, verfolgen das Prinzip einer Gegenentzündung an der Haut, die die Immunzellen vom Haarfollikel ablenken soll. Entzündungshemmende Therapieansätze haben das Gegenteil zum Ziel. Sie wollen die Immunzellen vom Haarfollikel abbringen, indem sie die zugrunde liegende Entzündung unterdrücken. Solche Effekte haben kortisonhaltige Lösungen, die mit einer DCP- oder Dithranol-Therapie nicht zeitgleich kombinierbar sind, da sie jeweils entgegengesetzte Ansätze verfolgen: Entzündung provozieren oder unterdrücken.

Neue Therapien bei Alopecia areata beschäftigen sich zurzeit damit, die entzündlichen Wege innerhalb der attackierten Haarzellen zu blockieren. Die überaktiven Immunzellen setzen bei ihrer Attacke am Haarfollikel eine Reihe von Signalwegen über Botenstoffe in Gang, die inzwischen entdeckt worden sind. Durch das bessere Verstehen dieser Haarentzündung werden neben den bisher angewendeten antientzündlichen Strategien neuere Hemmstoffe zur Blockierung der Signalwege eingesetzt. Seit Kurzem sind in Deutschland solche Signalblocker zugelassen, die allerdings nur bei schweren, ausgeprägten Formen des kreisrunden Haarausfalls Anwendung finden. Eine Zulassung ist allerdings nicht gleichbedeutend damit, dass diese Therapieformen von den Krankenkassen erstattet werden müssen. Zu ihnen zählen die Blockierer des Januskinase-Signalwegs (JAK). Diese JAK-Inhibitoren heißen Baricitinib und Ritlecitinib, Letzterer ist bereits ab zwölf Jahren zugelassen. Die Kosten liegen zurzeit pro Monat im vierstelligen Bereich, die Therapie wird in der Regel mindestens neun bis zwölf Monate durchgeführt. Allerdings wird durch diese Medikamente die autoimmunbedingte Entzündung blockiert und nicht ursächlich geheilt. Daher kann nach Beendigung der Behandlung die Entzündung erneut aufflammen. Wenn das geschieht, setzt der Haarausfall wieder ein. Die nachgewachsenen Haare können dann wieder ausfallen, oder es entstehen anderorts neue kahle Stellen.

Unabhängig von der Therapie ist das Risiko, erneut einen Schub mit Haarausfall zu erleiden, unterschiedlich hoch. Ungünstig für den weiteren Verlauf der Erkrankung, ein Wiederauftreten, sollen folgende Faktoren sein: erstes Auftreten vor/

in der Pubertät, Neigung zu allergischen Erkrankungen (Heuschnupfen, Asthma), Neurodermitis (atopische Dermatitis), Autoimmunerkrankung (z. B. der Schilddrüse), Verlust von mehr als 50 % der Haare, bandförmig auftretende haarlose Areale am tiefen Hinterkopf (Ophiasis-Typ), Bestandsdauer der Haarlosigkeit von mehr als zwölf Monaten.

Die Effekte lassen sich bei allen Therapien nur langfristig beurteilen. Auch hier geht der Therapieerfolg in Etappen voran. Wobei das erste Ziel ist, das Fortschreiten der Alopecia areata aufzuhalten, was innerhalb von drei bis sechs Monaten geschehen kann. Daher sollte jeder Therapieform ein Mindestzeitraum von drei Monaten gewährt werden, um ihren Erfolg zu beurteilen. Sprechen ein paar Stellen auf die Therapie an, können trotzdem neue entstehen. Insgesamt kann es ein langwieriger Prozess mit Hochs und Tiefs werden, der ärztlich begleitet werden sollte. Kommt der Haarausfall zum Stillstand, ist es Ziel, das Wiederwachstum anzuregen. Die Haare können das bei guter Ernährung von innen heraus von selbst schaffen. In einigen Fällen macht es jedoch Sinn, hier off-Label Minoxidil (Lösung, Schaum, ggf. Tablette) einzusetzen, um die Haarfollikel beim Nachwachsen zu stimulieren und zu unterstützen. Die Datenlage zum Einsatz von Eigenbluttherapie (PRP) bei Alopecia areata ist zurzeit noch dürftig. Zusätzlich zu einer der oben genannten Therapien kann PRP sowohl als entzündungshemmende Therapiestrategie mit einbezogen oder eventuell in der Regenerationsphase stimulierend erwogen werden.

ANDERE FAKTOREN UND WEITERE ERKRANKUNGEN BEI ALOPECIA AREATA

Da es sich bei dem kreisrunden Haarausfall um ein fehlgesteuertes Immunsystem, also um eine Autoimmunerkrankung, handelt, fänden sich bei den Betroffenen überdurchschnittlich häufig weitere Autoimmunerkrankungen, fasst eine koreanische Forschungsgruppe zusammen. Deshalb ist es wichtig, bei der Befragung und Untersuchung darauf zu achten, ob Hinweise auf andere Erkrankungen bestehen. Dazu zählen Schilddrüsenerkrankungen wie die Hashimoto-Thyreoditis oder der Morbus Basedow, chronisch-entzündliche Erkrankungen wie Neurodermitis, Asthma, Heuschnupfen, Darmentzündungen oder Erkrankungen wie Lupus erythematodes (sogenannte Kollagenosen). Diese Erkrankungen treten nicht zwingend zeitgleich mit einer Alopecia areata auf oder gelten als deren Auslöser. Tritt eine Alopecia areata auf, sollten diese assoziierten Erkrankungen aber in der weiteren Abklärung bedacht werden. Denn sie treten bei Menschen mit Alopecia areata öfter auf als in der Normalbevölkerung. Interessanterweise wurden bei Menschen mit Alopecia areata häufig erniedrigte Spiegel im Blut von Zink und Vitamin D gefunden. Dann werden Zink und Vitamin D unterstützend verabreicht.

Neben organischen Faktoren kann die Alopecia areata zu einer starken seelischen Belastung werden. Weil sie in vielen Fällen deutlich sichtbar ist und die Betroffenen darunter leiden, besteht ein erhöhtes Risiko für psychische Erkrankungen wie Depressionen oder Angststörungen. Stellen Sie sich selbst mal ohne Augenbrauen vor oder wie es wäre, wenn Sie morgens ein großes Büschel Haare auf dem Kopfkissen finden und eine deutlich sichtbare kahle Stelle auf dem Kopf entdecken. Eine unkontrollierte Veränderung unserer Behaarung kann durchaus lebensverändernd sein. Manchen Patientinnen und Patienten, bei denen Therapien entweder erfolglos blieben oder nicht einsetzbar waren, gelingt es, die Alopecia areata zu akzeptieren und sich haarlos in der Öffentlichkeit zu zeigen. Wenn das soziale Umfeld besser über die Hintergründe von der

Haarlosigkeit Bescheid weiß, kann es für die Betroffenen eine hilfreiche Unterstützung sein.

PFLANZLICHE ANSÄTZE

Meine Patientinnen und Patienten berichten mir immer wieder über einen Selbstversuch mit Knoblauch, vor allem bei kleineren haarlosen Stellen. Dabei wird roher Knoblauch täglich auf die Stelle gerieben, um dort eine leichte Reizung auszulösen. Ähnlich wie die oben beschriebenen Reiztherapien mit Dithranol oder DCP könnten pflanzliche Reiztherapien ein Ansatz sein. So untersuchte eine iranische Gruppe die Anwendung eines knoblauchhaltigen Gels oder ein anderes Forschungsteam das Auftragen von Zwiebelsaft. Um den oxidativen Stress über die Blutbahn an den Haaren zu senken, hat ein irakischer Pharmakologe die Einnahme von Ingwer bei 20 Personen mit Alopecia areata untersucht. Unter der Einnahme sanken die messbaren Stresslevel, und der Zinkspiegel stieg im Blut an. Wenngleich keine Angaben zum Effekt auf das Haarwachstum gemacht wurden, sieht der Autor in dieser Pilotstudie zumindest ein gewisses Potenzial, die Wirkung von Ingwer weiter zu untersuchen. Erfolgversprechend sieht eine koreanische Forschungsgruppe auch den unterstützenden Einsatz von rotem Ginseng bei Alopecia areata.

Abgesehen von Knoblauch, Zwiebelsaft, Ingwer oder Ginseng gibt es noch eine Vielzahl an pflanzlichen Therapieversuchen bei Alopecia areata, etwa das große Feld der chinesischen Kräutermedizin. Andere sprechen der Verwendung von ätherischen Ölen einen ähnlichen Effekt zu. Der Einsatz von pflanzlichen oder komplementären Therapien ist eine interessante Alternative, vor allem für Kinder oder Betroffene, bei denen die obigen Therapien eingeschränkt einsetzbar sind. Aktuell wird in einer Studie an Kindern mit Alopecia areata untersucht, wie das zweimal tägliche Auftragen einer Lösung wirkt, die eine Mischung aus einem Extrakt der Zitrone, Zwiebel, Kakao und Guarana enthält. Allerdings ist allen Anwendungen gemeinsam, dass die Studienlage bisher noch in den Kinderschuhen steckt. Derzeit lassen sich mit guter Gewissheit noch keine Empfehlungen ableiten. Es bedarf einer besseren Studienlage, doch der Ansatz pflanzlicher Therapien ist wertvoll und sollte weiterverfolgt werden.

Kapitel 12

VERKANNT UND TÜCKISCH: VERNARBENDE HAARERKRANKUNGEN

Mir ist es ein großes Anliegen, Sie auf die folgende Gruppe an Haarerkrankungen aufmerksam zu machen. Diese Haarerkrankungen sind besonders tückisch, weil sie häufig zu spät erkannt werden. Das liegt daran, dass sie meist langsam fortschreiten, nicht immer Beschwerden hervorrufen und seltener vorkommen als die anderen, häufigeren Haar- oder Kopfhauterkrankungen, denen sie außerdem auch noch ähneln können. Sie können beispielsweise leicht mit dem kreisrunden Haarausfall, Kopfschuppen, diffusem Haarausfall oder der androgenetischen Alopezie verwechselt werden.

Manche Betroffene werden erstmals durch ihren Friseur oder ihre Friseurin darauf aufmerksam gemacht. Denn bei einigen entstehen haarlose Stellen auf der Kopfhaut, die sie selbst nicht einsehen können. Andere bemerken einen leichten oder stärkeren Juckreiz, den sie sich nicht erklären können und der auf die üblichen Shampoos nicht anspricht. Bei einigen treten die haarlosen Stellen nicht als Erstes am Kopf auf, sondern entwickeln sich schleichend an anderen behaarten Stellen wie dem Bartbereich bei Männern oder an den Augenbrauen.

AUGENBRAUEN, AUFGEPASST

Wäre ich doch nur früher gekommen, meinte die Patientin, als ich ihr die Diagnose erklärte. Aber keiner habe sie bis dato ernst genommen. Schon vor einigen Jahren sei ihr ein leichter Juckreiz – mal mehr, mal weniger – an beiden Augenbrauen aufgefallen. Stellenweise seien die Augenbrauen dünner geworden, und seit einigen Monaten sehe sie dort mitunter eine leichte Rötung der Haut. Anfänglich dachte sie, der Stress wäre schuld. Doch jemand meinte zu ihr, sie bilde sich das ein. Zu der Zeit war noch keine Rötung an den Augenbrauen zu sehen. Sie zeigte mir Fotos der letzten Jahre. Eine Ausdünnung ihrer Augenbrauen konnte ich gut erkennen.

Nicht nur Kopfhaare fallen uns natürlicherweise täglich in gewissen Maßen aus, auch Wimpern, Augenbrauen und andere Körperhaare fallen regelmäßig aus und werden erneuert. Allerdings haben Haare je nach Körperregion unterschiedlich lange Wachstumsphasen, die zwischen Wochen und Jahren variieren. Auch ist die Menge der Haare, die gerade wachsen oder ruhen, körperregional verschieden. Während sich um die 80 % unserer Kopfhaare in der Wachstumsphase befinden, sind nur um die 10–15 % der Augenbrauen in dieser aktiven Phase, in der sie bis zu 30 Tage lang wachsen. Mit einer Geschwindigkeit von 0,12 bis 0,14 mm pro Tag wachsen Wimpern zwischen vier bis zehn Wochen lang. Weil die Wachstumsphasen von Augenbrauenhaaren oder Wimpern wesentlich kürzer sind als die der Kopfhaare, werden sie nicht so lang wie unsere Kopfhaare. In der Ruhephase wachsen die Haare nicht weiter, bevor sie ausfallen. Aber keine Sorge, ebenso wie ein Kopfhaar wird eine ausgefallene Wimper oder ein Augenbrauenhaar nach dem Ausfallen wieder durch ein neues ersetzt. Bis wieder ein Augenbrauenhaar nachwächst, kann es bis zu drei Monate dauern. Wimpern lassen sich beim Erneuern sogar noch mehr Zeit, bei ihnen kann es zwischen vier bis elf Monate dauern, bis sie nachwachsen.

Bei dieser Patientin kam es allerdings nicht wie gewohnt zu einem Nachwachsen der ausgefallenen Augenbrauenhaare. Es waren bereits kleine Lücken entstanden. Zwischen den vorhandenen Haaren in den Augenbrauen erkannte ich mit der Handlupe immer wieder sehr kleine, weißlich schimmernde Stellen. Hier waren keine Poren mehr vorhanden, aus denen ein Haar nachwachsen hätte können. Die Haarfollikel waren unter der Haut abgestorben und die Pore, ihr Ausgang zur Kopfhaut, verschlossen. Mininarben waren in den Lücken der Augenbrauen entstanden. Außerdem bemerkte ich bei der genauen Untersuchung eine diskrete rosafarbene Verfärbung der Haut im Bereich der noch vorhandenen Haare der Augenbrauen. Der Juckreiz und diese Rötung, die nach längerer Zeit zum Ausfallen der Augenbrauenhaare führen und am Ende in eine Vernarbung münden, ist typisch für eine chronische Entzündung, die unter der Haut die Haarfollikel angreift. Diese Entzündung kann und sollte behandelt werden, um das Ausfallen und Vernarben an den übrigen Augenbrauenhaaren möglichst zu verhindern.

Bei einer langsamen Lichtung mit Vernarbung der Augenbrauen sollte auf die übrigen Kopfhaare geachtet und aufgepasst werden, denn sie kann das gleiche Schicksal treffen. Da es auch an den Kopfhaaren ein schleichender Prozess ist, der mit wenigen und schwer sichtbaren Anzeichen an der Kopfhaut einhergeht, bemerken es die Betroffenen nicht selten vergleichsweise spät an einem Zurückweichen der Haargrenze. So erging es etwa der nachfolgenden Patientin mit der gleichen Diagnose. Bei diesen Frauen kommt es zu einer Attacke des eigenen Immunsystems auf die Haare in den betroffenen Arealen. Im Gegensatz zum kreisrunden Haarausfall, der ebenfalls autoimmunologischer Art ist, machen die Haarfollikel nicht nur einen Wachstumsstopp durch, sie sterben regelrecht ab.

WENN SICH DIE HAARGRENZE LANGSAM ZURÜCKZIEHT: EIN HELLES BAND AM HAARANSATZ

Die 39-jährige Patientin hatte das Gefühl, dass ihre Stirn höher geworden sei. Über die letzten Monate habe sich die Haargrenze weiter nach oben verschoben. Bei ihrer Mutter sei es genauso. Sie hätte mit ihren 75 Jahren eine sehr hohe Stirn.

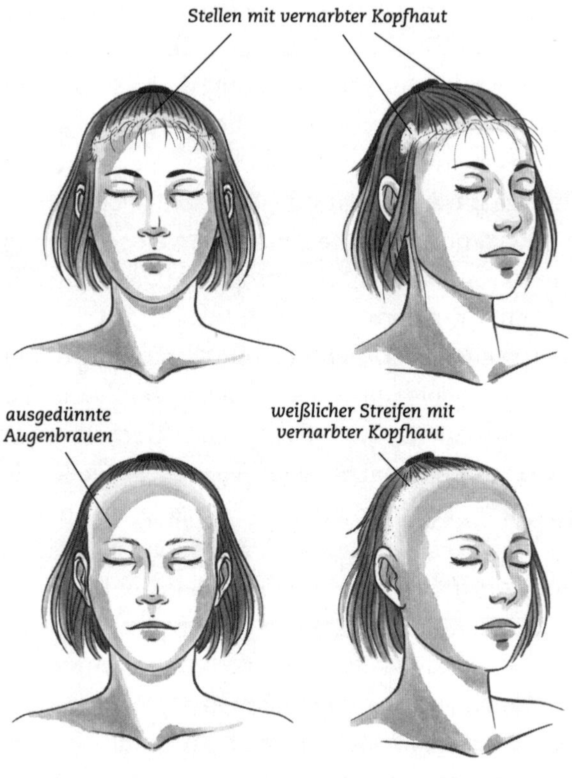

Vernarbende Haarerkrankung: haarlose Stelle und zurückweichender Haaransatz bei Lichen follicularis

Daher trage ihre Mutter schon länger eine Perücke. Die Ursache für die hohe Haargrenze bei ihrer Mutter und ihr kenne sie allerdings nicht. Vielleicht sei das ja erblich bedingt, fragte sie sich. Letztlich wolle sie nicht, dass es bei ihr dasselbe Ausmaß annimmt, weshalb sie Rat suchte.

Ich schaute mir ihre Haargrenze an der Stirn an. Die Patientin kam gerade aus dem Sommerurlaub und war leicht gebräunt. Auffällig war eine weißliche Hautverfärbung, die zwischen der gebräunten Haut und der Haargrenze wie ein Band von Ohr zu Ohr verlief. Direkt an der Haargrenze zur Stirn sah ich außerdem um einige Haare eine feine, helle Rötung an den Austrittsstellen aus der Kopfhaut. Einige Haare standen einzeln und ragten aus der glatten Kopfhaut heraus, als wären sie eingepflanzt worden. Die Augenbrauen meiner Patientin wiesen kleine, seitliche Lücken am äußeren Rand auf.

Die Ursache für diesen Rückgang der Haare an den Augenbrauen und an der Stirnhaargrenze liegt an einer chronischen autoimmunologischen Entzündung unter der Haut. Auch die nächste Patientin litt darunter, aber sie führten nicht die hohe Stirn oder der Verlust der Augenbrauenhaare zu mir, sondern ein quälender, unerklärlicher Juckreiz auf der Kopfhaut.

DIE KOPFHAUT JUCKT: IST DER STRESS SCHULD?

Sie stehe voll im Berufsleben und habe viel zu tun, vielleicht sei es ja der Stress, meinte die 63-Jährige, als sie zu mir kam. Sie quäle ein ständiger Juckreiz am Kopf, der sie sogar manchmal nachts aus dem Schlaf reiße. Auf einer Skala von 0 bis 10 beschrieb sie mir den Juckreiz zwischen 6 und 9. Etwas Haarausfall habe sie auch immer wieder bemerkt. Ihrem Friseur seien kleine Lücken und eine leicht gerötete Kopfhaut aufgefallen. Sie selbst konnte sich trotz Spiegel nicht so gut auf den Kopf schauen. Ihr Umfeld schob die Ursache auf Arbeitsstress, sie solle es etwas langsamer angehen. Wenn der Juckreiz zeitweise schwächer war, überlegte sie, ob sie sich das alles vielleicht nur einbilde. Abgesehen vom Juckreiz gehe es ihr aber gut, und sie arbeite eigentlich gerne. Sie hatte kurze, lockige blondierte Haare und ansatzweise Geheimratsecken.

Für meine Untersuchung scheitelte ich zuerst ihre Haare am oberen Kopf zur Seite, um mit der Lupe die Kopfhaut und die Haare besser untersuchen zu können. Ich erkannte einige kleine, haarlose, weißlich schimmernde Flecken auf der Kopfhaut. An deren Rand war bei genauem Hinsehen eine leichte Rötung um die Haare herum zu sehen. Eine leichte Schuppung an ihrer Austrittsstelle war ebenfalls erkennbar. Nach einer Haaranalyse und einer Gewebeentnahme an der Kopfhaut (Probebiopsie) wurde klar, woher der Juckreiz stammte. Eine chronische Entzündung in der Kopfhaut, bei der die Abwehrzellen die eigenen Haare attackierten, war schuld. Diese Haarentzündung breitete sich unter der Haut im oberen Kopf fleckenförmig aus und verursachte den Juckreiz.

Genau wie bei den oben beschriebenen Frauen waren als Hinterlassenschaft der Entzündung haarlose Areale entstanden, die weißlich schimmerten und in denen keine Hautporen mehr zu sehen waren. So erging es auch einem jungen Mann, der angab, wegen seines Barts schon bei neun Ärzten gewesen zu sein. Er sei sich sicher, dass etwas mit seinen Barthaaren nicht stimme. Allerdings sei die Veränderung so schleichend und langsam vonstattengegangen, dass er mir unbedingt Fotos von früher zeigen müsse. Ich ahnte schon, worum es sich handeln könnte.

DER BART WIRD LANGSAM DÜNNER

Er saß aufmerksam und angespannt vor mir, nachdem er mir von seiner Haarodyssee berichtet hatte. Der 32-jährige Mann hatte in den letzten zwei Jahren schon einige Ärzte konsultiert. Über Haare und ihre Erkrankungen hatte er inzwischen viel gelesen und war sich sicher, dass er sich das nicht einbilde. Als Erstes sei ihm eine kleine, unbehaarte Stelle am Kinn aufgefallen. Dann wurden es langsam mehr Areale, die sich im Bartbereich ausbreiteten. Jetzt meine er, dass auch die Augenbrauen von der Seite her schmaler würden. Das beängstige ihn. Er hatte eine helle Haut, und er bräune schlecht. Eine Farbveränderung sei ihm nicht aufgefallen, aber die nackte Haut fühle sich dort fremd an. Zum Vergleich zeigte er mir einige ältere Fotos. Sein Aussehen habe sich dadurch merklich verändert, die dunklen Barthaare waren ungleichmäßig auf seiner hellen Haut erkennbar, und die Augenbrauen waren mit der Zeit seitlich etwas dünner geworden. Ansonsten sei er gesund und habe keine Beschwerden. Die Unklarheit über die Ursache, die stresse ihn, aber sonst sei alles in Ordnung.

Bei genauem Hinsehen fand ich in den haarlosen Stellen keine Hautporen, also Ausgänge für die Haare, mehr. Eine feine, oberflächliche Vernarbung zog sich stellenweise über sein Gesicht und griff nun von den Seiten her seine Augenbrauen an. Ganz nah vor den Ohren waren die Haare auf der einen Seite ebenso verschwunden. Ich schaute mir den übrigen Körper an. Die Achselhaare waren auffallend spärlich. An den Flanken und am Bauch war seine Haut leicht rau, wie bei einem Reibeisen. Das habe er auch bemerkt, meinte er, warum ich denn da schauen würde. Sei das nicht nur trockene Haut? Nein, nach einer ähnlichen Diagnostik wie bei der oben beschriebenen Patientin stellte ich bei ihm fest, dass eine chronische Entzündung um die Haarfollikel die Ursache für ihren schleichenden Untergang war.

THERAPIESTRATEGIEN BEI LPP

Bei allen beschriebenen Fällen handelt sich um ein und dieselbe Erkrankung der Haarfollikel, die sich an unterschiedlichen Stellen ausbreitet. Je nach Ausbreitung und Fortschreiten kann sie sowohl örtlich als auch innerlich behandelt werden. Sie wird Lichen planopilaris (LPP) oder Lichen follicularis genannt und ist eine entzündliche, vernarbende Haarerkrankung. Breitet sich die Vernarbung entlang der Haargrenze zur Stirn und den Schläfen aus, wird sie als frontal fibrosierende Alopezie oder Morbus Kossard bezeichnet. Aus bisher unerklärtem Grund richten sich die Abwehrzellen unseres Immunsystems gegen den eigenen Haarfollikel. Ähnlich wie bei anderen Autoimmunerkrankungen attackieren die Immunzellen den Haarfollikel immer wieder auf Neue. Irgendwann kann der Haarfollikel dem nicht mehr standhalten, stellt sein Wachstum ein, stirbt ab und vernarbt.

Aus Untersuchungen von Hautproben ist der Angriffsort am Haarfollikel bekannt. Die Attacke ist vor allem auf die Stammzellregion des Haarfollikels gerichtet und zerstört sie nach und nach. Aus dieser Region holt sich der Haarfollikel seine Reservezellen, wenn er sich nach der Ruhephase wieder aufbaut und ein neues Haar nachwächst. Ist die Reservekammer leer, hat er kein Material zum Wiederaufbau. Sind diese Stammzellen vollständig zerstört, stirbt der Haarfollikel vollends ab und kann kein Haar mehr bilden. An seiner Stelle bildet sich eine kleine Narbe in der Haut. Darum ist diese Erkrankung so tückisch. Sie verläuft langsam und hinterlässt eine narbige Haut ohne Haare. Die vernarbten Stellen bräunen schlechter bis gar nicht mehr, können wie ein weißlicher Streifen an der Haargrenze oder fleckförmige, haarlose Stellen auf der Kopfhaut erscheinen und einzelne helle Lücken in den Augenbrauen hinterlassen, so wie bei den zuvor beschriebenen Patientinnen. Bevor die Haare vernarben, können sie von einer Rötung und feinen Schuppen umgeben sein oder jucken und brennen. Allerdings treten nicht immer solche Missempfindungen auf, daher werden die betroffenen Stellen nicht immer gleich bemerkt. Die vernarbten Stellen können sich glatter oder fremd anfühlen, wie bei dem jungen Mann.

Das oberste Therapieziel ist es deshalb, diese Erkrankung so früh wie möglich zu erkennen und zu behandeln, um ihr Fortschreiten zu verlangsamen oder zu verhindern. Da wir die Ursache dieser selteneren Autoimmunerkrankung der Haarfollikel bis heute noch nicht entschlüsselt haben, gibt es keine kausale Therapie, also keine Therapie, die die Ursache behandelt. Obwohl eine genetische Veranlagung vermutet wird, ist das Vererbungsmuster noch unklar, wie eine italienische Haar-Forschungsgruppe 2024 erwähnt. Eine gewisse Häufung von Schilddrüsenerkrankungen bei Betroffenen wird außerdem angenommen. Autoren und Autorinnen überlegen zurzeit, ob möglicherweise Inhaltsstoffe von Kosmetika, Haarshampoos oder Lichtschutzcremes die Erkrankung triggern könnten. Auch wenn es sich bisher nur um vage Hinweise handelt, empfehle ich meinen Patientinnen und Patienten, nach Möglichkeit hypoallergene Gesichts- und Haarkosmetika zu verwenden.

Je nach entzündlicher Aktivität, Stärke des Haarausfalls, zeitlichem Fortschreiten und betroffenen Arealen wird die Therapie individuell gestaltet. Sie reicht von örtlicher Kortisonanwendung in einer Schaumgrundlage (oder als Lösung, Creme) über moderne entzündungshemmende Wirkstoffe, die unter anderem bei der Neurodermitis eingesetzt werden.

Hierzu zählen die örtliche Anwendung von Tacrolimus oder Pimecrolimus allein oder in Kombination mit einer örtlichen Kortisontherapie. Intensiviert werden kann die Behandlung mit Kortisoninjektionen (Triamcinolon) in die Kopfhaut. Das klingt vielleicht unangenehm, aber die verdünnte Kortisonlösung wird nur oberflächlich und in kleinen Tröpfchen in die – im Vergleich zur Gesichtshaut – relativ dicke Kopfhaut gespritzt.

Die zuvor beschriebenen Patientinnen erhielten angepasst an ihr Stadium und die Intensität der Erkrankung zunächst örtliche Therapien, bei denen eine kortisonhaltige Lösung und eine pimecrolimushhaltige Creme aufgetragen wurden – zu Anfang noch begleitet von zwei bis drei Injektionen mit Triamcinolon in die Kopfhaut.

Um das weitere Fortschreiten aufzuhalten, stehen darüber hinaus innere Therapien zu Verfügung, über die in internationalen Fachzeitschriften berichtet wird. Allerdings sind sie in der Regel nicht zur Behandlung des LPP zugelassen, weshalb sie als Off-Label-Therapien eingesetzt werden. In manchen Fällen werden beispielsweise Wirkstoffe eingesetzt, die auch Jugendliche mit entzündlicher Akne einnehmen, etwa Doxycyclin, Minocyclin oder Tetracyclin. Das sind Antibiotika, die zusätzlich zu ihrer bakterienabtötenden Wirkung ebenfalls antientzündliche Eigenschaften vorweisen. Manche Medikamente haben mehr als nur einen Effekt, so wirken sie in höheren Dosen antibiotisch und können in niedrigerer Dosis eine solche autoimmunologische Entzündung unterdrücken.

Bei ausgedehnten Befunden wie bei dem zuvor beschriebenen Mann oder um langfristig das Fortschreiten zu hemmen, kann Ihnen die Einnahme von Hydroxychloroquin angeboten werden, das eigentlich zur Malariaprophylaxe eingenommen wird. Bei dem jungen Mann waren neben den Bart-, Augenbrauen, Achsel- und Kopfhaaren auch die kleinen Flaumhaare am Rumpf betroffen, die sich rau anfühlten. Diese ausgedehnte Variante eines LPP wird als Graham-Little-Piccardi-Lassueur-Syndrom bezeichnet und aufgrund ihrer Ausdehnung meist innerlich, beispielsweise mit Hydroxychloroquin, behandelt.

Unter der langfristigen Einnahme von Hydroxychloroquin, die zwischen neun Monaten und zwei Jahren betragen kann, sind regelmäßige Labor- und augenärztliche Kontrollen nötig. Unter dieser Therapie wurde ebenfalls eine Hemmung auf das Fortschreiten der Entzündung und damit des Haarverlusts gesehen. Ebenso deuten Studien darauf hin, dass sich Finasterid oder Dutasterid als innere Therapie anbieten können. Hierbei sollte allerdings das Spektrum an Nebenwirkungen bedacht werden und der Einsatz bei Frauen erst in der Menopause erwogen werden.

Weitere innerlich einzunehmende Langzeittherapien wie Methotrexat, Mycophenolatmofetil, Retinoide, Naltrexon, Minoxidil oder Injektionen mir PRP (plättchenreiches Plasma aus Eigenblut) werden immer wieder überlegt. Vor allem bei Minoxidil und PRP sind die berichteten Ansprechraten noch zu inkonsistent. Klinische Studien mit einer größeren Probandenanzahl sollten diese Therapieversuche zukünftig besser belegen.

Ist die Erkrankung schon weit fortgeschritten, ziehen einige Patienten und Patientinnen eine Haartransplantation in Betracht. Im Gegensatz zu ihrem Einsatz in der androgenetischen Alopezie können die verpflanzten Haare erneut vom Immunsystem angegriffen werden. Auch ist eine vernarbte Kopfhaut nicht ideal für das Anwachsen des Haartransplantats. Sollte dennoch der Versuch gewagt werden, ist es wichtig, dass im Zielgebiet die Kopfhaut keine Anzeichen einer Entzündung mehr zeigt und die Erkrankung seit zwei Jahren stabil ist und nicht mehr fortschreitet.

Abgesehen von dieser häufigsten Form einer entzündlichen Autoimmunerkrankung, die dazu führen kann, dass der Haarfollikel abstirbt und die Kopfhaut vernarbt, gibt es noch andere Haarerkrankungen, die eine Vernarbung nach sich ziehen. Diese können durch ihr Erscheinungsbild an der Kopfhaut und durch eine Gewebeentnahme an der Kopfhaut von Ihrem Arzt oder Ihrer Ärztin vom LPP abgegrenzt werden, wenngleich sich die Behandlungsformen bei vernarbenden Haarerkrankungen teilweise ähneln.

ENTZÜNDUNGEN UND PICKEL MIT HAARUNTERGANG

Der Lichen planopilaris, von manchen Autoren auch Lichen follicularis genannt, löst über eine chronische Entzündung am oberen Haarfollikel auf Dauer dessen Untergang aus. Letztlich wird diese Art der Entzündung als eine Attacke des körpereigenen Immunsystems verstanden. Daneben gibt es noch andere autoimmunologische Erkrankungen an der Kopfhaut, die in einem kompletten Absterben und damit einer Vernarbung des Haarfollikels münden. Dazu zählen beispielsweise der Lupus rythematodes der Kopfhaut (kutaner Lupus erythematodes) oder die Follikulitis decalvans. Letztere begann bei einem meiner Patienten wie ein Pickel auf der Kopfhaut. Seine Freundin hatte den Pickel am Hinterkopf entdeckt und ausgedrückt. Doch hatte sich die Sache damit nicht getan, denn es blieb eine Rötung und schließlich vernarbte die Stelle. Nach ein paar Wochen kamen weitere kleine Stellen mit Pickeln am Hinterkopf hinzu, die bei Berührung schmerzten. Daraufhin kam der Patient zum mir mit der Frage, ob er Akne am Kopf habe. Das konnte ich bereits bei der ersten Untersuchung ausschließen, allerdings war der Befund nicht so eindeutig, dass ich meine Verdachtsdiagnose bestätigt wissen wollte.

Besonders im Frühstadium oder in klinisch nicht eindeutigen Fällen ist es hilfreich, ein Stück Gewebe aus betroffener Kopfhaut zu entnehmen. Die Entnahme sollte so tief sein, dass die Haarfollikel bis zur Tiefe hin erfasst werden. Daher werden solche Hautproben (oder Hautbiopsien) in örtlicher Betäubung mit einem Skalpell herausgeschnitten und entnommen, anschließend wird die Wunde vernäht. Die Probe wird dann an einen Pathologen (Facharzt) geschickt, der die Gewebeprobe unter dem Mikroskop auf Hinweise untersucht, die dann zur Diagnose führen. Bei diesem Patienten bestätigte sich mein initialer Verdacht auf eine Follikulitis decalvans. Im Unterschied zum Lichen follicularis scheinen bestimmte Bakterien wie der Staphylococcus aureus die Entzündung zu provozieren. Deshalb beinhaltet die therapeutische Strategie neben antientzündlichen, kortisonhaltigen Formulierungen eine mehrwöchige Einnahme von Antibiotika und die äußerliche Anwendung von antibakteriellen Produkten. Dennoch kann die Erkrankung nicht wie ein klassischer bakterieller Infekt mit einer Antibiose zum Stillstand gebracht werden, sondern bedarf einer kontrollierten, längerfristigen entzündungshemmenden Behandlung, die meist örtlich durchgeführt werden kann. Innerhalb größerer, vernarbter Areale können teilweise kleine Wunden nach Bagatellverletzungen entstehen, die nicht so gut wie gesunde Haut abheilen und die eine unterstützende Pflege bei der Wundheilung benötigen. Vielleicht weil hier die Helfer in der Not – die Haarfollikel – vernarbt sind und für eine schnelle Wundschließung und Abheilung fehlen.

Untersucht werden bei dieser Erkrankung ebenso wie bei anderen Autoimmunerkrankungen neue Therapien, die Signalwege blockieren, ähnlich wie bei der Alopecia areata. Noch ist es zu früh, klare Empfehlungen für signalblockierende Medikamente bei selteneren Haarerkrankungen wie diesen abzuleiten. Doch gerade aufgrund ihrer unwiederbringlichen Zerstörung der Haarfollikel, die zu einer Vernarbung der Haut führt, sollten zukünftige Studien ihren sinnvollen Einsatz bei Folliculitis decalvans und anderen entzündlichen, vernarbenden Haarerkrankungen wie dem Lichen planopilaris unbedingt weiter untersuchen.

Ausblick

Unsere Reise durch den Mikrokosmos der Haare endet hier: Von der Produktion und den einzelnen Bestandteilen eines Haares bis hin zur Pflege und dem breiten Spektrum an Haarerkrankungen – Haare sind für uns wichtig, denn ihr Aussehen und Zustand hat Auswirkungen auf unsere Psyche. Sie sind ein wichtiger Bestandteil unserer sozialen Kommunikation. Um die fünf Millionen Miniorgane produzieren diese letztlich toten Hornfäden, die unsere Haare ausmachen. Ihre Tiefen haben Sie mit mir erkundet und sich den Haarfollikel von innen angeschaut.

Haarfollikel sind wandelbar und in der Lage, im Laufe unseres Lebens verschiedene Haartypen hervorzubringen. Täglich leistet ein Haarfollikel für die Haarproduktion Höchstleistungen und benötigt dabei ein ausgewogenes Umfeld mit genügend Nährstoffen. Die Herstellung des so biegsamen wie widerstandsfähigen Hornfadens will gut koordiniert sein, was im Haarfollikel unter anderem über Botenstoffe gesteuert wird. Ebenso interagieren die Haarzellen mit anderen Zellen: zum einen in ihrer direkten Umgebung, zum anderen mit weiter entfernten, etwa im Gehirn. Teils geschieht das über Hormone, die vom Haarfollikel empfangen, verstanden und sogar selbst hergestellt werden. Doch teils erreichen auch Störfaktoren auf diesem Wege den Haarfollikel und können sein Wachstum beeinträchtigen. Solange aber in und um den Haarfollikel eine ruhige, ausgewogene Atmosphäre herrscht, funktioniert der stete Rhythmus aus Wachsen, Ruhen, Ausfallen und Nachwachsen.

Wie Sie einen Beitrag zum Erhalt Ihrer Haargesundheit leisten und Ihren Haaren etwas Gutes tun können – von innen wie von außen –, haben Sie gelesen. Dabei geht es mir vor allem um Aufklärung, damit Sie Ihre individuelle Strategie entwickeln, nach der Sie Ihre Ernährung anpassen und Haarpflegeprodukte auswählen können. Das Angebot zum Erhalt der äußeren Haargesundheit ist groß und wird vor allem benötigt, je häufiger Ihre Haare äußerem Stress wie beispielsweise intensiver Hitze ausgesetzt sind. Die innere Haargesundheit stellen Sie am besten mit einer gesunden, ausgewogenen Ernährung her und nutzen Supplemente vor allem gezielt. Am Ende entscheiden Sie, womit Sie sich am wohlsten fühlen und was Sie am besten vertragen.

Unsere vitalen und aktiven Haarfollikel sind überaus empfindlich und reagieren auf gewisse Störungen mit einem veränderten Wachstum. Die möglichen Faktoren dafür sind vielfältig. Zu ihnen zählen beispielsweise Erkrankungen, Diäten oder Medikamente, die Haarausfall verursachen können. Unabhängig von Alter oder Geschlecht gleicht die Ursachensuche teilweise einer Detektivarbeit.

Darüber hinaus ist das Spektrum individueller Haargeschichten und weiterer, teils seltenerer Haarerkrankungen bei Kindern und Erwachsenen groß. Angefangen bei Säuglingen und Kleinkindern, denen niemals ausreichend Haare wachsen werden, über ansteckende Kopfhauterkrankungen, die zu haarlosen Stellen führen, bis hin zu Veränderungen der Haarstruktur, die der Schlüssel zu einer seltenen Erbkrankheit sein können.

Die internationale Forschungswelt hat inzwischen erkannt, wie groß der Bedarf an neuen Erkenntnissen auf dem Haargebiet ist. Wissenschaftlerinnen und Wissenschaftler interessieren sich zunehmend für die Interaktionen der Haarfollikel mit unserem Immunsystem, mit der Psyche und natürlich mit ihrer direkten Nachbarschaft: unserer Haut. Neue Erkenntnisse über die neurobiologischen Prozesse könnten den Stellenwert der Millionen Haarfollikel in unserem Körper erhöhen. Ein besseres Verständnis der Zusammenhänge zwischen Stress und Autoimmunerkrankungen könnte zu neuen Lösungsansätzen bei Haar- und Hauterkrankungen führen.

So sind etwa Immunzellen, die schädliche Stoffe bei Entzündungen beseitigen sollen, nicht nur bei autoimmunologischen Haarerkrankungen vor Ort, selbst bei der androgenetischen Alopezie wurden sie beschrieben. Aber wie groß ist der Anteil von Immunzellen an der Regulierung von Wachstum oder Ausfall der Haare? Ein tieferes Wissen um die Botenstoffe und Hormone im Haarfollikel – der diese selbstständig produziert und sich darüber mit seiner Umgebung austauscht – kann helfen, neue Therapiestrategien nicht nur für die häufigen, sondern auch für die selteneren Haarerkrankungen zu entwickeln.

Haare sind ein Indikator für innere Erkrankungen oder Mangelzustände. Wie genau führt ein Eisenmangel zu Haarausfall, und warum tritt er nicht bei allen Personen auf? Welche Mechanismen führen in der Menopause zur Veränderung und Beeinträchtigung des Haarwachstums? Je genauer wir die komplexen Signalwege und hormonellen Prozesse rund um und im Haarfollikel in unserer Haut entschlüsseln, desto besser werden wir Störungen des Haarwachstums und möglicherweise ebenso Hauterkrankungen verstehen und behandeln können.

Neue Therapiestrategien könnten Haarfollikel beispielsweise als Transportwege für Medikamente oder Immunisierungen wie Impfungen nutzen. Möglicherweise dienen Haarfollikel zukünftig als Zielstruktur für eine Therapiestrategie, von der aus Informationen an das umliegende Gewebe weitergegeben werden. Auf diese Weise ließen sich andere Organe – etwa die

Haut – über eine Beeinflussung von Signalen zukünftig mitbehandeln. Großes Potenzial hierfür sehe ich in den Stammzellen der Haarfollikel. Vielleicht werden künftig aus zwei, drei entnommenen Haarfollikeln gesunde Hautzellen gezüchtet, die zur Heilung großer, chronischer Wunden verwendet oder zur Behandlung von Pigmenterkrankungen genutzt werden.

Dieses Buch bietet kein Allheilmittel, keine vollumfängliche Aufarbeitung von Ursachen oder Anleitung zur Eigendiagnose oder Selbsttherapie. Ebenso wenig beinhalten die Tabellen vollumfängliche Angaben, sei es zu Nahrungsmitteln, Wirkstoffen oder Laborwerten. Sie sind als Auswahl zu verstehen, ohne Anspruch auf Vollständigkeit. Was Sie erfahren haben, ist, dass Haarerkrankungen in vielen Fällen individuell behandelbar sind. Denn: Ja, da kann man etwas machen! Je mehr wir über Haarprobleme, Haarausfall und Haarlosigkeit aufklären und wissen, desto besser lassen sie sich enttabuisieren, und desto eher werden Betroffene ernst genommen. Daher möchte ich an dieser Stelle ein großes Dankeschön an meine treuen Patientinnen und Patienten aussprechen, die mir ihr Vertrauen geschenkt haben und von denen ich so einiges gelernt habe. Nicht immer wird eine haarlose Stelle selbst bemerkt. Hilfreich und wichtig sind Ihre Friseurinnen und Friseure, wenn sie Sie auf ein Haarproblem oder ungewöhnliche Stellen auf der Kopfhaut hinweisen und zu einer fachärztlichen Abklärung raten.

Als Dermatologin und Haarexpertin ist es mein Anliegen, dass Haare zukünftig nicht mehr als rein kosmetisches Beiwerk betrachtet, sondern ihre Warnsignale frühzeitig erkannt und behandelt werden. Ungewollte Veränderungen der Haare können zu tiefgreifenden seelischen Belastungen bis zu psychischen Erkrankungen führen. Denn die Erhaltung der Haargesundheit ist ein Teil unserer körperlichen Gesundheit und trägt wesentlich zu unserem Wohlbefinden bei.

Dank

An erster Stelle möchte ich meinem Mann, unserem Sohn und meiner Familie danken, die mich während der vielen Extrastunden an diesem Buch so wunderbar unterstützt haben und mir stets zur Seite standen.

Ein besonderer Dank geht an meine Lektorin Sita Bertram, die mit ihrer Professionalität, Stilsicherheit und Genauigkeit dieses Buch so viel besser machte. Mein großer Dank gilt meiner Verlegerin Ulrike von Stenglin für ihr Vertrauen in dieses Buch und ihre inspirierende Energie von Beginn an. Außerdem bedanke ich mich sehr bei Dr. Petra Eggers, Literarische Agentur Gaeb & Eggers, es ist großartig, so eine hochprofessionelle Literaturagentin zu haben.

Mein herzlicher Dank geht an Josephine Pauluth für die schönen Illustrationen und an die Fotografin Debora Mittelstaedt für das Coverfoto.

Mein außerordentlicher Dank geht an den Schriftsteller Christian Pfannenschmidt und die Filmproduzentin Nicola Graef, deren kreative Unterstützung und Weitsicht vom ersten Gedanken an dazu beigetragen haben, dieses Projekt zu verwirklichen und dank ihrer wertvollen und hilfreichen Kritik zu verbessern.

Dieses Buch wäre ohne meine nunmehr 27-jährige Berufserfahrung nicht möglich gewesen. Daher geht mein Dank auch an die Menschen, die mich in dieser Zeit begleitet haben.

Mein besonderer Dank gilt meiner Mentorin Prof. Dr. Ulrike Blume-Peytavi, die mich über viele Jahre hinweg gefördert hat. Ihr unermüdliches Engagement hat nicht nur meinen beruflichen Werdegang entscheidend geprägt, sondern auch meine

Leidenschaft für die Medizin und Wissenschaft genährt. Sie stärkte mein Vertrauen in meine Fähigkeiten und stand mir immer mit Rat und Tat zur Seite. Sie diskutierte mit mir unermüdlich über klinische und wissenschaftliche Themen und verfeinerte meine Publikationen und Vorträge mit ihrer Präzision.

Mein herzlicher Dank geht an all meine Kolleginnen und Kollegen der Klinik für Dermatologie an der Charité-Universitätsmedizin Berlin, die mich in meiner fast 20-jährigen universitären Zeit begleitet haben sowie es im Rahmen meiner Lehrtätigkeit weiterhin tun. Ihre Zusammenarbeit, Ihr Wissen und Ihre Kollegialität sind von großem Wert für mich.

Durch unseren regen Austausch haben Prof. Dr. Annika Vogt, Dr. Karola Stieler, Dr. Kathrin Hillmann, Prof. Dr. Christoph C. Geilen, Dr. Ralf Husak, Prof. Dr. Jürgen Lademann, Prof. Dr. Alexander Nast, in memoriam Chefarzt Prof. Dr. Wolfram Sterry, meine Doktorandinnen und die vielen geschätzten Kolleginnen und Kollegen anderer Fachdisziplinen meine Erfahrung und mein Wissen sehr bereichert, dafür bin ich ihnen sehr dankbar. Ebenso danke ich Judith Rosteck, die unser Lehrsekretariat zu einem Ort macht, auf den ich mich immer freue, wenn ich an der Charité lehre. Es ist mir immer eine große Freude, und ich bin dankbar dafür, mich mit den Studentinnen und Studenten im Medizinstudiengang an der Charité über aktuelle Themen in der Dermatologie, Venerologie und Allergologie auszutauschen und im Diskurs zu bleiben.

Außerdem möchte ich mich bei meinem ersten Lehrer und Chefarzt Prof. Dr. Constantin Orfanos bedanken, dessen Privatassistentin ich zu Beginn meines Werdegangs einige Jahre war. Sein Einfluss hat mein strukturiertes Denken und meinen kritischen Blick auf publizierte Daten geschärft und mich dazu angeleitet, auch in komplexen klinischen Situationen eine klare, präzise Herangehensweise zu bewahren.

Mein großer Dank gilt meinen Freundinnen und Freunden: Constance Klapp, Dr. Juliana Steinhoff, Dr. Sabine Schorling, Eva Scholl-Latour, Eva u. Joachim, Grit, Isabelle Freifrau von Stechow (besonders für kreative Wort-Inspirationen), Jan Kromschröder, Katharina Eikenberg (auch für die Energieoase), Rachel, Sabine und Senol, ihnen allen danke ich für ihre fortwährend tragende, motivierende Freundschaft und für ihr Vertrauen in meine Vision, mit diesem Buch aufzuklären und dem Thema Haare mehr Gehör zu verschaffen.

Für den Schubser in die Social-Media-Welt danke ich meiner Freundin Stephanie, sonst gäbe es meinen Instagram Account @prof.garciabartels bis heute nicht.

Danke an meine tollen Praxisteams für die gute Zusammenarbeit und vor allem an meine Patientinnen und Patienten, mit denen ich die neuesten Erkenntnisse in der so faszinierenden wie komplexen Welt der Haare immer wieder aufs Neue teile, damit sie einen individuellen Einblick in dieses große Themengebiet erlangen.

Quellen

KAPITEL 1 – HAARE SIND WICHTIG UND DAS IST GUT SO

Beethoven-Haus Bonn. Beethoven. (2024) https://www.beethoven.de.

Bergler R. (2003). Haare und Psyche. In: Haare. Steinkopff, Heidelberg.

Bergler R, Hoff T. Psychologie des ersten Eindrucks: die Sprache der Haare; eine empirische Analyse zur Psychologie des Alltagsverhaltens in den baltischen Staaten, Deutschland, Rumänien, Russland, der Türkei und Ukraine. 2001 Vol. 7. Dt. Inst.-Verlag.

Blume-Peytavi U. (2013). How to diagnose and treat medically women with excessive hair. Dermatologic clinics, 31 1, 57-65.

Craig BM, et al. Sexual Selection, Agonistic Signaling, and the Effect of Beards on Recognition of Men's Anger Displays. Psychol Sci. 2019 May; 30(5): 728-738.

Darwin C (2024) https://de.wikipedia.org/wiki/Charles_Darwin

Darwin C, 1871. Die Abstammung des Menschen und die geschlechtliche Zuchtwahl. (2024) https://de.wikipedia.org/wiki/Die_Abstammung_des_Menschen_und_die_geschlechtliche_Zuchtwahl.

Dixson BJ, et al. The masculinity paradox: facial masculinity and beardedness interact to determine women's ratings of men's facial attractiveness. J Evol Biol. 2016 Nov; 29(11): 2311-2320.

Dixson BJ, Vasey PL. Beards augment perceptions of men's age, social status, and aggressiveness, but not attractiveness. Behavioral Ecology, Volume 23, Issue 3, May-June 2012, 481–490.

Ekbäck M, et al. (2009). It Is Always on My Mind: Women's Experiences of Their Bodies When Living With Hirsutism. Health Care for Women International, 30, 358-372.

Franzkowiak P, Hurrelmann K. (2022). Gesundheit. In: Bundeszentrale für gesundheitliche Aufklärung (BZgA) (Hrsg.). Leitbegriffe der Gesundheitsförderung und Prävention. Glossar zu Konzepten, Strategien und Methoden.

Haas, N. (2008) Hair over the Ages and in Art – The Culture, and Social History of Hair and its Depiction in Art. In: Blume-Peytavi, U., Tosti, A., Trüeb, R. (eds) Hair Growth and Disorders. Springer, Berlin, Heidelberg.

Hollenbach M. Reliquien heute und früher (2016) Deutschlandfunk Kultur. https://www.deutschlandfunkkultur.de/reliquien-heute-und-frueher-der-atem-jesu-und-die-haare-des-100.html.

Kamberov YG, et al. Comparative evidence for the independent evolution of hair and sweat gland traits in primates. J Hum Evol. 2018 Dec;125:99-105.

Keidel I, et al. Die Bedeutung von Frisur und Haarpflege für die Würde des Menschen. SOFW Journal (German version) 148 (2022).

Khumalo N, Callender V. (2008). African Hair. In: Blume-Peytavi, U., Tosti, A., Trüeb, R. (eds) Hair Growth and Disorders. Springer, Berlin, Heidelberg.

Kleiner DEE, Cleopatra and Rome. (2005) Cambridge, Mass.: Belknap Press of Harvard University Press, 828676765 (pages 360).

Lasisi T, et al. Human scalp hair as a thermoregulatory adaptation. Proc Natl Acad Sci U S A. 2023 Jun 13; 120(24): e2301760120.

Lasisi T, et al. (2023). Human scalp hair as a thermoregulatory adaptation. Proceedings of the National Academy of Sciences, 120.

Rencz F, et al. Alopecia areata and health-related quality of life: a systematic review and meta-analysis. Br J Dermatol. 2016 Sep; 175(3): 561-71.

Sadr J, et al.(2003). The Role of Eyebrows in Face Recognition. Perception, 32, 285-293.

SpotOnNews. Grombre Hair. So schön ist graues Haar (2022) Gala. https://www.gala.de/beauty-fashion/beauty/grombre-hair--so-schoen-ist-graues-haar-22942346.html.

Stangl W. (2024). Die Haare in der Kommunikation. [werner stangl]s arbeitsblätter. https://arbeitsblaetter.stangl-taller.at/Kommunikation/Haare-Kommunikation.shtml.

Tempelhaar (2024) https://de.wikipedia.org/wiki/Tempelhaar

Thompson C. Beauty in a Box. Detangling the Roots of Canada's Black Beauty Culture. Wilfrid Laurier University Press. 9781771123594, 310 pages, April 2019.

Tonsur (2024) https://www.mittelalter-lexikon.de/wiki/Tonsur

Toups MA, et al. Origin of clothing lice indicates early clothing use by anatomically modern humans in Africa. Mol Biol Evol. 2011 Jan; 28(1): 29-32 7.

Trüeb RM. (2003). Von der hippokratischen Glatze zum »Gen-Shampoo«. In: Haare. Steinkopff, Heidelberg.

Viegas J. Discovery News. Cleopatra Worked Her Power Hair. (2006) https://anthropologist.livejournal.com/864181.html.

Vogt A, et al. (2008). Biology of the Hair Follicle. In: Blume-Peytavi, U., Tosti, A., Trüeb, R. (eds) Hair Growth and Disorders. Springer, Berlin, Heidelberg.

Walter J, Walter C (1999) What Is Your Hair Part Saying About You?: The Effects of Hair Parting on Social Appraisal and Personal Development. https://hairpart-theory.com/wp-content/uploads/2011/05/hairparttheoryc2001tmcinc.pdf.

White P. Darwins Bart (2009) https://www.faz.net/aktuell/wissen/darwin/down-house/down-house-5-darwins-bart-1771910.html.

Wolfram L (2003) Human hair: a unique physicochemical composite. J Am Acad Dermatol 48: S106–S114.

KAPITEL 2 – DAS AUSSERGEWÖHNLICHE LEBEN DER HAARE

Azmahani A, et al. Steroidogenic enzymes, their related transcription factors and nuclear receptors in human sebaceous glands under normal and pathological conditions. J Steroid Biochem Mol Biol. 2014 Oct; 144 Pt B:268-79.

Blume-Peytavi U, et al. Comparison of the efficacy and safety of topical minoxidil and topical alfatradiol in the treatment of androgenetic alopecia in women. J Dtsch Dermatol Ges. 2007 May; 5(5): 391-5.

Blume-Peytavi U, et al. (2008). Hair Growth Assessment Techniques. In: Blume-Peytavi, U., Tosti, A., Trüeb, R. (eds) Hair Growth and Disorders. Springer, Berlin, Heidelberg.

Drake DR, et al. Thematic review series: skin lipids. Antimicrobial lipids at the skin surface. J Lipid Res. 2008 Jan; 49(1): 4-11.

Garcia Bartels N, et al. Effect of standardized skin care regimens on neonatal skin barrier function in different body areas. Pediatr Dermatol. 2010 Jan-Feb; 27(1):1-8.

Gu Y, et al. Hair follicle-targeting drug delivery strategies for the management of hair follicle-associated disorders. Asian J Pharm Sci. 2022 May; 17(3): 333-352.

Harker M. Psychological sweating: a systematic review focused on aetiology and cutaneous response. Skin Pharmacol Physiol. 2013; 26(2): 92-100.

Inoue T, et al. Expression of steroidogenic enzymes in human sebaceous glands. J Endocrinol. 2014 Sep; 222(3): 301-12.

Kang W, et al. Activation of cAMP Signaling in Response to α-Phellandrene Promotes Vascular Endothelial Growth Factor Levels and Proliferation in Human Dermal Papilla Cells. Int J Mol Sci. 2022 Aug 11; 23(16): 8959.

Knorr F, et al. Follicular transport route–research progress and future perspectives. Eur J Pharm Biopharm. 2009 Feb; 71(2): 173-80.

Kozlowska U, et al. Expression of vascular endothelial growth factor (VEGF) in various compartments of the human hair follicle. Arch Dermatol Res. 1998 Dec; 290(12): 661-8.

Lee WJ, et al. Effect of dihydrotestosterone on the upregulation of inflammatory cytokines in cultured sebocytes. Arch Dermatol Res. 2010 Aug; 302(6): 429-33.

Li M, et al. Minoxidil-induced hair growth is mediated by adenosine in cultured dermal papilla cells: possible involvement of sulfonylurea receptor 2B as a target of minoxidil. J Invest Dermatol. 2001 Dec; 117(6): 1594-600.

Madaan A, et al. Review of Hair Follicle Dermal Papilla cells as in vitro screening model for hair growth. Int J Cosmet Sci. 2018 Oct; 40(5): 429-450.

Musial C, Stem cells in Medicine. In: The role of stem cells in aesthetic medicine and cosmetology, Musial C (ed) PZWL (2024): p 15-59.

Paus R, et al. Neuroendocrinology of the hair follicle: principles and clinical perspectives. Trends Mol Med. 2014 Oct; 20(10): 559-70.

Paus R. Exploring the »brain-skin connection«: Leads and lessons from the hair follicle. Curr Res Transl Med. 2016 Oct-Dec; 64(4): 207-214.

Rancan F, Vogt A. Getting under the skin: what is the potential of the transfollicular route in drug delivery? Ther Deliv. 2014 Aug; 5(8): 875-7.

Trüeb, R. (2008). Diffuse Hair Loss. In: Blume-Peytavi, U., Tosti, A., Trüeb, R. (eds) Hair Growth and Disorders. Springer, Berlin, Heidelberg.

Vogt A, et al. Morphometry of human terminal and vellus hair follicles. Exp Dermatol. 2007 Nov; 16(11): 946-50.

Vogt A, et al. (2008). Biology of the Hair Follicle. In: Blume-Peytavi, U., Tosti, A., Trüeb, R. (eds) Hair Growth and Disorders. Springer, Berlin, Heidelberg.

Yano K, et al. Control of hair growth and follicle size by VEGF-mediated angiogenesis. J Clin Invest. 2001 Feb; 107(4): 409-17.

KAPITEL 3 – DIE HAARVIELFALT LIEGT IN DEN HAARFOLLIKELN

Basmanav FB, et al. Assessment of the Genetic Spectrum of Uncombable Hair Syndrome in a Cohort of 107 Individuals. JAMA Dermatol. 2022 Nov 1; 158(11): 1245-1253.

Bittencourt PR. Acido valpróico, cabelos cacheados e ganho de peso [Valproic acid, curly hair and weight gain]. Arq Neuropsiquiatr. 1986 Mar;44(1): 78-81.

Bunker CB, et al. Isotretinoin and curly hair. Clin Exp Dermatol. 1990 Mar; 15(2): 143-5.

Güllülü RA, Akkaya C. Letter To The Editor – Case Report On Hair Turning Curly After Lithium Therap. Turk Psikiyatri Derg. 2020 Fall; 31(3): 224.

Herink C, et al. Haarkräuselung unter Systemtherapie mit Alitretinoin. Hautarzt. 2015 Aug; 66(8): 617-9. German.

Jeremian R, et al. Gene-Environment Analyses in a UK Biobank Skin Cancer Cohort Identifies Important SNPs in DNA Repair Genes That May Help Prognosticate Disease Risk. Cancer Epidemiol Biomarkers Prev. 2023 Nov 1; 32(11): 1599-1607.

Kanti V, et al. Analysis of quantitative changes in hair growth during treatment with chemotherapy or tamoxifen in patients with breast cancer: a cohort study. Br J Dermatol. 2014 Mar; 170(3): 643-50.

Keating M, Dasanu CA. Late-onset robust curly hair growth in a patient with BRAF-mutated metastatic melanoma responding to dabrafenib. J Oncol Pharm Pract. 2017 Jun; 23(4): 309-312.

Khumalo, N., Callender, V. (2008). African Hair. In: Blume-Peytavi, U., Tosti, A., Trüeb, R. (eds) Hair Growth and Disorders. Springer, Berlin, Heidelberg.

LaBerge GS, et al. Recent Advances in Studies of Skin Color and Skin Cancer. Yale J Biol Med. 2020 Mar 27; 93(1): 69-80.

Li X, et al. The protective role of MC1R in chromosome stability and centromeric integrity in melanocytes. Cell Death Discov. 2021 May 18; 7(1): 111

Liu F, et al. Meta-analysis of genome-wide association studies identifies 8 novel loci involved in shape variation of human head hair. Hum Mol Genet. 2018 Feb 1;27(3): 559-575.

Morgan MD, et al. Genome-wide study of hair colour in UK Biobank explains most of the SNP heritability. Nat Commun. 2018 Dec 10;9(1): 5271.

Nonhlanhla P et al. African Hair. In: Blume-Peytawi U, Tosti A, editors. Hair growth and disorders. Berlin: Springer; 2008. pp. p. 484-495.

Sterlin-Levis K, Williams K. What is the connection between red hair and Tourette syndrome? Medical hypothesis. 2009 Nov 73; 5: 633-866.

Tobin DJ. Biology of hair follicle pigmentation. In: Blume-Peytawi U, Tosti A, editors. Hair growth and disorders. Berlin: Springer; 2008.

Vaughn MR, et al. A comparison of macroscopic and microscopic hair color measurements and a quantification of the relationship between hair color and thickness. Microsc Microanal. 2009 Jun;15(3): 189-93.

Vogt A, et al. Biology of hair follicle. In: Blume-Peytawi U, Tosti A, editors. Hair growth and disorders. Berlin: Springer; 2008.

Wang S, et al. Natural hair color and skin cancers: A two-sample Mendelian randomization study. Gene. 2024 Jan 30; 893: 147940.

Zorina-Lichtenwalter K, et al. A study in scarlet: MC1R as the main predictor of red hair and exemplar of the flip-flop effect. Hum Mol Genet. 2019 Jun 15;28(12): 2093-2106.

KAPITEL 4 – HAARE WERDEN MIT UNS ERWACHSEN

Agarwal S, et al. A Study of Association of Premature Graying of Hair and Osteopenia in North Indian Population. Int J Trichology. 2020 Mar-Apr;12(2): 75-78.

Anggraini DR, et al. Risk Factors Associated with Premature Hair Greying of Young Adult. Open Access Maced J Med Sci. 2019 Nov 14;7(22):3762-3764. doi: 10.3889/oamjms. 2019. 498.

Beardsworth SA, et al. Premature greying of the hair is not associated with low bone mineral density. Osteoporos Int. 1999;10(4): 290-4.

Blume-Peytavi U, et al. Skin care practices for newborns and infants: review of the clinical evidence for best practices. Pediatr Dermatol. 2012 Jan-Feb;29(1): 1-14.

Blume-Peytavi U, Mandt N. Hair Shaft Abnormalities. pp 105-102. In: Atlas of Hair and Nails. Eds Hordinsky M, Sawaya M, Scher R, 2000, Churchill Livingstone.

Buch J, Ranganath P. Approach to inherited hypertrichosis: A brief review. Indian J Dermatol Venereol Leprol. 2021 Jan–Feb;88(1): 11-21.

Camacho-Martínez F. (2008). Hirsutism. In: Blume-Peytavi, U., Tosti, A., Trüeb, R. (eds) Hair Growth and Disorders. Springer, Berlin, Heidelberg.

Camacho-Martínez F. (2008). Hypertrichosis. In: Blume-Peytavi, U., Tosti, A., Trüeb, R. (eds) Hair Growth and Disorders. Springer, Berlin, Heidelberg.

Chakrabarty S, et al. Factors Associated with Premature Hair Graying in a Young Indian Population. Int J Trichology. 2016 Jan-Mar;8(1): 11-4.

Chandran S, et al. A Clinical Study of Premature Canities and Its Association with Hemoglobin, Ferritin and Calcium Levels. Indian J Dermatol. 2022 May-Jun;67(3): 216-221.

Das S, et al. Cardiovascular risk markers in premature canities. Indian J Dermatol Venereol Leprol. 2023 Jan-Mar;89(2): 221-225.

Deng Z, et al. Androgen Receptor-Mediated Paracrine Signaling Induces Regression of Blood Vessels in the Dermal Papilla in Androgenetic Alopecia. J Invest Dermatol. 2022 Aug;142(8): 2088-2099. e9.

Feng Z, et al. Reversing Gray Hair: Inspiring the Development of New Therapies Through Research on Hair Pigmentation and Repigmentation Progress. Int J Biol Sci. 2023 Aug 28;19(14): 4588-4607.

Fresta M, et al. Targeting of the Pilosebaceous Follicle by Liquid Crystal Nanocarriers: In Vitro and In Vivo Effects of the Entrapped Minoxidil. Pharmaceutics. 2020 Nov 22;12(11):1127. doi: 10.3390/pharmaceutics12111127. PMID: 33266444; PMCID: PMC7700400.

Garcia Bartels, N, Blume-Petyavi, U. (2008). Haaralterung: Klinik, Ursachen und Prävention. In: Krutmann, J., Diepgen, T., Billmann-Krutmann, C. (eds) Hautalterung. Springer, Berlin, Heidelberg, pp 241–250.

Garcia Bartels N, et al. Influence of bathing or washing on skin barrier function in newborns during the first four weeks of life. Skin Pharmacol Physiol. 2009; 22(5): 248-57.

Garcia Bartels N, et al. Optical coherent tomography: promising in vivo measurement of hair shaft cross section. J Biomed Opt. 2011 Sep;16(9): 096003.

Geyfman M, Andersen B. Clock genes, hair growth and aging. Aging (Albany NY). 2010 Mar 31;2(3): 122-8.

Glintborg D, et al. Total testosterone levels are often more than three times elevated in patients with androgen-secreting tumours. BMJ Case Rep. 2015 Jan 23; 2015: bcr2014204797.

Guinness World Records Limited 2024. Longest hair on a living person (female). https://www.guinnessworldrecords.com/world-records/723634-longest-hair-on-a-person-living-female.

Huang WY, et al. Stress-induced premature senescence of dermal papilla cells compromises hair follicle epithelial-mesenchymal interaction. J Dermatol Sci. 2017 May;86(2): 114-122.

Inoue T, et al. Expression of steroidogenic enzymes in human sebaceous glands. J Endocrinol. 2014 Sep;222(3): 301-12.

Jang H, et al. Aging of hair follicle stem cells and their niches. BMB Rep. 2023 Jan;56(1): 2-9.

Jo JH, et al. NISC Comparative Sequencing Program. Diverse Human Skin Fungal Communities in Children Converge in Adulthood. J Invest Dermatol. 2016 Dec;136(12): 2356-2363.

Kohla S, et al. A Rare Case of Severe Copper Deficiency in an Infant with Exclusive Breast Feeding Mimicking Myelodysplastic Syndrome. Case Rep Oncol. 2020 Feb 4;13(1): 62-68.

Kubo A, et al. Pubertal Timing Across Asian American, Native Hawaiian, and Pacific Islander Subgroups. JAMA Netw Open. 2024 May 1;7(5): e2410253.

Lam TH, et al. Understanding the microbial basis of body odor in pre-pubescent children and teenagers. Microbiome. 2018 Nov 29;6(1): 213.

Lee WJ, et al. Effect of dihydrotestosterone on the upregulation of inflammatory cytokines in cultured sebocytes. Arch Dermatol Res. 2010 Aug;302(6):429-33. Epub 2009 Dec 31.

Ludriksone L, Garcia Bartels N, et al. Skin barrier function in infancy: a systematic review. Arch Dermatol Res. 2014 Sep;306(7): 591-9.

Mendiratta V, et al. Hypertrichosis lanuginosa congenita. Pediatr Dermatol. 2008 Jul-Aug;25(4): 483-4.

Morton DJ, et al. Premature graying, balding, and low bone mineral density in older women and men: the Rancho Bernardo study. J Aging Health. 2007 Apr;19(2): 275-85.

Orr-Walker BJ, Evans MC, Ames RW, Clearwater JM, Reid IR. Premature hair graying and bone mineral density. J Clin Endocrinol Metab. 1997 Nov;82(11):3580-3. doi: 10.1210/jcem.82.11.4338. PMID: 9360510.

Otberg N, et al. Possibilities and limitations for reversal of age-related hair loss. In: Trueb R., Tobin D., Aging Hair, editors. 1st ed. Verlag Berlin Heidelberg: Springer; 2010. pp. pp.77–89.

Panhard S, et al. Greying of the human hair: a worldwide survey, revisiting the '50' rule of thumb. Br J Dermatol. 2012 Oct;167(4): 865-73.

Paus R, et al. Human Hair Graying Revisited: Principles, Misconceptions, and Key Research Frontiers. J Invest Dermatol. 2024 Mar;144(3):474-491. Epub 2023 Dec 13.

Peters, E., Botchkarev, V. (2008). Neuroimmunology of the Hair Follicle. In: Blume-Peytavi, U., Tosti, A., Trüeb, R. (eds) Hair Growth and Disorders. Springer, Berlin, Heidelberg.

Randall VA. Hormonal regulation of hair follicles exhibits a biological paradox. Semin Cell Dev Biol. 2007 Apr;18(2): 274-85.

Rosenberg AM, et al. Quantitative mapping of human hair greying and reversal in relation to life stress. Elife. 2021 Jun 22;10: e67437.

Slominski A, et al. Hair follicle pigmentation. J Invest Dermatol. 2005 Jan;124(1): 13-21.

Tobin D. The Aging Hair Pigmentary Unit. In: Trueb R., Tobin D., Aging Hair, editors. 1st ed. Verlag Berlin Heidelberg: Springer; 2010. pp. pp. 77–89.

Tobin DJ. Biology of hair follicle pigmentation. In: Blume-Peytawi U, Tosti A, editors. Hair growth and disorders. Berlin: Springer; 2008.

Tobin DJ. Aging of the hair follicle pigmentation system. Int J Trichology. 2009 Jul;1(2): 83-93.

Tomas X, et al. Pseudo Green Hair. Int J Trichology. 2022 Mar-Apr;14(2): 65-67.

Trüeb RM, et al. A Comment on the Science of Hair Aging. Int J Trichology. 2018 Nov-Dec;10(6): 245-254.

Trüeb RM, Tobin DJ. Aging Hair. (2010) Physiologische Variationen der Haarfarbe p416. Springer. pp 1-270

Trüeb RM. Possibilities and limitations for reversal of age-related pigment loss. In: Trueb R., Tobin D., Aging Hair, editors. 1st ed. Verlag Berlin Heidelberg: Springer; 2010. pp 207-2013.

Van Neste D, Tobin DJ. Hair cycle and hair pigmentation: dynamic interactions and changes associated with aging. Micron. 2004;35(3): 193-200.
Van Neste D. Thickness, medullation and growth rate of female scalp hair are subject to significant variation according to pigmentation and scalp location during ageing. Eur J Dermatol. 2004 Jan-Feb;14(1): 28-32.
Vogt A, Blume-Peytavi U (2007) Morphometry of human terminal and vellus hair follicles. Exp Dermatol 16, 946-50.
Vogt A, et al. Biology of hair follicle. In: Blume-Peytawi U, Tosti A, editors. Hair growth and disorders. Berlin: Springer; 2008. pp. p. 1–22.
Wang S, et al. Genetics of hair graying with age. Ageing Res Rev. 2023 Aug; 89: 101977.
Wendelin DS, et al. Hypertrichosis. J Am Acad Dermatol. 2003 Feb;48(2):161-79; quiz 180-1.
Williams R, et al. Getting under the skin of hair aging: the impact of the hair follicle environment. Exp Dermatol. 2020 Jul;29(7): 588-597.
Yale K, et al. Medication-Induced Repigmentation of Gray Hair: A Systematic Review. Skin Appendage Disord. 2020 Jan;6(1):1-10. Epub 2019 Dec 17.

KAPITEL 5 – WIE HAARE TICKEN: KOMMUNIKATIV UND VIELSEITIG

Agramunt J, et al. Mechanical stimulation of human hair follicle outer root sheath cultures activates adjacent sensory neurons. Sci Adv. 2023 Oct 27;9(43): eadh3273.
Arzumanyan VG, et al. Congenital immune defense of the hair. Bull Exp Biol Med. 2010 Oct;149(4): 428-30.
Azmahani A, et al. Steroidogenic enzymes, their related transcription factors and nuclear receptors in human sebaceous glands under normal and pathological conditions. J Steroid Biochem Mol Biol. 2014 Oct;144 Pt B: 268-79.
Birlea SA, et al. Repigmentation through Melanocyte Regeneration in Vitiligo. Dermatol Clin. 2017 Apr;35(2): 205-218.
Constantinou A, et al. Dysbiosis and Enhanced Beta-Defensin Production in Hair Follicles of Patients with Lichen Planopilaris and Frontal Fibrosing Alopecia. Biomedicines. 2021 Mar 7;9(3): 266.
Deng Z, et al. Androgen Receptor-Mediated Paracrine Signaling Induces Regression of Blood Vessels in the Dermal Papilla in Androgenetic Alopecia. J Invest Dermatol. 2022 Aug; 142(8): 2088-2099. e9.
Drake DR, et al. Thematic review series: skin lipids. Antimicrobial lipids at the skin surface. J Lipid Res. 2008 Jan; 49(1): 4-11.
Elmahdy A, et al. Follicular pathway role in chemical warfare simulants percutaneous penetration. J Appl Toxicol. 2021 Jun; 41(6): 964-971.
Fouad SA, et al. Nanosized ethosomal dispersions for enhanced transdermal delivery of nebivolol using intradermal/transfollicular sustained reservoir:in vitro evaluation, confocal laser scanning microscopy, and in vivo pharmacokinetic studies. Pharm Dev Technol. 2024 Jan; 29(1): 40-51. Epub 2023 Dec 19.
Hobo Y, et al. Analysis of hair steroid hormone concentrations at different parts of the head by liquid chromatography-tandem mass spectrometry. Clin Chim Acta. 2021 Dec; 523: 260-266.
Hordinsky M, Ericson M. (2008). Hair Follicle Vascularization and Innervation. In: Blume-Peytavi, U., Tosti, A., Trüeb, R. (eds) Hair Growth and Disorders. Springer, Berlin, Heidelberg. Pp 75-83.

Ji S, et al. Functional hair follicle regeneration: an updated review. Signal Transduct Target Ther. 2021 Feb 17; 6(1):66.

Joost S, et al. Single-Cell Transcriptomics of Traced Epidermal and Hair Follicle Stem Cells Reveals Rapid Adaptations during Wound Healing. Cell Rep. 2018 Oct 16; 25(3): 585-597.e7.

Kanti V, et al. Evaluation of trichodynia (hair pain) during chemotherapy or tamoxifen treatment in breast cancer patients. J Eur Acad Dermatol Venereol. 2016 Jan; 30(1): 112-8.

Kim HJ, et al. Non-thermal plasma promotes hair growth by improving the inter-follicular macroenvironment. RSC Adv. 2021 Aug 17; 11(45): 27880-27896.

Koppner J, et al. Sense of coherence, mental health, and hair cortisol concentrations among older people during the COVID -19 pandemic: a cross-sectional study. BMC Public Health. 2024 Jun 5; 24(1): 1502.

Liang W, et al. Psychological stress induces hair regenerative disorders through corticotropin-releasing hormone-mediated autophagy inhibition. Biochem Biophys Res Commun. 2024 Mar 5; 699: 149564.

Lovászi M, et al. Sebaceous-immunobiology is orchestrated by sebum lipids. Dermatoendocrinol. 2017 Oct 17; 9(1): e1375636.

Marcil MJ, et al. Hair cortisol change at COVID-19 pandemic onset predicts burnout among health personnel. Psychoneuroendocrinology. 2022 Apr; 138: 105645. Epub 2021 Dec 23.

Musial C, Stem cells in Medicine. In: The role of stem cells in aesthetic medicine and cosmetology, Musial C (ed) PZWL (2024): p 15-59.

Musial C, Use of stem cells in trichology. In: The role of stem cells in aesthetic medicine and cosmetology, Musial C (ed) PZWL (2024): p 101-116.

Navarini AA, et al. Marie Antoinette syndrome. Arch Dermatol. 2009 Jun;145(6):656.

O'Sullivan JDB, et al. The impact of perceived stress on the hair follicle: Towards solving a psychoneuroendocrine and neuroimmunological puzzle. Front Neuroendocrinol. 2022 Jul; 66: 101008.

Paus R, et al. Neuroendocrinology of the hair follicle: principles and clinical perspectives. Trends Mol Med. 2014 Oct;20(10): 559-70.

Paus R. Exploring the brain-skin connection: Leads and lessons from the hair follicle. Curr Res Transl Med. 2016 Oct-Dec;64(4): 207-214.

Peters EM, et al. Hair growth inhibition by psychoemotional stress: a mouse model for neural mechanisms in hair growth control. Exp Dermatol. 2006 Jan; 15(1): 1-13.

Peters EMJ, et al. Hair and stress: A pilot study of hair and cytokine balance alteration in healthy young women under major exam stress. PLoS One. 2017 Apr 19; 12(4): e0175904.

Peters E, Botchkarev V. (2008). Neuroimmunology of the Hair Follicle. In: Blume-Peytavi, U., Tosti, A., Trüeb, R. (eds) Hair Growth and Disorders. Springer, Berlin, Heidelberg. pp 41-49.

Plinck EP, et al. Grijs worden in één nacht, kan dat? [Turning white overnight, is it possible?]. Ned Tijdschr Geneeskd. 1993 Jun 12;137(24):1207-10. Dutch.

Polak-Witka K, et al. The role of the microbiome in scalp hair follicle biology and disease. Exp Dermatol. 2020 Mar;29(3): 286-294. Epub 2019 May 15.

Randall VA. Hormonal regulation of hair follicles exhibits a biological paradox. Semin Cell Dev Biol. 2007 Apr;18(2): 274-85.

Randall, V. (2008). The Endocrine Control of the Hair Follicle. In: Blume-Peytavi, U., Tosti, A., Trüeb, R. (eds) Hair Growth and Disorders. Springer, Berlin, Heidelberg. Pp 24-39.

Rosmarin D, et al. TRuE-V Study Group. Two Phase 3, Randomized, Controlled Trials of Ruxolitinib Cream for Vitiligo. N Engl J Med. 2022 Oct 20;387(16): 1445-1455.

Salhab O, et al. Stem cell secretome as a mechanism for restoring hair loss due to stress, particularly alopecia areata: narrative review. J Biomed Sci. 2022 Oct 5; 29(1): 77.

Svenskaya YI, et al. Non-invasive transcutaneous influenza immunization using vaccine-loaded vaterite particles. J Mater Chem B. 2023 May 3; 11(17): 3860-3870.

Tobin, D. (2008). Biology of Hair Follicle Pigmentation. In: Blume-Peytavi, U., Tosti, A., Trüeb, R. (eds) Hair Growth and Disorders. Springer, Berlin, Heidelberg.

Trüeb RM. Possibilities and limitations for reversal of age-related hair loss. In: Trueb R., Tobin D., Aging Hair, editors. 1st ed. Verlag Berlin Heidelberg: Springer; 2010. pp. 77–89.

Vogt A, et al. 40 nm, but not 750 or 1,500 nm, nanoparticles enter epidermal CD1a+ cells after transcutaneous application on human skin. J Invest Dermatol. 2006 Jun; 126(6): 1316-22.

KAPITEL 6 – HAARE BRAUCHEN INNERE WERTE: BAUSTEINE UND NÄHRSTOFFE

Abdel Rahman SH, et al. Biotin Deficiency in Telogen Effluvium: Fact or Fiction? J Clin Aesthet Dermatol. 2020 Mar; 13(3): 37-40. Epub 2020 Mar 1.

Alhaj E, et al. Diffuse alopecia in a child due to dietary zinc deficiency. Skinmed. 2007; 6(4): 199–200.

Almohanna HM, et al. The Role of Vitamins and Minerals in Hair Loss: A Review. Dermatol Ther (Heidelb). 2019 Mar; 9(1): 51-70. Epub 2018 Dec 13.

Araújo LA, et al. Use of silicon for skin and hair care: an approach of chemical forms available and efficacy. An Bras Dermatol. 2016 May-Jun; 91 (3):3 31-5.

Bahbouhi I, et al. Vitamin B12 induced acneiform eruption. Heliyon. 2023 May 20; 9(5): e16120.

Beth Israel Lahey Health. Comprehensive Care for Celiac Disease(2024) https://www.bidmc.org/centers-and-departments/digestive-disease-center/services-and-programs/celiac-center.

Bilik L, et al. Evaluation of the relationship of digital phototrichogram findings of patients with diffuse hair loss with blood TSH, ferritin and vitamin B12 levels. North Clin Istanb. 2024 Jan 29;11(1):38-44.

Bossard V, et al. Problematic rise of vitamin B6 supplementation overuse and potential risk to bariatric surgery patients. Nutrition. 2022 Oct; 102: 111738.

Brzezińska-Wcisło L. Evaluation of vitamin B6 and calcium pantothenate effectiveness on hair growth from clinical and trichographic aspects for treatment of diffuse alopecia in women. Wiad Lek. 2001; 54(1-2): 11-8.

Bundesinstitut für Risikobewertung. Welche Faktoren hemmen oder fördern die Eisenaufnahme? (2024) https://www.bfr.bund.de/cd/28370.

CGuellich A, et al. Ulcères nécrotiques et purpuriques des membres inférieurs révélant un scorbut: à propos de deux observations [Scurvy presenting with low-extremity necrotic and purpuric ulcers: Two cases]. Rev Med Interne. 2021 Mar; 42(3): 214-217. Epub 2020 Nov 14.

Cheruvattath R, et al. Vitamin A toxicity: when one a day doesn't keep the doctor away. Liver Transpl. 2006; 12(12): 1888–91.

Civas E, Akpınar Ü. Selenium in the supplement as the probable cause of hair loss and nail dystrophy. J Cosmet Dermatol. 2024 Jan; 23(1): 361-363. Epub 2023 Aug 18.

Cozon GJ. Carence en fer et troubles digestifs [Iron deficiency and digestive disorders]. Transfus Clin Biol. 2014 Nov; 21(4-5): 189-92.

D'Agostini et al. Chemoprevention of doxorubicin-induced alopecia in mice by dietary administration of L-cystine and vitamin B6. Arch Dermatol Res. 2013 Jan; 305(1): 25-34.

D'Agostini et al. Chemoprevention of smoke-induced alopecia in mice by oral administration of L-cystine and vitamin B6. J Dermatol Sci. 2007 Jun; 46(3): 189-98.

Das R, et al. Folate and Vitamin B12 Status in Women of Reproductive Age in Rural Haryana, India: Estimating Population-Based Prevalence for Neural Tube Defects. Birth Defects Res. 2024 Aug; 116(8): e2390.

Davis JL, Ripley RT. Postgastrectomy Syndromes and Nutritional Considerations Following Gastric Surgery. Surg Clin North Am. 2017 Apr; 97(2): 277-293.

Deutsche Gesellschaft für Ernährung (2024) https://www.dge.de/

Didangelos T, et al. Vitamin B12 Supplementation in Diabetic Neuropathy: A 1-Year, Randomized, Double-Blind, Placebo-Controlled Trial. Nutrients. 2021 Jan 27; 13(2): 395.

DocMedicus Vitalstofflexikon (2024) https://www.vitalstoff-lexikon.de/Aminosaeuren.

Du X, et al. The serine protease TMPRSS6 is required to sense iron deficiency. Science. 2008; 320(5879): 1088–92.

Fortes C, et al. Mediterranean diet: fresh herbs and fresh vegetables decrease the risk of Androgenetic Alopecia in males. Arch Dermatol Res. 2018 Jan; 310(1): 71-76. Epub 2017 Nov 27.

Ghishan FK, Kiela PR. Vitamins and Minerals in Inflammatory Bowel Disease. Gastroenterol Clin North Am. 2017 Dec; 46(4): 797-808.

Goette DK, Odom RB. Alopecia in crash dieters. JAMA. 1976 Jun 14; 235(24): 2622-3. PMID: 946869.

Grimes PE, et al. A Retrospective Clinical and Laboratory Analysis including Vitamin D and Antinuclear Antibodies in Central Centrifugal Cicatricial Alopecia and Non-Scarring Alopecia in African Americans. J Am Acad Dermatol. 2024 Aug 23: S0190-9622(24)02716-6.

Guasch-Ferré M, Willett WC. The Mediterranean diet and health: a comprehensive overview. J Intern Med. 2021 Sep;290(3): 549-566.

Hadtstein F, Vrolijk M. Vitamin B-6-Induced Neuropathy: Exploring the Mechanisms of Pyridoxine Toxicity. Adv Nutr. 2021 Oct 1;12(5): 1911-1929.

Hansen CS, et al. Vitamin B12 deficiency is associated with cardiovascular autonomic neuropathy in patients with type 2 diabetes. J Diabetes Complications. 2017 Jan;31(1):202-208. Epub 2016 Aug 30.

Hordinsky M, Ericson M. (2008). Hair Follicle Vascularization and Innervation. In: Blume-Peytavi, U., Tosti, A., Trüeb, R. (eds) Hair Growth and Disorders. Springer, Berlin, Heidelberg. pp 75-83.

Institut für Qualität und Wirtschaftlichkeit im Gesundheitswesen (IQWiG). Eisenmangel und Eisenmangel-Anämie (19.04.2023) https://www.gesundheitsinformation.de.

Klug A, et al. On behalf of the German Nutrition Society (DGE): Update of the DGE position on vegan diet – Position statement of the German Nutrition Society (DGE). Ernahrungs Umschau 2024; 71(7): 60–84.

Kohla S, et al. A Rare Case of Severe Copper Deficiency in an Infant with Exclusive Breast Feeding Mimicking Myelodysplastic Syndrome. Case Rep Oncol. 2020 Feb 4;13(1): 62-68.

Kozyraki R, Cases O. Vitamin B12 absorption: mammalian physiology and acquired and inherited disorders. Biochimie. 2013 May; 95(5): 1002-7. Epub 2012 Nov 20.

Le Floc'h C et al. Effect of a nutritional supplement on hair loss in women. J Cosmet Dermatol 2015 Mar;14(1):76-82.

Lengg N, et al. Dietary supplement increases anagen hair rate in women with telogen effluvium: Results of a double-blind placebo-controlled trial. Therapy.2007; 4: 59–6.

Li K, et al. The homing of exogenous hair follicle mesenchymal stem cells into hair follicle niches. JCI Insight. 2023 Dec 22;8(24):e173549.

Liem B, et al. Beriberi following sleeve gastrectomy. Pract Neurol. 2024 Jul 26: pn-2024-004219.

Long AN,et al. Vitamin B(12) deficiency associated with concomitant metformin and proton pump inhibitor use. Diabetes Care. 2012 Dec; 35(12): e84.

Lubliner A. Selektive Serotonin-Wiederaufnahme-Hemmer: Medikamente, Wirkstoffe und Anwendungsgebiete. (24.10.2022) https://www.onmeda.de/therapie/wirkstoffgruppen.

Lünnemann L, et al. Hair-shaft abnormality in a 7-year-old girl. Trichorrhexis nodosa dueto biotinidase deficiency. JAMA Dermatol. 2013 Mar; 149(3): 357-63.

Martinez-Morata I, et al. A State-of-the-Science Review on Metal Biomarkers. Curr Environ Health Rep. 2023 Sep; 10(3): 215-249.

Medicines & Healthcare products Regulatory Agency: Metformin and reduced vitamin B12 levels: new advice for monitoring patients at risk (2022) https://www.gov.uk/drug-safety-update/metformin-and-reduced-vitamin-b12-levels-new-advice-for-monitoring-patients-at-risk.

Morales-Gutierrez J, et al. Toxicity induced by multiple high doses of vitamin B12 during pernicious anemia treatment: a case report. Clin Toxicol (Phila). 2020 Feb; 58(2): 129-131. Epub 2019 Apr 24.

Morck TA, et al. Inhibition of food iron absorption by coffee. Am J Clin Nutr. 1983 Mar; 37(3): 416-20.

Morck TA, et al. Inhibition of food iron absorption by coffee. Am J Clin Nutr. 1983 Mar; 37(3): 416-20.

Musial C, The effect of diet on stem cells. In: The role of stem cells in aesthetic medicine and cosmetology, Musial C (ed) PZWL (2024): p 163-167.

Natarelli N, et al. Integrative and Mechanistic Approach to the Hair Growth Cycle and Hair Loss. J Clin Med. 2023 Jan 23; 12(3): 893.

Peilong L, et al. Causal effects of omega-6 and LDL-C on androgenetic alopecia: A Mendelian randomization study. Skin Res Technol. 2024 Aug; 30(8): e70000.

Pinto-Sanchez MI, et al. Nutrition Assessment and Management in Celiac Disease. Gastroenterology. 2024 Jun; 167(1): 116-131.

Podgórska A, et al. Zinc, Copper, and Iron in Selected Skin Diseases. Int J Mol Sci. 2024 Mar 29; 25(7): 3823.

Porter KM, et al. Associations of atrophic gastritis and proton-pump inhibitor drug use with vitamin B-12 status, and the impact of fortified foods, in older adults. Am J Clin Nutr. 2021 Oct 4; 114(4): 1286-1294.

Protein and aminoacid requirements in human nutrition. Report of a Joint who/fao/unu Expert Consultation WHO Technical Report Series 935 (2007) United Nations University.

Rajkumar, R.P. Selenium and Its Compounds in the Treatment of Anxiety and Related Disorders: A Scoping Review of Translational and Clinical Research. Future Pharmacol.2022, 2, 608-624.

Rasheed H, et al. Serum ferritin and vitamin d in female hair loss: do they play a role? Skin Pharmacol Physiol. 2013; 26(2): 101-7.

Reddy P. Preventing Vitamin B6-Related Neurotoxicity. Am J Ther. 2022 Nov-Dec 01; 29(6): e637-e643. Epub 2021 Dec 6.

Reid-McCann RJ, et al. The effect of animal versus plant protein on muscle mass, muscle strength, physical performance and sarcopenia in adults: protocol for a systematic review. Syst Rev. 2022 Apr 13; 11(1): 64.

Riboflavin Rs R. Encyclopedia of dietary supple ments. London and New York: Informa Healthcare; 2010: 691–9.

Richter M, et al. For the German Nutrition Society (DGE) (2016) Vegan diet. Position of the German Nutrition Society (DGE). Ernahrungs Umschau 63(04): 92– 102. Erratum in: 63(05): M262

Riegel K, et al. L-Cystine-Containing Hair-Growth Formulation Supports Protection, Viability, and Proliferation of Keratinocytes. Clin Cosmet Investig Dermatol. 2020 Aug 3; 13: 499-510.

Rolić T, et al. Iron Metabolism, Calcium, Magnesium and Trace Elements: A Review. Biol Trace Elem Res. 2024 Jul 6. doi: 10.1007/s12011-024-04289-z.

Rote Hand Brief (5/2019) https://www.bfarm.de/SharedDocs/Risikoinformationen/Pharmakovigilanz/DE/RHB/2019/rhb-biotin.

Rzepka Z, et al. From tyrosine to melanin: Signaling pathways and factors regulating melanogenesis. Postepy Hig Med Dosw (Online). 2016 Jun 30; 70(0): 695-708.

Saleem F, Soos MP. Biotin Deficiency. 2023 Feb 20. In: StatPearls [Internet]. Treasure Island (FL): StatPearls Publishing; 2024 Jan.

Saleh D, et al. Anagen Effluvium. 2024 Apr 30. In: StatPearls [Internet]. Treasure Island (FL): StatPearls Publishing; 2024 Jan.

Saraux H, et al. Amblyopie grave par avitaminose A, induite par un traitement prolongé par la cholestyramine [Severe amblyopia caused by vitamin A deficiency induced by prolonged cholestyramine treatment]. Bull Soc Ophtalmol Fr. 1980 Apr-May; 80(4-5): 367-8.

Schmidt E, Schmidt N: Leitfaden Mikronährstoffe. Urban & Fischer Verlag; München, Februar 2000 302-312

Shikh EV, et al. Iatrogenic deficits of micronutrients. Vopr Pitan. 2021; 90(4): 53-63

Spivak JL, Jackson DL. Pellagra: an analysis of 18 patients and a review of the literature. Johns Hopkins Med J. 1977 Jun; 140(6): 295-309.

St Pierre SA, et al. Iron deficiency and diffuse nonscarring scalp alopecia in women: more pieces to the puzzle. J Am Acad Dermatol. 2010; 63(6): 1070–6.

Starace M, et al. Clinical study on the efficacy and tolerability of an oral supplement based on arginine, l-cystine, zinc and B6 vitamin (Cystiphane®) in patients with telogen effluvium. Ital J Dermatol Venerol. 2023 Jun; 158(3): 255-261.

Sung ES, et al. Association of Coffee and Tea with Ferritin: Data from the Korean National Health and Nutrition Examination Survey (IV and V). Chonnam Med J. 2018 Sep; 54(3): 178-183.

Suo L, et al. Dietary vitamin A regulates wingless-related MMTV integration site signaling to alter the hair cycle. Exp Biol Med (Maywood). 2015 May; 240(5): 618-23. Epub 2014 Oct 30.

Trost LB, et al. The diagnosis and treatment of iron deficiency and its potential relationship to hair loss. J. Am. Acad. Dermatol. 2006, 54, 824–844.

van de Lavoir M, et al. Untargeted hair lipidomics: comprehensive evaluation of the hair-specific lipid signature and considerations for retrospective analysis. Anal Bioanal Chem. 2023 Sep; 415(23): 5589-5604.

Veraldi S, et al. Acneiform eruptions caused by vitamin B12: A report of five cases and review of the literature. J Cosmet Dermatol. 2018 Feb; 17(1): 112-115. Epub 2017 Jun 8.

Vinton NE, et al. Macrocytosis and pseudoalbinism: manifestations of selenium deficiency. J Pediatr. 1987 Nov; 111(5): 711-7.

Volkert D, et al. ESPEN guideline on clinical nutrition and hydration in geriatrics. Clin Nutr. 2019 Feb; 38(1): 10-47. Epub 2018 Jun 18.

von Siebenthal HK, et al. Effect of dietary factors and time of day on iron absorption from oral iron supplements in iron deficient women. Am J Hematol. 2023 Sep; 98(9): 1356-1363.

Wakeman M, Archer DT. Metformin and Micronutrient Status in Type 2 Diabetes: Does Polypharmacy Involving Acid-Suppressing Medications Affect Vitamin B12 Levels? Diabetes Metab Syndr Obes. 2020 Jun 18; 13: 2093-2108.

Wang D, et al. Optimization of the method for the culture of melanocyte precursors from hair follicles and their activation by 1,25-dihydroxyvitamin D3. Exp Ther Med. 2013 Oct; 6(4): 967-972.

Watson A, et al. Increased dietary intake of tyrosine upregulates melanin deposition in the hair of adult black-coated dogs. Anim Nutr. 2018 Dec; 4(4): 422-428.

West RJ, Lloyd JK. The effect of cholestyramine on intestinal absorption. Gut. 1975 Feb; 16(2): 93-8.

Wilson RB, et al. Molecular Pharmacology of Vitamin C and Relevance to Health and Obesity-A Narrative Review. Int J Mol Sci. 2024 Jul 9; 25(14): 7523.

Yang JC, et al. Biotin Deficiency Induces Intestinal Dysbiosis Associated with an Inflammatory Bowel Disease-like Phenotype. Nutrients. 2023 Jan 4; 15(2): 264.

Yorulmaz A, et al. Telogen effluvium in daily practice: Patient characteristics, laboratory parameters, and treatment modalities of 3028 patients with telogen effluvium. J Cosmet Dermatol. 2022 Jun; 21(6): 2610-2617.Epub 2021 Aug 27.

Zijp IM, et al. Effect of tea and other dietary factors on iron absorption. Crit Rev Food Sci Nutr. 2000 Sep; 40(5): 371-98.

Zubair Z, et al. Prevalence of low serum vitamin D levels in patients presenting with androgenetic alopecia: A review. Cureus 2021, 13, e20431.

KAPITEL 7 – HAARKATASTROPHEN: WARUM UNSERE HAARE BRECHEN UND WAS PFLEGEPRODUKTE TUN KÖNNEN

Ahmadi M, et al. Association between hair dye use and cancer in women: a systematic review and meta-analysis of case-control studies. Afr Health Sci. 2022 Jun; 22(2): 323-333.

Azmahani A, et al. Steroidogenic enzymes, their related transcription factors and nuclear receptors in human sebaceous glands under normal and pathological conditions. J Steroid Biochem Mol Biol. 2014 Oct; 144 Pt B: 268-79.

Ben Salah N, et al. When colour turns white: Contact leukoderma to ammonium persulfate in a hair dye. Contact Dermatitis. 2024 Sep; 91(3): 261-262.
Blume-Peytavi U, Mandt N (2000), Hair shaft abnormalities. In: Hordinsky M, Sawaya M, Scher S (eds) Atlas of the hair and nails. Churchill Livingstone, Philadelphia, pp 105–119.
Branco N, et al. Long-term repetitive sodium lauryl sulfate-induced irritation of the skin: an in vivo study. Contact Dermatitis. 2005 Nov; 53(5): 278-84.
Brown K, et al. A novel natural-based hair coloring process. Journal of the society of cosmetic chemists. 1997 48, 133-140.
Brunet CE, et al. Concentrations of Volatile Methyl Siloxanes in New York City Reflect Emissions from Personal Care and Industrial Use. Environ Sci Technol. 2024 May 21; 58(20): 8835-8845.
Camacho-Bragado GA, et al. Understanding breakage in curly hair. Br J Dermatol. 2015 Jul; 173 Suppl 2: 10-6.
Câmara JS, et al. Behind the Scenes of Anthocyanins-From the Health Benefits to Potential Applications in Food, Pharmaceutical and Cosmetic Fields. Nutrients. 2022 Dec 2;14(23):5133.
Christian P, et al. The effects of water on heat-styling damage. J Cosmet Sci. 2011 Jan-Feb;62(1): 15-27.
Combadière B, et al. Preferential amplification of CD8 effector-T cells after transcutaneous application of an inactivated influenza vaccine: a randomized phase I trial. PLoS One. 2010 May 26; 5(5): e10818.
Commission Regulation (EU) 2024/1328 of 16 May 2024 amending Annex XVII to Regulation (EC) No 1907/2006 of the European Parliament and of the Council concerning the Registration, Evaluation, Authorisation and Restriction of Chemicals (REACH) as regards octamethylcyclotetrasiloxane (D4), decamethylcyclopentasiloxane (D5) and dodecamethylcyclohexasiloxane (D6) Document 32024R1328.
Cruz CF, et al. Peptide-protein interactions within human hair keratins. Int J Biol Macromol. 2017 Aug; 101: 805-814.
Cui H, et al. Recent Advancements in Natural Plant Colorants Used for Hair Dye Applications: A Review. Molecules. 2022 Nov 20; 27(22): 8062.
Darbre PD, Harvey PW. Paraben esters: review of recent studies of endocrine toxicity, absorption, esterase and human exposure, and discussion of potential human health risks. J Appl Toxicol. 2008 Jul; 28(5): 561-
de Sanjosé S, et al. Association between personal use of hair dyes and lymphoid neoplasms in Europe. Am J Epidemiol. 2006 Jul 1; 164(1): 47-55.
Deutsches Krebsforschungszentrum (DKFZ). Krebsrisiko durch Haarfarbe? 10.08.2022 https://www.krebsinformationsdienst.de/aktuelles/detail/haarfarbe-ursache-fuer-krebs.
Draelos, Z. (2008). Hair Cosmetics. In: Blume-Peytavi, U., Tosti, A., Trüeb, R. (eds) Hair Growth and Disorders. Springer, Berlin, Heidelberg.
Elmahdy A, et al. Follicular pathway role in chemical warfare simulants percutaneous penetration. J Appl Toxicol. 2021 Jun; 41(6): 964-971. Epub 2020 Oct 8.
English RS Jr, Barazesh JM. Self-Assessments of Standardized Scalp Massages for Androgenic Alopecia: Survey Results. Dermatol Ther (Heidelb). 2019 Mar; 9(1): 167-178.

Esler WP, et al. Human sebum requires de novo lipogenesis, which is increased in acne vulgaris and suppressed by acetyl-CoA carboxylase inhibition. Sci Transl Med. 2019 May 15; 11(492): eaau8465.

Fouad SA, et al. Nanosized ethosomal dispersions for enhanced transdermal delivery of nebivolol using intradermal/transfollicular sustained reservoir: in vitro evaluation, confocal laser scanning microscopy, and in vivo pharmacokinetic studies. Pharm Dev Technol. 2024 Jan; 29(1): 40-51.

Fuse N, et al. Prediction of breakage in human hair caused by cyclical extension using infrared spectroscopy coupled with multivariate curve resolution. Anal Sci. 2023 Feb; 39(2): 229-234.

Garcia Bartels N, et al. Influence of bathing or washing on skin barrier function in newborns during the first four weeks of life. Skin Pharmacol Physiol. 2009; 22(5): 248-57.

Garcia Bartels N, et al. Effect of standardized skin care regimens on neonatal skin barrier function in different body areas. Pediatr Dermatol. 2010 Jan-Feb; 27(1): 1-8.

Gebbers JO, et al. Haarspray-Lunge. Klinische und morphologische Befunde [Hair-spray lung. Clinical and morphological findings]. Schweiz Med Wochenschr. 1980 Apr 19; 110(16): 610-5.

Grodstein F, et al. A prospective study of permanent hair dye use and hematopoietic cancer. J Natl Cancer Inst. 1994 Oct 5; 86(19): 1466-70.

Gu Y, et al. Hair follicle-targeting drug delivery strategies for the management of hair follicle-associated disorders. Asian J Pharm Sci. 2022 May; 17(3): 333-352.

Handbook of Cosmetic Science and Technology. 2022. Eds Dreher D,Jungman E,Sakamoto K,Maibach HI. CRC Press. Boca Raton. pp 1-450.

He L, et al. Hair Dye Ingredients and Potential Health Risks from Exposure to Hair Dyeing. Chem Res Toxicol. 2022 Jun 20;35(6):901-915.

Heikkinen S, et al. Does Hair Dye Use Increase the Risk of Breast Cancer? A Population-Based Case-Control Study of Finnish Women. PLoS One. 2015 Aug 11;10(8):e0135190.

Inoue T, et al. Expression of steroidogenic enzymes in human sebaceous glands. J Endocrinol. 2014 Sep;222(3):301-12.

Ive FA. An overview of experience with ketoconazole shampoo. Br J Clin Pract. 1991 Winter; 45(4): 279-84.

Kageyama T, et al. Effects of oxytocin on the hair growth ability of dermal papilla cells. Sci Rep. 2023 Oct 20; 13(1): 15587.

Khalid M, Abdollahi M. Environmental Distribution of Personal Care Products and Their Effects on Human Health. Iran J Pharm Res. 2021 Winter; 20(1): 216-253.

Kim JH, et al. Assessment of Effects of Low-Level Light Therapy on Scalp Condition and Hair Growth. Indian J Dermatol. 2023 Jul-Aug; 68(4): 487.

Lademann J, et al. Penetration and storage of particles in human skin: perspectives and safety aspects. Eur J Pharm Biopharm. 2011 Apr; 77(3): 465-8.

Lademann J, et al. Nanoparticles–an efficient carrier for drug delivery into the hair follicles. Eur J Pharm Biopharm. 2007 May; 66(2): 159-64.

Lee M, Chang B. Morphological Damage Procedures of Hair surface treated with repetitive Oxidation Coloring Agent. 2019 Medico-Legal Update. https://api.semanticscholar.org

Lee WJ, et al. Effect of dihydrotestosterone on the upregulation of inflammatory cytokines in cultured sebocytes. Arch Dermatol Res. 2010 Aug; 302(6): 429-33.

Lee Y, et al. Hair shaft damage from heat and drying time of hair dryer. Ann Dermatol. 2011 Nov;23(4):455-62.

Lee, J. A Study on Changes in Hair Condition of Shampoo Containing Aroma Essential Oil. Journal of the Korean Society of Cosmetology. 2023 Feb 29(1): 260-267.

Lesuisseb M, et al. Sebum Production. 2015. DOI:10.1007/springerreference_168393.

Li P, et al. Transparent silicone-free shampoo containing proteins with strong hair conditioning properties. Int J Cosmet Sci. 2024 Feb;46(1):106-118.

Li Y, et al. Intradermal Botulinum Toxin A Injection for Scalp Sebum Secretion Regulation: A Multicenter, Randomized, Double-Blinded, Placebo-Controlled, Prospective Study in Chinese Subjects. Aesthet Surg J. 2023 Jan 9; 43(1): NP38-NP48.

Liu X, et al. Hair follicles contribute significantly to penetration through human skin only at times soon after application as a solvent deposited solid in man. Br J Clin Pharmacol. 2011 Nov; 72(5): 768-74.

Liu Z, et al. Effects of Cosmetic Emulsions on the Surface Properties of Mongolian Hair. ACS Omega. 2022 Mar 24; 7(13): 10910-10920.

Lorette G, Ermosilla V. Clinical efficacy of a new ciclopiroxolamine/zinc pyrithione shampoo in scalp seborrheic dermatitis treatment. Eur J Dermatol. 2006 Sep-Oct; 16(5): 558-64.

Lousada MB, et al. Exploring the human hair follicle microbiome. Br J Dermatol. 2021 May; 184(5): 802-815.

Lovászi M, et al. Sebaceous-immunobiology is orchestrated by sebum lipids. Dermatoendocrinol. 2017 Oct 17; 9(1): e1375636.

Malkani RH, et al. Hair Styling Procedures and Hair Morphology: A Clinico-Microscopic Comparison Study. Indian Dermatol Online J. 2020 Jul 13; 11(4): 551-558.

Manganelli M, et al. Behind the Scene: Exploiting MC1R in Skin Cancer Risk and Prevention. Genes (Basel). 2021 Jul 19; 12(7): 1093.

Mojsiewicz-Pieńkowska K, et al. Direct Human Contact with Siloxanes (Silicones) – Safety or Risk Part 1. Characteristics of Siloxanes (Silicones). Front Pharmacol. 2016 May 30; 7: 132.

Müller C. Ökotest checkt Schuppen-Shampoos. (05.03.2021) https://www.deutsche-apotheker-zeitung.de/news/artikel/2021/03/05/oekotest-checkt-schuppen-shampoos.

Naudin G, et al. Human pollution exposure correlates with accelerated ultrastructural degradation of hair fibers. Proc Natl Acad Sci U S A. 2019 Sep 10; 116(37): 18410-18415.

Niehoff NM, et al. The importance of addressing early life environmental exposures in cancer epidemiology. Curr Epidemiol Rep. 2022 Jun; 9: 49-65.

Otberg N, et al. The role of hair follicles in the percutaneous absorption of caffeine. Br J Clin Pharmacol. 2008 Apr; 65(4): 488-92.

Park J, et al. Comparison of modeled estimates of inhalation exposure to aerosols during use of consumer spray products. Int J Hyg Environ Health. 2018 Jul; 221(6): 941-950.

Park J, et al. Comparison of modeled estimates of inhalation exposure to aerosols during use of consumer spray products. Int J Hyg Environ Health. 2018 Jul; 221(6): 941-950.

Patzelt A, et al. Selective follicular targeting by modification of the particle sizes. J Control Release.2011; 150(1): 45–48.

Phong C et al. Coconut, Castor, and Argan Oil for Hair in Skin of Color Patients: A Systematic Review. J Drugs Dermatol 2022 Jul 1; 21(7): 751-757.

Piérard-Franchimont C, Piérard GE. Hair weathering and hair capacitance mapping: a pilot study. J Cosmet Dermatol. 2012 Sep; 11(3): 179-82.
Piérard-Franchimont C, et al. (2017). Sebum Production. In: Farage, M., Miller, K., Maibach, H. (eds) Textbook of Aging Skin. Springer, Berlin, Heidelberg.
Piletta-Zanin A, et al. An unusual case of a combined severe type I immediate hypersensitivity reaction and delayed type IV allergic contact dermatitis caused by hair dyes including toluene-2,5-diamine in the same patient. Contact Dermatitis. 2024 Sep; 91(3): 257-259.
Polak-Witka K, et al. The role of the microbiome in scalp hair follicle biology and disease. Exp Dermatol. 2020 Mar; 29(3): 286-294.
Punyani S, et al. The Impact of Shampoo Wash Frequency on Scalp and Hair Conditions. Skin Appendage Disord. 2021 Apr; 7(3): 183-193.
Qu X , et al. (2018). Pollution Damage and Protection of Asian Hair. Cosmetics 2018 Feb 5, 17.
Radtke M, et al. Ratchet effect for nanoparticle transport in hair follicles. Eur J Pharm Biopharm. 2017 Jul; 116: 125-130.
Rancan F ,Vogt A. Getting Under the skin: What is the Potential of the Transfollicular Route in Drug delivery? Therapeutic Delivery 2014, 5(8), 875–877.
Rezaeian M, et al. Lead and arsenic contamination in henna samples marketed in Iran. Environ Monit Assess. 2023 Jul 3; 195(8):913.
Rudenko D, et al. Trockenshampoo im Test (08.12.2022) Ökotest. https://www.oekotest.de/kosmetik-wellness/Trockenshampoo-im-Test-Fuer-den-Dauergebrauch-nicht-empfehlenswert.
Sato S, et al. Hairspray Inhalation-induced Interstitial Pneumonitis Evaluated by a Transbronchial Lung Cryobiopsy. Intern Med. 2021 Jul 15; 60(14): 2285-2289.
Sayed SF, et al. Ecotoxicity, Health Risks and Contact Allergy Due to p-Phenylenediamine in Hair Dyes and Tattoos: Female Students' Perspectives. Cureus. 2024 May 24; 16(5): e60984.
Seo JE, et al. In vitro skin absorption tests of three types of parabens using a Franz diffusion cell. J Expo Sci Environ Epidemiol. 2017 May; 27(3): 320-325.
Shaw DA. Hair lipid and surfactants. Extraction of lipid by surfactants and lack of effect of shampooing on rate of re-fatting of hair. Int J Cosmet Sci. 1979 Dec; 1(6): 317-28.
Shaw DA. The extraction, quantification, and nature of hair lipid. Int J Cosmet Sci. 1979 Oct; 1(5): 291-302.
Svenskaya YI, et al. Non-invasive transcutaneous influenza immunization using vaccine-loaded vaterite particles. J Mater Chem B. 2023 May 3; 11(17): 3860-3870.
Svenskaya YI, et al. Non-invasive transcutaneous influenza immunization using vaccine-loaded vaterite particles. J Mater Chem B. 2023 May 3; 11(17). 3860-3870.
Trüeb RM, et al. Scalp Condition Impacts Hair Growth and Retention via Oxidative Stress. Int J Trichology. 2018 Nov-Dec;10(6):262-270.
Trüeb RM. Shampoos: ingredients, efficacy and adverse effects. J Dtsch Dermatol Ges. 2007 May; 5(5): 356-65.
Trüeb, R.M. (2003). Allgemeine Therapie von Haarkrankheiten. In: Haare. Steinkopff, Heidelberg.
Trüeb, R.M. (2003). Von der hippokratischen Glatze zum »Gen-Shampoo«. In: Haare. Steinkopff, Heidelberg.
Turek BA, et al. Water content and moisture-binding capacity of some types of human soft and hard horn. Curr Med Res Opin. 1982; 7(Suppl 2): 87-90.

Veraldi S, et al. Efficacy and tolerability of 1% ciclopirox shampoo in the treatment of moderate-to-severe scalp seborrheic dermatitis: a multicenter, prospective, assessor-blinded trial. G Ital Dermatol Venereol. 2019 Jun; 154(3): 342-346.

Verordnung (EG) Nr. 1223/2009 des Europäischen Parlaments und des Rates vom 30. November 2009 über kosmetische Mittel (Neufassung) (Text von Bedeutung für den EWR), Document 32009R1223.

Verordnung (EU) 2018/35 EU Kommission 10.01.2018 zur Änderung der Verordnung (EG) Nr.1907/2006 (REACH-Verordnung hinsichtlich der Zulassung und Verwendung von Cyclotetrasiloxan (D4) und Cyclopentasiloxan (D5) in abwaschbaren Kosmetikprodukten.

Visconti M, et al. Therapeutic use of caffeine in dermatology: A literature review.Journal of Dermatology and Dermatologic Surgery 2020; 24, 18 – 24.

Vogt A, et al. 40 nm, but not 750 or 1,500 nm, nanoparticles enter epidermal CD1a+ cells after transcutaneous application on human skin. J Invest Dermatol. 2006 Jun; 126(6): 1316-22.

Vora LK, et al. Novel bilayer dissolving microneedle arrays with concentrated PLGA nano-microparticles for targeted intradermal delivery: Proof of concept. J Control Release. 2017 Nov 10; 265: 93-101.

Wang G, et al. Commensal microbiome promotes hair follicle regeneration by inducing keratinocyte HIF-1α signaling and glutamine metabolism. Sci Adv. 2023 Jan 4; 9(1): eabo7555.

Wang S, et al. Modification of wheat gluten for improvement of binding capacity with keratin in hair. R Soc Open Sci. 2018 Feb 7; 5(2): 171216.

Xiong X, et al. A nonsense variant in KRT31 is associated with autosomal-dominant monilethrix. Br J Dermatol. 2024 Jul 19: ljae298

Yang SJ, et al. Effects of ultraviolet rays and particulate matter on hair porosity in damaged hair. J Cosmet Dermatol. 2024 Jun 28.

Yu Y, et al. Structure and mechanical behavior of human hair. Mater Sci Eng C Mater Biol Appl. 2017 Apr 1; 73: 152-163.

Zha M, Usatine R. Common Skin Conditions in Children and Adolescents: Atopic and Seborrheic Dermatitis. FP Essent. 2024 Jun; 541: 27-38.

Zhou Y, et al. The effect of various cosmetic pretreatments on protecting hair from thermal damage by hot flat ironing. J Cosmet Sci. 2011 Mar-Apr; 62(2): 265-82.

Zouboulis CC, et al. The sebocyte culture: a model to study the pathophysiology of the sebaceous gland in sebostasis, seborrhoea and acne. Arch Dermatol Res. 2008 Sep; 300(8): 397-413.

KAPITEL 8 – VON ERSTEN LÜCKEN UND SCHIMMERNDER KOPFHAUT: DIE ANDROGENETISCHE ALOPEZIE

Alessandrini A, et al. Androgenetic alopecia in women and men: Italian guidelines adapted from European Dermatology Forum/European Academy of Dermatology and Venereology guidelines. G Ital Dermatol Venereol. 2020 Oct; 155(5): 622-631.

Bao L, et al. Randomized trial of electrodynamic microneedling combined with 5% minoxidil topical solution for treating androgenetic alopecia in Chinese males and molecular mechanistic study of the involvement of the Wnt/β-catenin signaling pathway. J Dermatolog Treat. 2022 Feb; 33(1): 483-493.

Bertoli MJ, et al. Female pattern hair loss: A comprehensive review. Dermatol Ther. 2020 Nov; 33(6): e14055

Blume-Peytavi U, et al. Comparison of the efficacy and safety of topical minoxidil and topical alfatradiol in the treatment of androgenetic alopecia in women. J Dtsch Dermatol Ges. 2007 May; 5(5): 391-5.

Blume-Peytavi U, et al. A randomized double-blind placebo-controlled pilot study to assess the efficacy of a 24-week topical treatment by latanoprost 0.1% on hair growth and pigmentation in healthy volunteers with androgenetic alopecia. J Am Acad Dermatol. 2012; 66(5): 794–800.

Boersma IH, et al. The effectiveness of finasteride and dutasteride used for 3 years in women with androgenetic alopecia. Indian J Dermatol Venereol Leprol. 2014 Nov-Dec;80(6):521-5.

Chaiyana W, et al. Inhibition of 5α-Reductase, IL-6 Secretion, and Oxidation Process of Equisetum debile Roxb. ex Vaucher Extract as Functional Food and Nutraceuticals Ingredients. Nutrients. 2017 Oct 10;9(10):1105.

Charoensuksira S, et al. Disturbance of Immune Microenvironment in Androgenetic Alopecia through Spatial Transcriptomics. Int J Mol Sci. 2024 Aug 20; 25(16): 9031.

Deng Z, et al. Androgen Receptor-Mediated Paracrine Signaling Induces Regression of Blood Vessels in the Dermal Papilla in Androgenetic Alopecia. J Invest Dermatol. 2022 Aug; 142(8): 2088-2099.

Devjani S, et al. Androgenetic Alopecia: Therapy Update. Drugs. 2023 Jun; 83(8): 701-715.

Fabbrocini G, et al. Female pattern hair loss: A clinical, pathophysiologic, and therapeutic review. Int J Womens Dermatol. 2018 Jun 19; 4(4): 203-211.

Fernandez-Nieto D, et al. Bicalutamide: A potential new oral antiandrogenic drug for female pattern hair loss. J Am Acad Dermatol. 2020 Nov; 83(5): e355-e356.

Fischer TW, et al. New effects of caffeine on corticotropin-releasing hormone (CRH)-induced stress along the intrafollicular classical hypothalamic-pituitary-adrenal (HPA) axis (CRH-R1/2, IP3 -R, ACTH, MC-R2) and the neurogenic non-HPA axis (substance P, p75NTR and TrkA) in ex vivo human male androgenetic scalp hair follicles. Br J Dermatol. 2021 Jan; 184(1): 96-110.

Fischer TW, et al. Differential effects of caffeine on hair shaft elongation, matrix and outer root sheath keratinocyte proliferation, and transforming growth factor-β2/insulin-like growth factor-1-mediated regulation of the hair cycle in male and female human hair follicles in vitro. Br J Dermatol. 2014 Nov; 171(5): 1031-43.

Fischer TW, et al. Effect of caffeine and testosterone on the proliferation of human hair follicles in vitro. Int J Dermatol. 2007 Jan; 46(1): 27-35.

Gelbe Liste. Wirkstoffe. Dutasterid (2024). https://www.gelbe-liste.de/wirkstoffe/Dutasterid_47368.

Glass GE. Photobiomodulation: A Systematic Review of the Oncologic Safety of Low-Level Light Therapy for Aesthetic Skin Rejuvenation. Aesthet Surg J. 2023 Apr 10;43(5):NP357-NP371.

Gu Y, et al. Hair follicle-targeting drug delivery strategies for the management of hair follicle-associated disorders. Asian J Pharm Sci. 2022 May; 17(3): 333-352.

Gupta AK, et al. Efficacy of non-surgical treatments for androgenetic alopecia: a systematic review and network meta-analysis. J Eur Acad Dermatol Venereol. 2018 Dec; 32(12): 2112-2125.

Gupta AK, et al. Natural products for male androgenetic alopecia. Dermatol Ther. 2022 Apr; 35(4): e15323.

Gupta AK, et al. Comparison of oral minoxidil, finasteride, and dutasteride for treating androgenetic alopecia. J Dermatolog Treat. 2022 Nov; 33(7): 2946-2962.

Iamsumang W, et al. Finasteride and Its Potential for the Treatment of Female Pattern Hair Loss: Evidence to Date. Drug Des Devel Ther. 2020 Mar 2; 14: 951-959.

Jiang VS, et al. Female pattern hair loss and polycystic ovarian syndrome: more than just hirsutism. Curr Opin Endocrinol Diabetes Obes. 2022 Dec 1; 29(6): 535-540.

Kanti V, et al. Evidence-based (S3) guideline for the treatment of androgenetic alopecia in women and in men – short version. J Eur Acad Dermatol Venereol. 2018 Jan; 32(1): 11-22.

Kim HJ, et al. Non-thermal plasma promotes hair growth by improving the inter-follicular macroenvironment. RSC Adv. 2021 Aug 17; 11(45): 27880-27896.

Liang B, et al. Evaluation of Susceptibility Genes/Loci Associated with Male Androgenetic Alopecia (MAGA) for Female-Pattern Hair Loss in a Chinese Han Population and a Brief Literature Review. Med Sci Monit. 2021 Nov 10; 27: e933424.

Lorenz J. Ärztliche Aufklärungspflicht am Beispiel des Post-Finasterid-Syndroms. Aktuelle Urol. 2021 Apr; 52(2): 114–118.

Messenger, A. (2008). Male Androgenetic Alopecia. In: Blume-Peytavi, U., Tosti, A., Trüeb, R. (eds) Hair Growth and Disorders. Springer, Berlin, Heidelberg.

Nuwaihyd R, et al. Investigation of four novel male androgenetic alopecia susceptibility loci: no association with female pattern hair loss. Arch Dermatol Res. 2014 May; 306(4): 413-8.

Olsen EA, et al. A multicenter, randomized, placebo-controlled, double-blind clinical trial of a novel formulation of 5% minoxidil topical foam versus placebo in the treatment of androgenetic alopecia in men. J Am Acad Dermatol. 2007 Nov;57(5): 767-74.

Olsen, E. (2008). Female Pattern Hair Loss. In: Blume-Peytavi, U., Tosti, A., Trüeb, R. (eds) Hair Growth and Disorders. Springer, Berlin, Heidelberg.

Paichitrojjana A, et al. Platelet Rich Plasma and Its Use in Hair Regrowth: A Review. Drug Des Devel Ther. 2022 Mar 10; 16: 635-645.

Pillai JK, Mysore V. Role of Low-Level Light Therapy (LLLT) in Androgenetic Alopecia. J Cutan Aesthet Surg. 2021 Oct-Dec; 14(4): 385-391.

Pindado-Ortega C, et al. Prescribing Habits for Androgenic Alopecia among Dermatologists in Spain in 2019–2020: A Cross-Sectional Study. Skin Appendage Disord. 2020 Sep; 6(5): 283-286.

Redler S, et al. The oestrogen receptor 2 (ESR2) gene in female-pattern hair loss: replication of association with rs10137185 in German patients. Br J Dermatol. 2014 Apr; 170(4): 982-5.

Redler S, et al. Genetics and other factors in the aetiology of female pattern hair loss. Exp Dermatol. 2017 Jun; 26(6): 510-517.

Rote Hand Brief (7/2018. https://www.akdae.de/fileadmin/user_upload/akdae/Arzneimittelsicherheit/RHB/Archiv/2018/20180705.pdf.

Saceda-Corralo D, et al. Mesotherapy with Dutasteride in the Treatment of Androgenetic Alopecia. Int J Trichology. 2017 Jul-Sep; 9(3): 143-145.

Seyed Jafari SM, et al. Safety of Antiandrogens for the Treatment of Female Androgenetic Alopecia with Respect to Gynecologic Malignancies. J Clin Med. 2024 May 23; 13(11): 3052.

Singh M, Acharya A. Overview and Algorithmic Approach to Management of Male and Female Pattern Hair Loss. Indian J Plast Surg. 2021 Dec 14; 54(4): 416-421.

Smith GL, Satino J. Hair Regrowth with Cannabidiol (CBD)-rich Hemp Extract – A Case Series. Cannabis. 2021 Apr 22; 4(1): 53-59.

Tantawy M, et al. Serum Paroxonase 1 level may be an Indicator and Predictor of the Severity of Androgenetic Alopecia. Int J Trichology. 2021 Nov-Dec; 13(6): 26-31.

Teeranachaideekul V, et al. Pumpkin Seed Oil-Loaded Niosomes for Topical Application: 5α-Reductase Inhibitory, Anti-Inflammatory, and In Vivo Anti-Hair Loss Effects. Pharmaceuticals (Basel). 2022 Jul 27; 15(8): 930.

Torabi P, et al. A systematic review of the effect of platelet-rich plasma on androgenetic alopecia of women. Dermatol Ther. 2020 Nov; 33(6): e13835.

Traish AM. Health Risks Associated with Long-Term Finasteride and Dutasteride Use: It's Time to Sound the Alarm. World J Mens Health. 2020 Jul; 38(3): 323-337.

Ufomadu P. Complementary and alternative supplements: a review of dermatologic effectiveness for androgenetic alopecia. Proc (Bayl Univ Med Cent). 2023 Dec 20; 37(1): 111-117.

Uzel BPC, et al. Intradermal injections with 0.5% minoxidil for the treatment of female androgenetic alopecia: A randomized, placebo-controlled trial. Dermatol Ther. 2021 Jan; 34(1): e14622.

KAPITEL 9 – HORMONE AUS DER BALANCE

Carmina E, et al. Female Pattern Hair Loss and Androgen Excess: A Report From the Multidisciplinary Androgen Excess and PCOS Committee. J Clin Endocrinol Metab. 2019 Jul 1; 104(7): 2875-2891.

Gelbe Liste. Wirkstoffe. Gestagene. https://www.gelbe-liste.de/wirkstoffgruppen/gestagene.

Glintborg D, et al. Total testosterone levels are often more than three times elevated in patients with androgen-secreting tumours. BMJ Case Rep. 2015 Jan 23; 2015: bcr2014204797.

Kamp E, et al. Menopause, skin and common dermatoses. Part 1: hair disorders. Clin Exp Dermatol. 2022 Dec;47(12):2110-2116.

Klinger B, et al. Development of hyperandrogenism during treatment with insulin-like growth factor-I (IGF-I) in female patients with Laron syndrome. Clin Endocrinol (Oxf). 1998 Jan; 48(1): 81-7.

Lai JJ, et al. The role of androgen and androgen receptor in skin-related disorders. Arch Dermatol Res. 2012 Sep; 304(7): 499-510.

Levy LL, Emer JJ. Female pattern alopecia: current perspectives. Int J Womens Health. 2013 Aug 29; 5: 541-56.

Owecka B, et al. The Hormonal Background of Hair Loss in Non-Scarring Alopecias. Biomedicines. 2024 Feb 24; 12(3): 513.

PCOS Selbsthilfe Deutschland e.V. Das Polyzystische Ovarsyndrom (2024) https://www.pcos-selbsthilfe.org/pcos.

Philpott MP, et al. Effects of insulin and insulin-like growth factors on cultured human hair follicles: IGF-I at physiologic concentrations is an important regulator of hair follicle growth in vitro. J Invest Dermatol. 1994 Jun; 102(6): 857-61.

Randall VA. Hormonal regulation of hair follicles exhibits a biological paradox. Semin Cell Dev Biol. 2007 Apr; 18(2): 274-85.

Randall, V. (2008). The Endocrine Control of the Hair Follicle. In: Blume-Peytavi, U., Tosti, A., Trüeb, R. (eds) Hair Growth and Disorders. Springer, Berlin, Heidelberg.

Römer T. Medical eligibility for contraception in women at increased risk. Dtsch Arztebl Int 2019; 116: 764-74

Smet ME, McLennan A. Rotterdam criteria, the end. Australas J Ultrasound Med. 2018 May 17; 21(2):59-60.

Trüeb, R.M. (2003). Krankheitsbilder. In: Haare. Steinkopff, Heidelberg.

KAPITEL 10 – WENN ALLE KOPFHAARE BETROFFEN SIND: DIFFUSER HAARAUSFALL

Asghar F, et al. Telogen Effluvium: A Review of the Literature. Cureus. 2020 May 27; 12(5): e8320.

Bhoyrul B, et al. Clinicopathologic Characteristics and Response to Treatment of Persistent Chemotherapy-Induced Alopecia in Breast Cancer Survivors. JAMA Dermatol. 2021 Nov 1; 157(11): 1335-1342.

Evron E, et al. Natural Hair Supplement: Friend or Foe? Saw Palmetto, a Systematic Review in Alopecia. Skin Appendage Disord. 2020 Nov; 6(6): 329-337.

Franchimont C, Peérard GE. L'effluvium télogène actinique: une facette de la chronobiologie humaine. Int J Cosmet Sci. 1999 Feb; 21(1): 15-21.

Garcia Bartels N, Blume-Peytavi U. (2008). Hair Loss in Children. In: Blume-Peytavi, U., Tosti, A., Trüeb, R. (eds) Hair Growth and Disorders.

Gentile P. Hair Loss and Telogen Effluvium Related to COVID-19: The Potential Implication of Adipose-Derived Mesenchymal Stem Cells and Platelet-Rich Plasma as Regenerative Strategies. Int J Mol Sci. 2022 Aug 14; 23(16): 9116.

Gerkowicz A, et al. The Role of Vitamin D in Non-Scarring Alopecia. Int J Mol Sci. 2017 Dec 7; 18(12): 2653

Gollnick H, Blume U, Orfanos CE. Unerwünschte Arzneimittelwirkungen am Haar. Z Hautkr. 1990 Dec; 65(12): 1128-34. German. PMID: 2087842.

Kamimura A, Takahashi T. Procyanidin B-3, isolated from barley and identified as a hair-growth stimulant, has the potential to counteract inhibitory regulation by TGF-beta1. Exp Dermatol. 2002 Dec; 11(6): 532-41.

Kanti V, et al. Analysis of quantitative changes in hair growth during treatment with chemotherapy or tamoxifen in patients with breast cancer: a cohort study. Br J Dermatol. 2014 Mar; 170(3): 643-50.

Keophiphath M, et al. Miliacin encapsulated by polar lipids stimulates cell proliferation in hair bulb and improves telogen effluvium in women. J Cosmet Dermatol. 2020 Feb; 19(2): 485-493.

Kramer A, et al. Förderung der Haarentwicklung durch Thiocyanat beim Meerschweinchen. Dermatol Monatsschr. 1990; 176(7): 417-20.

Malkud S. Telogen Effluvium: A Review. J Clin Diagn Res. 2015 Sep; 9(9): WE01-3.

Milani M, GFM-O-Trial Investigators Group. Efficacy and tolerability of an oral supplement containing amino acids, iron, selenium, and marine hydrolyzed collagen in subjects with hair loss (androgenetic alopecia, AGA or FAGA or telogen effluvium). A prospective, randomized, 3-month, controlled, assessor-blinded study. Skin Res Technol. 2023 Jun; 29(6): e13381.

Mysore V, Arghya A. Hair Oils: Indigenous Knowledge Revisited. Int J Trichology. 2022 May-Jun; 14(3): 84-90.

Ohyama M, et al. Management of hair loss after severe acute respiratory syndrome coronavirus 2 infection: Insight into the pathophysiology with implication for better management. J Dermatol. 2022 Oct; 49(10): 939-947.

Öner Ü, Akdeniz N. Nonscarring scalp alopecia: Which laboratory analysis should we perform on whom? Turk J Med Sci. 2022 Feb;52(1):188-194.

Orfanos CE, Garbe C (Hrsg) Therapie der Hautkrankheiten (Springer). Diffuses Effluvium. S. 1412-1413

Phong C, et al. Coconut, Castor, and Argan Oil for Hair in Skin of Color Patients: A Systematic Review. J Drugs Dermatol. 2022 Jul 1; 21(7): 751-757.

Prabahar K, et al. Microneedle mediated transdermal delivery of β-sitosterol loaded nanostructured lipid nanoparticles for androgenic alopecia. Drug Deliv. 2022 Dec; 29(1): 3022-3034.

Riegel K, et al. L-Cystine-Containing Hair-Growth Formulation Supports Protection, Viability, and Proliferation of Keratinocytes. Clin Cosmet Investig Dermatol. 2020 Aug 3; 13:499-510.

Sant'Anna Addor FA, et al. Comparative evaluation between two nutritional supplements in the improvement of telogen effluvium. Clin Cosmet Investig Dermatol. 2018 Sep 10; 11: 431-436.

Savci U, et al. Ischemia-modified albumin as a possible marker of oxidative stress in patients with telogen effluvium. An Bras Dermatol. 2020 Jul-Aug; 95(4): 447-451.

Starace M, et al. Oral supplementation in female telogen effluvium: a clinical and instrumental objective evidence of efficacy and tolerability of new oral cosmetic treatment. Ital J Dermatol Venerol. 2023 Feb; 158(1): 55-59.

Starace M, et al. Clinical study on the efficacy and tolerability of an oral supplement based on arginine, l-cystine, zinc and B6 vitamin (Cystiphane®) in patients with telogen effluvium. Ital J Dermatol Venerol. 2023 Jun; 158(3): 255-261.

Thiocyn. Über Thiocyanat (2024). https://thiocyn.com/pages/thiocyanate

Trüeb, R.M. (2003). Krankheitsbilder. In: Haare. Steinkopff, Heidelberg.

KAPITEL 11 – HAARLOS IN KURZER ZEIT: KREISRUNDER HAARAUSFALL

Abbas AN. Ginger (Zingiber officinale (L.) Rosc) improves oxidative stress and trace elements status in patients with alopecia areata. Niger J Clin Pract. 2020 Nov; 23(11): 1555-1560.

Azzawi S, et al. Immune Privilege Collapse and Alopecia Development: Is Stress a Factor. Skin Appendage Disord. 2018 Oct;4(4): 236-244.

Blume-Peytavi U, et al. Efficacy and safety of Coacillium in children and adolescents with moderate to severe alopecia areata: a randomised, double-blind, multicentre, phase 2-3 trial. EADV 2023; Abstract Number: 1907.

Colón EA, et al. Lifetime prevalence of psychiatric disorders in patients with alopecia areata. Compr Psychiatry. 1991 May-Jun; 32(3): 245-51.

Cruciani M, et al. Platelet-rich plasma for the treatment of alopecia: a systematic review and meta-analysis. Blood Transfus. 2023 Jan; 21(1): 24-36.

Dou J, et al. Exploring the effects of Chinese herbal ingredients on the signaling pathway of alopecia and the screening of effective Chinese herbal compounds. J Ethnopharmacol. 2022 Aug 10; 294: 115320.

Fischer J, et al. Genomewide analysis of copy number variants in alopecia areata in a Central European cohort reveals association with MCHR2. Exp Dermatol. 2017 Jun; 26(6): 536-541.

Forstbauer LM, et al. Genome-wide pooling approach identifies SPATA5 as a new susceptibility locus for alopecia areata. Eur J Hum Genet. 2012 Mar; 20(3): 326-32.

Freyschmidt-Paul P, et al. (2008). Alopecia Areata. In: Blume-Peytavi, U., Tosti, A., Trüeb, R. (eds) Hair Growth and Disorders. Springer, Berlin, Heidelberg.

Fukuyama M, et al. Alopecia areata: Current understanding of the pathophysiology and update on therapeutic approaches, featuring the Japanese Dermatological Association guidelines. J Dermatol. 2022 Jan; 49(1): 19-36.

Gilhar A, et al. Lymphocytes, neuropeptides, and genes involved in alopecia areata. J Clin Invest. 2007 Aug; 117(8): 2019-27.

Hajheydari Z, et al. Combination of topical garlic gel and betamethasone valerate cream in the treatment of localized alopecia areata: a double-blind randomized controlled study. Indian J Dermatol Venereol Leprol. 2007 Jan-Feb; 73(1): 29-32.

Kridin K, et al. Is there an association between alopecia areata and systemic lupus erythematosus? A population-based study. Immunol Res. 2020 Feb; 68(1): 1-6.

Lamb RC, et al. Retrospective review of diphencyprone in the treatment of alopecia areata. Clin Exp Dermatol. 2016 Jun; 41(4): 352-8.

Lee S, et al. Comorbidities in alopecia areata: A systematic review and meta-analysis. J Am Acad Dermatol. 2019 Feb; 80(2): 466-477. e16.

Lew BL, et al. Acute diffuse and total alopecia: A new subtype of alopecia areata with a favorable prognosis. J Am Acad Dermatol. 2009 Jan; 60(1): 85-93.

Lintzeri DA, et al. Alopecia areata – Aktuelles Verständnis und Management. J Dtsch Dermatol Ges. 2022 Jan; 20(1): 59-93.

Lutz G. Alopecia areata in der antiken griechischen und römischen Medizin. Akt Dermatol 2017; 43: 108.

Oh GN, Son SW. Efficacy of korean red ginseng in the treatment of alopecia areata. J Ginseng Res. 2012 Oct; 36(4): 391-5.

Peterle L, et al. Alopecia Areata: A Review of the Role of Oxidative Stress, Possible Biomarkers, and Potential Novel Therapeutic Approaches. Antioxidants (Basel). 2023 Jan 6; 12(1): 135

Petukhova L, et al. Genome-wide association study in alopecia areata implicates both innate and adaptive immunity. Nature. 2010 Jul 1; 466(7302): 113-7.

Redler S, et al. Immunochip-based analysis: high-density genotyping of immune-related loci sheds further light on the autoimmune genetic architecture of alopecia areata. J Invest Dermatol. 2015 Mar; 135(3): 919-921.

Redler S, et al. Parent-of-origin Effect in Alopecia Areata: A Large-scale Pedigree Study. Acta Derm Venereol. 2017 Jul 6; 97(7): 862-863.

Sánchez-Pellicer P, et al. How Our Microbiome Influences the Pathogenesis of Alopecia Areata. Genes (Basel). 2022 Oct 14; 13(10): 1860.

Sharquie KE, Al-Obaidi HK. Onion juice (Allium cepa L.), a new topical treatment for alopecia areata. J Dermatol. 2002 Jun; 29(6): 343-6.

Spring P. Botanical Extract Coacillium for Management of Paediatric Atopic Dermatitis: A Case Report. Acta Derm Venereol. 2023 Nov 21; 103: adv13376

Tafazzoli A, et al. Genome-Wide MicroRNA Analysis Implicates miR-30b/d in the Etiology of Alopecia Areata. J Invest Dermatol. 2018 Mar; 138(3): 549-556.

Thuangtong R,et al. Topical diphenylcyclopropenone plus topical 0.5% anthralin versus topical diphenylcyclopropenone alone for the treatment of chronic extensive alopecia areata: A split-scalp, double-blind, controlled study. Int J Trichology. 2022 May-Jun; 14(3): 91-96.

Tkachenko E, Okhovat JP, Manjaly P, Huang KP, Senna MM, Mostaghimi A. Complementary and alternative medicine for alopecia areata: A systematic review. J Am Acad Dermatol. 2023 Jan; 88(1): 131-143.

KAPITEL 12 – VERKANNT UND TÜCKISCH: VERNARBENDE HAARERKRANKUNGEN

Aldoori N, et al. Frontal fibrosing alopecia: possible association with leave-on facial skin care products and sunscreens; a questionnaire study. Br J Dermatol. 2016 Oct; 175(4): 762-7.

Alkhayal FA, et al. Graham-Little Piccardi Lassueur syndrome and review of the literature. Clin Case Rep. 2021 Sep 5; 9(9): e04761

Aumond S, Bitton E. The eyelash follicle features and anomalies: A review. J Optom. 2018 Oct-Dec; 11(4): 211-222.

Behrangi E, et al. Platelet-rich plasma as a new and successful treatment for lichen planopilaris: A controlled blinded randomized clinical trial. J Cosmet Dermatol. 2024 Aug; 23(8): 2547-2555.

Carmona-Rodríguez M, et al. Frontal Fibrosing Alopecia: An Observational Single-Center Study of 306 Cases. Life (Basel). 2023 Jun 8; 13(6): 1344.

Cranwell WC, Sinclair R. Sunscreen and facial skincare products in frontal fibrosing alopecia: a case-control study. Br J Dermatol. 2019 Apr; 180(4): 943-944.

Debroy Kidambi A, et al. Frontal fibrosing alopecia in men: an association with facial moisturizers and sunscreens. Br J Dermatol. 2017 Jul; 177(1): 260-261.

Escamilla-Cruz M, et al. Use of 5-Alpha Reductase Inhibitors in Dermatology: A Narrative Review. Dermatol Ther (Heidelb). 2023 Aug; 13(8): 1721-1731.

Fakhoury T, et al. Recalcitrant Folliculitis Decalvans Treatment Outcomes With Biologics and Small Molecule Inhibitors. Cutis. 2024 May; 113(5): E32-E34.

Faulkner CF, et al. Frontal fibrosing alopecia associated with cutaneous lichen planus in a premenopausal woman. Australas J Dermatol. 2002 Feb; 43(1): 65-7.

Fechine COC, et al. Lichen planopilaris and frontal fibrosing alopecia: review and update of diagnostic and therapeutic features. An Bras Dermatol. 2022 May-Jun; 97(3): 348-357.

Heppt MV, et al. Frontal Fibrosing Alopecia: A Retrospective Analysis of 72 Patients from a German Academic Center. Facial Plast Surg. 2018 Feb; 34(1): 88-94.

Klein E, et al. Reversible Hair Loss in Lichen Planopilaris: Regrowth With Low-Dose Naltrexone and Platelet-Rich Plasma. J Drugs Dermatol. 2022 Jun 1; 21(6): 671-673.

Kossard S, et al. Postmenopausal frontal fibrosing alopecia: a frontal variant of lichen planopilaris. J Am Acad Dermatol. 1997 Jan; 36(1): 59-66.

Moreno-Arrones OM, et al. Risk factors associated with frontal fibrosing alopecia: a multicentre case-control study. Clin Exp Dermatol. 2019 Jun; 44(4): 404-410.

Pimenta R, Borges-Costa J. Successful Treatment with Fusidic Acid in a Patient with Folliculitis Decalvans. Acta Dermatovenerol Croat. 2019 Mar; 27(1):49-50.

Rajan A, et al. Differentiation of frontal fibrosing alopecia and Lichen planopilaris on trichoscopy: A comprehensive review. J Cosmet Dermatol. 2022 Jun; 21(6): 2324-2330.

Rambhia PH, et al. Updates in therapeutics for folliculitis decalvans: A systematic review with evidence-based analysis. J Am Acad Dermatol. 2019 Mar; 80(3): 794-801.e1.

Ramos PM, et al. Risk factors for frontal fibrosing alopecia: A case-control study in a multiracial population. J Am Acad Dermatol. 2021 Mar; 84(3): 712-718.
Samrao A, Mirmirani P. Gram-negative infections in patients with folliculitis decalvans: a subset of patients requiring alternative treatment. Dermatol Online J. 2020 Feb 15; 26(2): 13030.
Starace M, et al. Enhanced Insights into Frontal Fibrosing Alopecia: Advancements in Pathogenesis Understanding and Management Strategies. Dermatol Ther (Heidelb). 2024 Jun; 14(6): 1457-1477.
Svigos K, et al. A Practical Approach to the Diagnosis and Management of Classic Lichen Planopilaris. Am J Clin Dermatol. 2021 Sep; 22(5): 681-692.
Vañó-Galván S, et al. Frontal fibrosing alopecia: a multicenter review of 355 patients. J Am Acad Dermatol. 2014 Apr; 70(4): 670–678.
Zaky MS, et al. Comparative study of the efficacy and safety of topical minoxidil 2% versus topical bimatoprost 0.01% versus topical bimatoprost 0.03% in treatment of eyebrow hypotrichosis: a randomized controlled trial. Arch Dermatol Res. 2023 Nov; 315(9): 2635-2641.